重症心身障害児者の新たな療育活動を求めて

その人らしく、輝く、人生の履歴のために

編著　飯野 順子・大瀧 ひとみ

ジアース教育新社

発刊にあたって

約50年の障害児教育の経験を経て、秋津療育園の理事長を拝命し、3年目となりました。今、率直に感じていることは、福祉と教育の間には、深い溝があるということです。特に、「学校はブラック・ボックス」と言われていた時代がありましたが、その意味を問い直しています。特別支援学校では、「開かれた学校づくり」を目指し、努力と工夫を重ねていますが、そのつながりの本質的なところに課題があると思われます。それでは、福祉と教育の谷間をどのように埋められるでしょうか。このことを念頭に置きながら、編集に当たりました。

次のことも、溝があると感じる一つの経験です。

私は、今、特別支援学校の外部専門家として数多くの授業を見ています。授業の際には、次のような内容を先生たちに伝えています。

＊授業は、子どもの内的で主体的な学びの場。子どもが輝く舞台。子どもたちは、先生の授業に懸ける思い・願い・熱い気持ちに応えようとして、ワクワク、生き生きしています。

＊反応が見えないことは、子どもの障害の重さや能力の低さのためでは、ありません。先生のイメージ力、感性・感度、柔軟性の乏しさに拠ります。

＊授業づくりのプロに求められているのは、教師の豊かな感性が発揮され、教師の気づきのある質の高い授業です。質の高い授業は、見ている第三者にも、子どもの気づきと教師の気づきが一体となり、共感しあい、響きあっています。

子どもたちにとって、生きることは、学ぶこと、学ぶことは、生きる喜びです。学校時代に、学ぶ喜びを財産として蓄積し、生涯にわたって持てる力を発揮できるようにすることが、授業づくりの根幹であると、先生たちに伝えています。授業は、子どもたちの人生を創る場、生命を輝かせ、生命を強める場です。しかしながら、学校卒業後は、その輝きを発揮できる場と機会が少ないと思われる現状が、つながりの希薄さを生んでいるのかもしれません。

「療育」の理念は、肢体不自由教育においても掲げられ、意義を伝授されてきました。そこに一致点はあります。しかしながら、入所施設は、そこで生涯を暮らすライフロングの生活の場でもありますので、その場で「人生の履歴」をつくる視点で見れば、学校教育との違いは、歴然としています。豊かな日中活動の必要性が謳われ、手がかりとしたい文献を探しましたが、医学書や研究活動の報告のみと言っても過言ではなく、身近にすぐ開くことができる「入門書」が必要であると思いました。このことも、学校と福祉の場の溝の一つと思われます。

そこで、手始めに、秋津療育園の療育活動を中心とした本をつくることにしました。どの活動にも、長年にわたって蓄積された「実践の知」があります。その紹介が、今も、そして今後も、療育に取り組もうとしている方々への実践の記録集ともなり得ることに鑑み、発刊することにいたしました。

末筆になりましたが、発刊に当たり、執筆について快くお引き受けいただいた方々に、厚くお礼申し上げます。

令和2年7月　秋津療育園 理事長　飯野　順子

まえがき

秋津療育園（当園とする）は、重症心身障害児者（重症児者とする）の入所施設として、法律の整備のない昭和33年に病院として開設し、7名の重症児の入所から始まりました。令和2年7月で62年を経過し、入所者は子供から平均年齢が50歳を超える大人へと変遷しました。長く生きられないといわれていた重症児は、法の整備がなされてから、医療・教育・福祉を渾然一体として提供するようになり、還暦や古希を迎えた60歳以上の入所者は、75歳を筆頭に60名を超える状況となりました。18歳未満の入所者は7名で、小平特別支援学校の訪問教育を受けています。昭和55年4月にこぶし学級（訪問学級）を開設した頃は、大勢の就学生がいましたが、今は卒業生でいっぱいです。

このような背景の中で、厚生労働省は、平成29年に児者一貫制度の恒久化を認めましたが、暦年齢に応じた個別性のある療育の実践を義務付けました。当園での発達支援中心の療育や入所者みんなが家族というような概念は、人権尊重やノーマライゼーションなどの観点から見直しを必要とされました。まずは、呼称、プライバシー、集団療育などの多くの支援を見直す必要がありました。療育は、ライフステージを尊重した養育であり、それは、職員の専門性を発揮しての楽しみや癒しの療育、リハビリテーション室が参画しての大学活動などの生涯学習です。また、療育には長い歴史があり、多くの先陣たちが実践し築いてきたものが沢山ありますので、その療育に工夫を重ね、新時代に適合したものを計画的に実践しております。近頃ではITを利用した療育など、入所者や職員は向上心を持って生涯学習へ挑戦をしております。

私は、当園に入職して32年を迎え、その間、法律の変遷・増改築・入所定員の増床などにより、組織や業務、医療・療育の改善に取り組んでまいりました。さらに入所者の変遷が大きな経験値となり、重症児者の専門性や生涯を見据える事ができるようになりました。そこで一番大切なことは、入所者がいつ何時においても、安心・安寧な生活を送ることだと思っています。職員は、入所者のライフステージに沿って、それぞれの専門職が携わり、安心・安寧な生活を支援することです。そして、重症児者や職員が生涯学習を忘れず努力することです。また、医療的ケアは高齢化や障害の合併症により重度化し必要となっておりますが、その中で、安心・安寧な生活を送るにはどのような支援をすればよいのか、疾病にり患した場合やそうでない場合の終末期（人生のラストステージ）を支援するには、人生会議（アドバンスケアプランニング）で、ご家族を含む多くの専門職により、医療・療育を考えることも生涯学習の一環であると思っています。

最後に、本書が療育を実践するための基礎知識、充実を図るための参考資料、職員の専門性を高めるための入門書として重症児者施設に働く多くの職員に生かされることを願っております。本書の発刊に当たって、執筆を快諾して下さった皆様に、感謝を申し上げます。

令和2年7月　秋津療育園 副園長　大瀧　ひとみ

目次

重症心身障害児者の新たな療育活動を求めて

その人らしく、輝く、人生の履歴のために

I 章

重症心身障害児者の
新たな療育活動を求めて

ライフステージを尊重した生涯学習を進めるためのいくつかの視点

秋津療育園 理事長　飯野　順子

新たに実現される社会として「Society5.0」が謳われ、人生100年時代と言われる中で、生涯学習が推進されつつあります。「新たな療育活動」を目指すにあたって、生涯学習は、新たなキーワードです。このことについて、いくつかの側面から考察してみます。

1　学校教育との切れ目のないつながりを

ある特別支援学校の研究会でのことでした。「不思議なアンサンブル～旋律の反復と音の重なり」という音楽（高等部）の授業の報告を聞きました。授業の目標は、次のことです。

①現代音楽の特徴や雰囲気を味わう。

②音の重なりや、楽曲の雰囲気を感じて、自分なりの方法で表出する。

③声や楽器の響きを感じとり、表情などであらわす。

授業では、イルミネーションを利用して雪の様子を演出し、楽曲のもつトランス状態様の不思議な雰囲気を醸し出し、音を受け取りやすいように、耳の後ろに反響板を置いています。トーンチャイムやシンギングボールで音を響かせ、タブレット端末をタッチして、同様な音を出し、生徒が主体的に参加できる音楽の授業となっています。

授業のまとめとして、先生は、「このような音の体験を通して、学校卒業後に心豊かな生活を送ってほしい」と結びました。報告を聞きながら、秋津療育園においても、こんな音楽の学びの機会を提供したいと、心から思いました。福祉と教育の間には、目に見えない溝があると感じていますが、卒業後の各施設に、このようなノウハウを、広めることによって、溝は埋められると思っています。

「学ぶ喜び･楽しさを、学校時代にしっかり身に付けるようにすること」、そして「学校卒業後も、学ぶ喜び・楽しさのある機会と場を用意できるようにしたい」ということを、授業を創る先生たちには、伝えています。学校教育との切れ目のない学びとその喜びが継続できる仕組みをつくり、日中活動に活かせるようにすることは大切です。

2　入所者のライフステージに応じた適切な日中活動の充実

先般、児者一貫制度に関して、「医療型障害児入所施設等と療養介護の両方の指定を同時に受ける、現行のみなし規定を恒久化する」となり、「入所者の年齢や状態に応じた適切な日中活動を提供していくこと」が新たな命題となりました。このことについて、考えてみたいと思います。

（1）入所している方々の実態の変化を手がかりに

施設に長期入所している方々の教育については、就学猶予・免除の時代から、養護学校義務制の実施、高等部訪問教育制度の実現等の様々な歴史的変遷を経ています。筆者は、平成６年度から９年度まで、島田分教室（島田療育センター内）のある東京都立多摩養護学校（当時）の校長を務めました。赴任した年に、島田療育センターの訪問教育が高等部の開設に伴って分教室化されました。その式典では、次のような挨拶をしています。

「島田分教室の授業には、やさしく静かな歌声、温かくて、選び抜かれた言葉かけ、目と目を合わせた豊かなふれ合いがあります。その歌声や言葉かけは、『歌声が子ども達の心に届け、届いてほしい！』『あらゆる感覚が目覚めてほしい。目覚めて喜びや笑顔が生まれてほしい！』という先生達の心の祈りの声に私には聞こえます。子どもの反応を引き出し、いのちを輝かせたいと思って教育していますが、このような祈りにも似た教育活動が、小学部入学の時から、高等部までかなえられるようになったことが、今日の分教室開設の意義です」（平成６年５月）と、伝えました。当時は、義務教育から高等部教育まで教育の延長を図ったばかりでしたので、学校卒業後のライフステージに応じた学びの仕組みについて、課題として浮上するとは、思ってもみませんでした。

現在、就学猶予等によって、教育を受けられなかった長期入所者の方々について、過年齢であっても、高等部教育を保障している場合があります。最近、70歳の方が、修学旅行に行った喜びを書いた作文を読んだことがあります。このように、入所者の履歴が変化してきています。例えば、秋津療育園では、令和元年現在、入所者175名中未就学者76名（43%）、小･中学部卒22名（13%）、高等部卒70名（40%）、在学中５名、不明２名です。このように変化している実態に応じることが求められています。

（2）日中活動で大切にしたいポイント

このような実状に基づいて、島田療育センター療育部療育長岩井理さんは、日中活動で大切にしたいポイントについて、次のように書いています。三つの柱は、新しい療育活動の構築に欠かせない事項です。ご参照下さい。

〜〜

①利用者主体を大切に

活動に参加している全員に活動の内容や進め方をあらかじめ伝え、見通しを持って参加できるように配慮し、またスタッフのみが過度に盛り上がることのないよう、利用者との共有・共感を大切にします。利用者の心身の感じ方や動き方を最優先すること・スタッフのペースで先導したり、必要以上に代行したりしないことの２点に、常時意識を向けながら支援することが大切です。

②利用者の個別性を大切に

医療度や体力面 (疲労度) などの心身の特徴や、持てる力・好きなことなど、利用者の個別性に配慮します。参加する日の体調によって参加する時間を微調整し、適切な場所選びや環境整備・内容の設定をします。複数で行う活動では、ひとつのグループとして同一対応をするのではなく、声のかけ方・マッサージの仕方・使う道具など一人一人に合わせた支援を行うようにします。

③利用者のライフステージを大切に

幼児期や学齢期に経験・獲得したことを継続していくことが望ましい場合もあれば、壮年期老年期など「大人」としての日中活動へと緩やかに移行することが求められる場合もあります。特に、学校卒業と同時に、入所利用者の一日の過ごし方は大きく変化し、生活リズム・人との関わりなどにおいて質量ともに減退が見られることがあります。学校生活で培われた様々な感性が卒業後の生活に活かされていくようフォローアップすること、そして高齢化にある利用者の活動を考える際には、嗜好の変化や体力の低下に配慮する一方で、これまでの人生経験（個別のエピソード）から大切にしたいことを残し、活動に取り入れる工夫も必要です。

『子ども主体の子どもが輝く授業づくり２』2018 年、ジアース教育新社

〜〜〜

モットーは、「いつでも、どこでも、だれにとっても、いくつになっても、ライフステージに応じた学ぶ喜びを！」です。

3 障害者の生涯学習の推進に関する文部科学省の施策への期待

次に、生涯学習の推進に関する文部科学省の施策について、見てみましょう。

平成 29 年４月、文部科学大臣が、「特別支援教育の生涯学習化」について発出しました。その背景には「障害者の権利に関する条約」の批准があります。その第 24 条に「あらゆる段階における障害者を包容する教育制度及び生涯学習を確保する」との条項があり、その実現が、我が国の課題となっていました。条約に関して、教育は、インクルーシィブ教育に関する条件整備を行い、福祉では、「障害者総合支援法」や「障害者差別禁止法」を策定し、体制整備をしています。国の動向は、現在、次のように推移しています。

【平成 29 年４月】

文部科学大臣が、「障害のある方々がそれぞれのライフステージで夢と希望をもって生きていけるよう、生涯にわたる学習活動の充実を目指すために関係部局の連携を図ること。今後は、障害のある方々が生涯を通じて教育、文化スポーツなどの様々な機会に親しむことができるよう教

育施策とスポーツ施策、福祉施策と労働施策等を連動させながら支援していくことが重要。これを「特別支援教育の生涯学習化」と表現すること。各地方公共団体においても、関係部局の連携の下、国と共に取り組んでいただきたいこと」と発出した。そして、「特別支援総合プロジェクト特命チーム」と「障害者学習支援推進室」を設置した。

【平成30年3月】

文部科学省生涯学習政策局生涯学習推進課　障害者学習支援推進室が「学校卒業後の障害者の学びの推進に関する有識者会議」を開催する。

【平成30年10月】

文部科学省が組織を改組し、「総合教育政策局　男女共同参画共生社会学習・安全課　障害者学習支援推進室」となる。

【平成31年3月】

「障害者の生涯学習の推進方策について」～誰もが、障害の有無にかかわらず、共に学び、生きる共生社会を目指して～」（報告）をまとめる。

以下に、報告書の内容を抜粋します。

◆障害者の生涯学習を支える基盤は、脆弱と言わざるを得ない状況である。

◆重度・重複障害者にとっての学習は、人や社会とのつながりを持つ上でも大変重要なものである。本人や保護者、支援者には、学校に就学している間にできていた学習や周りの人との交流を卒業後も継続したいとの希望が極めて強いことも念頭に置いて、学びの場づくりを進める必要がある。

◆ライフステージ全体を通じて、本人が希望する学習を主体的、継続的に行うことができるよう、条件整備を行う必要がある。生涯を通じて自己の発達や成長に向けて学び続ける環境の整備を図ることで、障害者の真の社会参加・自立を実現することが期待できる。

（重度・重複障害者の学び）

◆重度・重複障害者が、学校卒業後も生活年数を重ねることで感情の表現なども豊かに成長することに鑑みると、ICTを活用した意思伝達、意思表示装置を使用した学習や、タブレット端末を活用した音楽に関する学習、身体活動等に関するプログラム開発を行っていくことも重要と考えられる。

【令和元年～令和2年】

令和元年度「共に学び、共に生きる共生社会コンファレンス」を全国6ブロックで開催する。

このように、これまで学校教育を中心に展開されてきた特別支援教育施策を就学前や学校卒業後も含めた総合的な取組として展開していくという認識のもとに、「障害者の生涯を通じた多様な学習活動の充実について（通知）」（29文科生第13号）を発出しています。

今後の成り行きと成果を期待し、注視したいと思っています。

4 在宅の重度障害者への生涯学習の実績に学ぶ
～いくつになっても、緩やかに発達し続ける～

（1）在宅生活をおくる医療的ケアの必要な方々の生涯学習

18歳以上の医療的ケアの必要な方の多くは、在宅生活を余儀なくされています。孤立しがちな生活を送っています。その方たちを対象に、NPO法人地域ケアさぽーと研究所（理事長　飯野順子）では、「訪問カレッジ@希林館」を平成24年に立ち上げました。学校教育の訪問教育と同様の形態とプログラムで、原則週1回の訪問です。「訪問カレッジ」は、「余暇活動」ではなく、キャリア形成の場です。かけがえのない人生のかけがえのない「時」を、学びたいことを、学ぶ「時」とする機会と場としています。

訪問カレッジの学生の親御さんの手記を、まず読んでください。

～～

【Aさん】

「からだ」の取り組みでは、手・腕・肩・首・足・腰の緊張が和らぎ、気持ちよい様子です。左手は不随意運動があり、抑制していないとカニューレや腸ろうのチューブを引っかけ、危ないのですが、取り組みの後は、抑制が無くても、手のバタつきがなく、落ち着いた状態で次の活動に移れます。自分の手で身体に触れる「自分のからだを知る」授業では、集中して先生の話に耳を傾けて、身体を確認していました。（中略）学習時の集中力とエネルギーには驚いています。これからも、息子らしい「もの作り」を経験してほしいなと思っています。（中略）今、息子にとって訪問カレッジは生活の一部となり、元気に授業をうけることが目標になりました。そして、新しいことへの興味、チャレンジは、「生きる力」となっています。

【Bさん】

週に1回ではありますが、日々母と2人で過ごす中、「お勉強」の日があり、朝から楽しみにしている様子です。個別指導という事もあり、細やかに本人の表情、しぐさをよく受け止めていただいていること、言葉は出なくても本人の気持ちを重視して下さっていることに嬉しく思っています。この積み重ねにより、今後さらに表現、表情が豊かになるのではと、期待しています。授業の内容を録音テープに記録していただいているので、毎回していること、新しく取り入れていることを母も知ることができます。在宅で過ごす生活で、家族以外の人と接する時間も大切だと思います。この時間「お勉強します」という生き生きと目を輝かせる顔を、これからも見ていきたいと思います。

～～

この手記にあるように、学びで見せる学生の笑顔や喜びの表情は、ご家族を元気づけて、本人支援とともに家族支援にもなっています。

「訪問カレッジ」では、学びのプログラムは、一人一人の年齢や状態に応じて、次のような内容になっています。

①体の取り組み（マッサージ、体操）　②音楽、VOCAやiPadを使った音楽・作曲

③意思伝達装置（レッツチャット・マイトビーなど）の活用、

④読み聞かせ　⑤美術制作　⑥俳句づくり　⑦英語　⑧創作（物づくり）

「訪問カレッジ」の活動を通して、生涯学習の必要性が高まりました。

1）何歳になっても、緩やかではあるが、成長・発達し続け、夢を育み、夢を実現している。

2）学校時代に身に付けたことを、ゆっくりと、自分のペースで、時間をかけて、自分らしさ・その人らしさを育んでいる。学校卒業後は、ゆっくりした時間軸で活動できる。

3）授業が始まると、学校時代に蓄積した力（エネルギー）を発揮し、顔が輝き、笑顔一杯になる。学ぶことは生きる喜びであることを表現している。

4）一週間に一度の訪問であっても、学びの日のイメージを巡らせ、期待感をもってその日を心待ちにし、生活リズムを整え、準備をしている。

5）体の取組みによって、筋緊張や拘縮などの二次障害を予防している。

6）年間を通じて、体調の変化があるが、生命と向き合い、その力を精一杯発揮し、生命の輝きのある「時」として、かけがえのない時間をもつことができる。

これらの実績を通して、例え、週1回であっても、本人が主人公となって、光をあてられ、輝ける時があることは、本人の内面に生きるエネルギーをもたらすことが分かってきました。

今後、このような活動を拡充する場合は、次のことを基本理念としたいと思っています。

①「学び」は、夢・希望そして生命を育み、生きる力を強めます。

②日常生活の空間を、知的好奇心を促し、知的刺激のある学びの環境へ整え、生活の質を高める機会と場は、だれにとっても必要です。

③家族以外の人とのつながりを広げています。

（2）療養介護施設等に入所している方々の生涯学習について

先般、秋津療育園で、70歳の方がお亡くなりになりました。在園年数50年です。この訃報に接した時、この方の人生の履歴は、どうなっているのか、生きた証しはどこにあるのか、考えさせられました。その一方で、この日まで多くの方々の手厚い配慮による数々の楽しい思い出を胸に抱いて、旅立ったとも思いました。その人らしい人生のエピソードを、かたちとして積み上げられるようにしたいと思っています。

入所施設におけるライフステージに応じた生涯学習に関しては、秋津療育園「欅大学」（148ページ）の取組を参照して下さい。

「欅大学」の意義については、次のように考えています。

①「学ぶ喜びは人間にとって、根源的なものとの価値観が、その基底にあります。

② PDCA サイクルを尊重しています。学び続ける喜びを蓄積しています。

Plan（計画を練る） → Do（実践する・学ぶ喜び・学びの蓄積）

→ Check（評価する） → Action（改善する・変容）

③集団生活の中で、次のライフステージへの基盤となる生きる力をつける機会としています。その力とは、次のことです。

＊聞き取り・聞き分ける力　＊気づき・受け止める力、＊伝える力・伝わる喜び

＊想像（イメージ）する力　＊自分の願いや思いを持ち、実現しようとする意欲

④ゆったりとした時間軸の中で、個別性を尊重した本人ペースで展開している。

⑤職員が生き生きして、持てる力を発揮している。教材を創作するに当たって、アイディアや企画力、観察力、協働する力を発揮している。

⑥専攻科目を設定し、系統的な学びを設計している。

1 年次「音楽」　2 年次「芸術」　3 年次「児童文学にほん語」

「芸術」の授業は、❶自分の好きな色をみつけよう　❷自分の好きな材質を見つけよう　❸オリジナル作品で芸術を表現しよう　とのテーマで進めています。

⑦入学式と修了式を設定し、日頃の生活とは異なる整えられた場所で、緊張感のある雰囲気を感じ、節目の時を過ごしています。

今後は、「欅大学」の活動を、次の壮年期にどのようなスタイルで継承していくかが課題です。

重症心身障害児者施設における日中活動の取組
～施設の心理職の視点から～

目白大学 名誉教授　矢島　卓郎

1 はじめに

筆者は、1990年から16年間、島田療育センターリハビリテーション部臨床心理科心理判定員として、外来業務以外に、動く重症心身障害者病棟や重症心身障害児病棟を担当しました。そこでは、多くの重症児者に対して、リハビリスタッフや病棟スタッフと一緒に日中活動をおこなうとともに、日中活動を通じて得られた重症児者の働きかけに対する反応の特徴などをケース会議で報告し、利用者の理解を深める一助になるよう務めました。

更に、大学在職中には全国の医療型障害児入所施設に対して、日中活動についてアンケート調査を実施して、療育の現状とスタッフの想いを知ることができました。また、音楽を振動に変換する集団用体感音響装置を業者と共同で開発して、重症児者への適用を目指して基礎的検討をおこないました。

本稿では、重症児者施設の心理職の視点で、これらの療育に関わる実践や研究から得られた知見を省みながら紹介し、今後の日中活動や研究をするうえで参考になればとの想いでまとめました。

2 療育とは

現在、「療育」という用語が、「療育手帳」を初め、さまざまな障害児の支援で使われています。2019年、公法人立重症児施設に、「療育」の名称がついた施設は60ヵ所、全施設の45％もあります。

この療育の名称は、「肢体不自由児の父」である高木憲次の療育理念に由来していますが、時代や法制度、そして障害児者のニーズの変遷に伴い、療育の概念も変わってきています[5)]。療育の概念は、高木による肢体不自由児の自立を目指した「治療、教育、生活指導、職業指導」とされた以降、小林提樹の「医療、教育、庇護、収容」、糸賀一雄の「発達保障」、高松鶴吉は「現在のあらゆる科学と文明を駆使して障害児の自由度を拡大しようとするもの」「優れた子育て」、甘楽重信は「広義には、人間の有する能力を最高に引き出し、人間としての権利を与える」もので「障害別の療育感とか障害程度別の療育感をその時々の社会の変化とかニーズの変容に伴って考えるべき」、高谷清は障害児の健康観から療育を「苦痛がない、快適、安楽なもの」、そして、岡田喜篤は「療育とはあくまでも発達期にある児童についての概念」などと述べています。2001年に国連で示された国際生活機能分類で示された障害の定義にそって末光茂は、療育を「生命の質、生活の質、人生の質のいずれにも深く関わる行為」と述べ、療育の概念も幅広い支援領域が対象になってきました[11)]。

3 重症児者の集団日中活動

（1）朝の会の取り組み

筆者は、全国の重症児施設に日中活動に関わるアンケート調査をおこない、40%の施設から回答を得ました。そのなかで、施設のスタッフは、「活動の内容」「活動の時間」「スタッフの配置」などで苦慮しているだけでなく、自由記述から「活動内容のマンネリ」に悩んでいることが明らかになりました。しかし、次々と新しい内容の取り組みをすることが、重症児者にとって有益なのでしょうか。

女性の動く重症児者病棟でおこなった「朝の会」の取り組みから考えてみます。この朝の会は、利用者が作業、入浴、リハビリ訓練を意識することなくスタッフに連れて行かれることに疑問を持ち、利用者がメリハリのある生活を送れるようになって欲しいという目的で、初めは８名（最終年度は13名）の利用者を対象として、PT、OT、ST、心理のリハビリスタッフが始めました。参加者は、自力移動が可能な女性重症者で、発達段階が測定不能から５歳台の利用者です。朝の会は、病棟内の利用者の居室で、火曜日から金曜日まで朝９時から約１時間、約４年半にわたり継続しました。プログラムの内容は、当番（司会）を決める、挨拶をする、今日の月日・曜日・天気の確認（マッチング）、呼名（自分のグループの理解・カードのマッチング・名前と写真のマッチングなど）、病棟や個人のスケジュール（入浴・昼・夜の献立・作業などを絵カード・マカトンサインやシンボルで理解）、担当スタッフの理解、今月の歌（鈴なども利用）、終わりの歌（さよならあんころ餅）で構成されています。課題は、例えば、隣に座っている人の写真を選んでグループ名の場所に貼る、月日の数字カード、天気カードを呈示した３枚のカードから選ぶ、今日の献立のカードなどを見る、午前と午後に作業などの活動に参加する利用者と一緒に行くスタッフを写真で知る、入浴の有無を確認する、最後に、手をつないで終わりの歌を歌うという取り組みです。この活動にはさまざまな発達段階の重症者が参加しているため、各課題では、参加者の理解程度をふまえて柔軟に対応し、皆から常に褒められるように配慮しました。参加者は、慣れてくると、朝の会が楽しみになり、病棟の入り口で、スタッフが来るのを待つようになりました。また、参加者が年ごとに増えたため、病棟スタッフにも朝の会で司会をするなど積極的に参加してもらい、次第にリハビリスタッフは支援に廻るようにしました（**写真１**）。この連携は、多職種連携の先駆けであり、この取り組みを経験したスタッフが他の病棟へ異動すると、

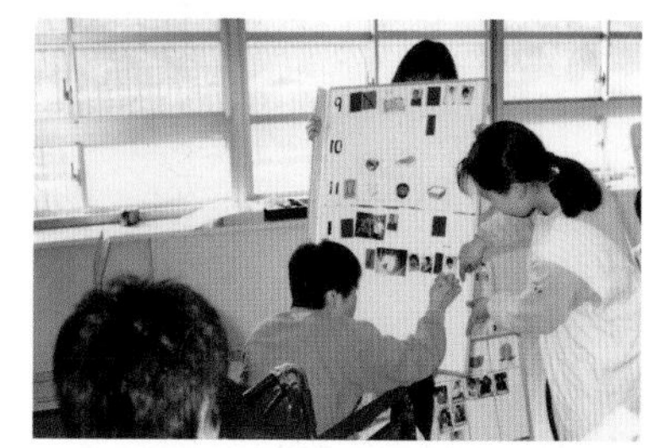
写真１　朝の会の風景（スタッフが司会）

そこで朝の会を始めるようになり、この取り組みが波及していきました。

この活動プログラムのなかで大きく変わる課題は、参加者と相談して決めた今月の歌だけで、そのほかは同じことの繰り返しでした。朝の会を4年半で800回以上おこないました。その間、一時、マンネリ感で新しい取り組みを考えて、レベルを高くした課題もおこないましたが、戸惑うのは利用者でした。むしろ、繰り返し同じ課題をすることで、できることが増えて、褒められることが多くなったり、仲間を意識して関わりが持てるようになったり、表情が豊かになったり、朝の会や病棟内の行動問題が少なくなったりと変化がみられるようになりました。同じ課題を繰り返しおこなうことは、マンネリではないかとスタッフは悩みますが、参加者は繰り返しおこなうなかで見通しが持て、安心して課題に取り組み、課題を達成することも増えて、それが定着していくのではないでしょうか。楽しい取り組みは丁寧に継続すれば、必ず変容することを学んだ活動でした。

朝の会を継続するなかで参加者が変容していくことを感覚的に実感していましたが、それを客観的に評価することにしました。担当者は日々の様子を簡潔に記録しますが、集団活動中には参加者全員を同時に観察することはできません。そこで、月に1回はビデオ記録をし、1年に2回、ビデオ録画を再生しながら担当者で評価項目をチックしました。プログラムの各課題にそってまとめた例が**表1**です。この評価は、活動を開始して3年半後のものですが、課題達成と行動の変

表1　朝の会プログラムと評価例

		Aさん	Bさん	Cさん	Dさん	Eさん	Fさん	Gさん	Hさん
5. 呼名	① グループ名を言われて返事をする	／	●↑	●↑	◎	●↑	◎	●↑	●
	② 自分のグループを理解してカードを貼れる	●↑	●↑	●↑	●↑	●↑	●↑		●
	③ 自分とおなじグループの人を理解して指名できる			●↑		●↑			●
	④ 自分と違うグループの人を理解して指名できる			◎		●↑			●
	⑤ 自分とおなじグループの人を意識している			●		●↑			
	⑥ 自分のグループ名をいえる	／	●↑	●↑	／			◎	●↑
	⑦ 自分の名前をいえる	／	●	●	／	●↑		●	
	⑧ 名前をいわれと自分のやり方で返事をする	●			●		●		●
	⑨ 写真と人のマッチングができる	●	●	●	●↑	●	●↑		●
	ア）写真の人にカードを渡せる	●	●	●	●↑	●	●↑		●
	イ）写真の人の名前をいえる	／	●	●	／				●
	⑩ 職員が誰か理解し、名前もいえる	／	●	●	／				●
6. スケジュールの確認	① ほぼ1週間のスケジュールを把握している								●
	② ほぼその日のスケジュールを把握している			◎					●
	③ 多少意識している	●↑		●↑		●↑			
	④ 確認すれば多少意識している		●↑	●	◎	●↑			
	⑤ ほとんど意識していない		●		●		●	●	
	⑥ 食事カードは意識している	●↑	●↑	●↑	●↑	●↑	●↑	●↑	●
	⑦ マカトンサインを使っている	●↑	●↑	◎	●↑	●↑	●↑		●↑
	⑧ シンボルのカードを理解している					●			●↑

●：朝の会が始まった当時からできていた
●↑：朝の会開始時はできなかったが、'92.3 にはできていた（1年半経過）
◎：'92.3 以降にできるようになった　'94.3 に確認（3年半経過）

化を各年度と比較して分かるように記しています。また、病棟生活での変化を知るために、参加者が所属するグループの担当者にSD法の形容詞対を1－5段階で直感的に記入してもらい、その結果を半年ごとに比較しました。その例が、**図1**です。おもらしや髪引きという行動問題があるDさんも「激しい→穏やか」「暗い→明るい」「興奮した→落ち着いた」「小さい→大きい」など6項目で統計的にも有意に肯定的な評価へ変わっています。

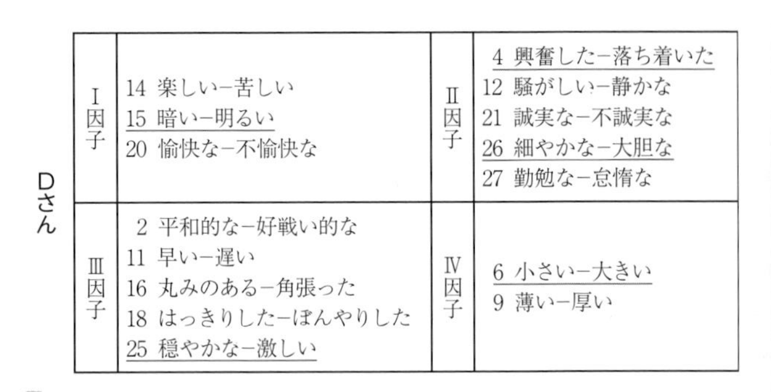

Dさん				
	Ⅰ因子	14 楽しい－苦しい 15 暗い－明るい 20 愉快な－不愉快な	Ⅱ因子	4 興奮した－落ち着いた 12 騒がしい－静かな 21 誠実な－不誠実な 26 細やかな－大胆な 27 勤勉な－怠惰な
	Ⅲ因子	2 平和的な－好戦い的な 11 早い－遅い 16 丸みのある－角張った 18 はっきりした－ぼんやりした 25 穏やかな－激しい	Ⅳ因子	6 小さい－大きい 9 薄い－厚い

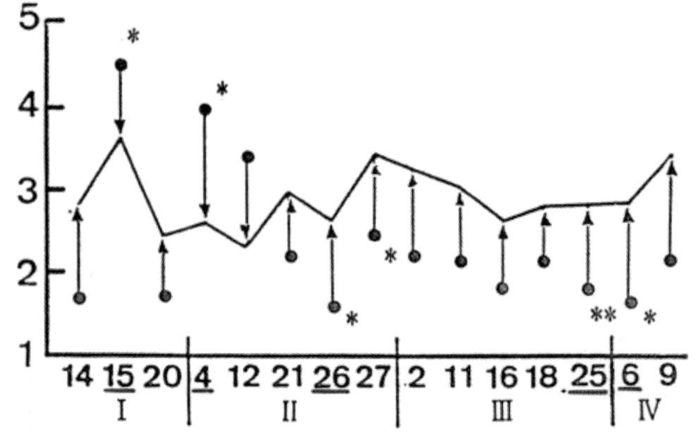

図1　アンケート調査にみる参加者の変化例

朝の会のような集団活動をできるだけ客観的に評価することは、参加者を見直す機会になるとともに、その結果を担当者や病棟スタッフで共有することで、病棟生活における利用者の再評価につながり、利用者とスタッフのコミュニケーションが増えるなど、生活の質の向上にとっても非常に重要であるといえましょう。特に、個別支援計画の作成と報告が求められている今日、集団活動においても、個別の目標を明確にし、ビデオ記録や数量化できる評価法などを活用して成果を確認するとこは意義あることであり、このような活動を引き継いでいくためにも有効であろうと考えます。

(2) 病棟でパソコンを活用した取り組み

パソコンの発展と学習ソフトや学習教材の開発と普及、障害の程度や機能に合わせたスイッチなどの工夫によって、1990年代から外来や病棟の障害児者の学習支援や療育にパソコンを活用した支援がおこなわれるようになりました。特に、この活動が、初期には「障害者とコンピュータ利用教育研究会（MES）」、現在は「マジカルトイボックス」が特別支援教育の研究者や教員、パソコンボランティアによって広まり、多くの障害児者の発達や生活の質を高めることに貢献しました。ICTの発展とタブレットが廉価になったことで、今後、更に普及して障害児者の生活に活かされるようになることが期待されます。

障害児者に対するパソコンを活用した事例などは、第Ⅲ章（3）で詳細に解説されています。ここでは、重症児施設の病棟において、寝たきりの重症児者も一緒にパソコンを使った活動に参加できる集団日中活動を紹介します。

この活動で準備するものは、ノートパソコン、アプリケーションソフト、プロジェクター、スクリーン、改造マウスと参加者が利用可能なスイッチ類です。改造マウス（**写真２**）は､左右のクリックにつながるプラグの差込口（ミニジャック）を付けたもので、そこにさまざまなスイッチをつなげられるようになっています。**写真３**は、ひとりで移動することが困難な利用者の多い病棟における集団療育活動で、MESで配布された「大前ソフト」のボーリングゲームで楽しんでいる風景です。利用者は、寝た状態でもスクリーンを見ながら改造マウスにつないだ手元のスイッチを押すとボールが転がり始め、ストライクがでるとその場に居る利用者やスタッフの喝采を浴びることで、盛り上がる雰囲気を感じて笑顔になります。

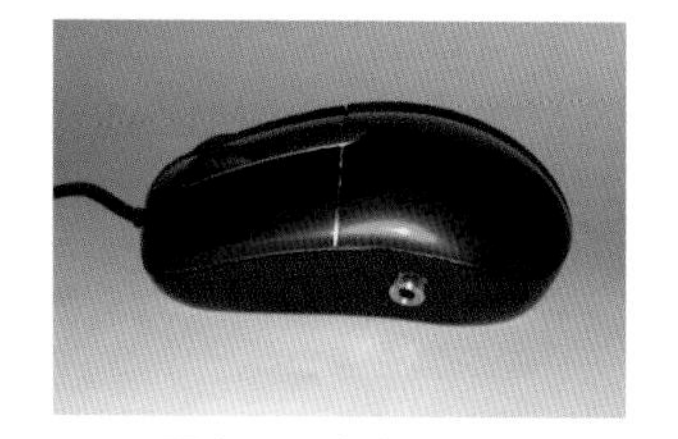
写真２　改造マウス

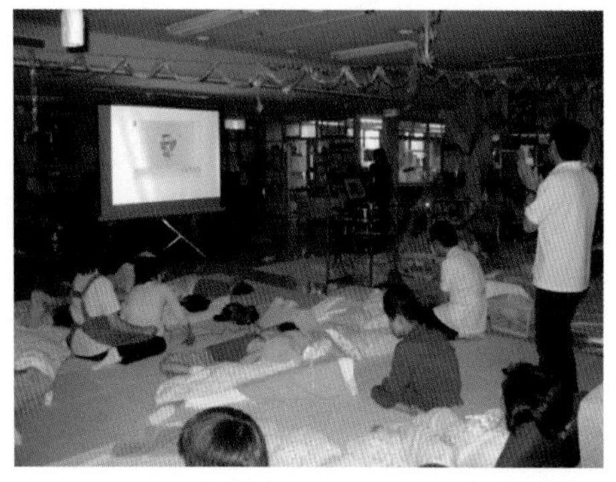
写真３　PCとプロジェクターを用いた集団活動

パソコンによる個別指導などと異なり、このような集団活動では、多くの人が参加でき、その場の集団の力動で、嬉しさ、楽しさ、喜び、悔しさなどを経験できます。また、グループを作って対抗試合もできて、利用者スタッフが一緒に盛り上がる雰囲気を、一度に多くの人が実感できます。このような取り組みは、少ないスタッフでもできるため、集団の日中活動のひとつの方法になるのではないでしょうか。

4 重症児者の療育における呼名の意義

重症児者は脳の器質的障害に起因しており、障害の程度はさまざまです。なかでも、表出の乏しい重症児者のなかには、呼名や声かけなどによる働きかけに反応が微弱のため、スタッフは反応を十分に読み取ることができにくく、働きかけへの意欲がなくなるという声も聞こえます。それでは、どうすれば、働きかけに対して反応を引き出すことができるのでしょうか。

実は、そのような働きかけに対して、重症児者も内的には反応していたり、時間をかけて働きかけをすることで反応するようになったり、更には、予告を呈示する働きかけに対して、それを期待したりするようになることが、心拍などの生理指標を用いた研究で明らかになっています。

重症児者の先駆的な研究者である片桐は、３歳台から９歳台の重症児６名に、聴覚刺激である震音と療育者の呼名に対して一過性の心拍反応、つまり、聴覚刺激で心拍が速くなる加速反応、逆に心拍が遅くなる減速反応の特徴を、その出現率から検討しました[1)]。その結果、無反応は個人差があるものの、多くが震音や呼名で加速および減速の心拍反応が出現しており、特に、療育者の呼名では個人差が認められるものの顕著に出現しており、このような刺激に重症児が反応していること示しました。しかし、このような全般的な心拍反応の様相は、生後半年間健常乳児の反応性に比べて低く、脳の障害とその程度に関係していると推察しています。また、この反応様

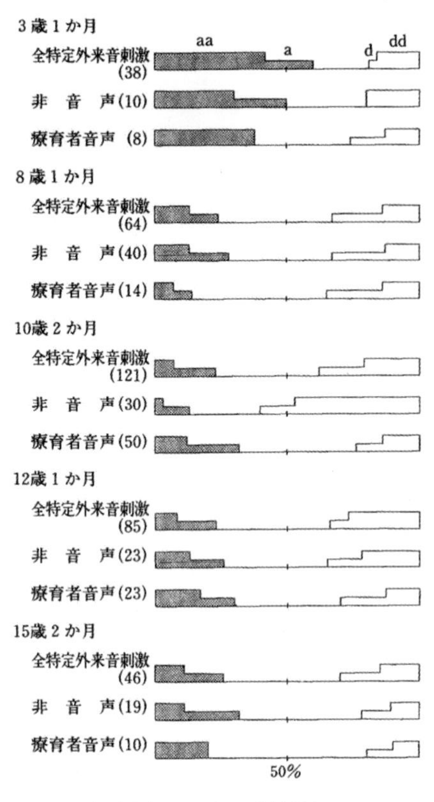

aa：2SD の加速反応　a：1SD の加速反応
dd：2SD の減速反応　d：1SD の減速反応

図2　縦断的にみた音刺激への心拍反応の変化[1)]
出典：片桐和雄『重度脳障害児の定位反射系活動に関する発達神経心理学』より

相は、驚愕で生じる加速反応、新奇刺激や意味性のある刺激に対する定位反応を反映した減速反応があり、健常乳児の生後３～４ヵ月段階の特徴と共通していること、更に、刺激の信号性、療育者の呼名に対する能動的注意を反映する加速反応への分化が認められることなどから、対象児の発達的な変化、特に、療育などにおける生活経験の要因が、反応が生起するうえで重要であることも指摘しています。

また、片桐の縦断的研究において、反応がないか乏しいⅠ型重症児でも一過性心拍反応が高く、しかも心拍の経年変化が加速優位から減速優位へと発達的変化が顕著で、その変化の背景には、教育や療育の働きかけが反映していることを推察しており、複数年かけて働きかけ続けることの重要性も示唆しています(**図2**)。

一方、乳児に「イナイイナイバー」を繰り返すと、それを期待するような表情をしたり、ケラケラ笑ったりすることは、育児のなかでを経験していると思います。行動から観察しにくい重症児者も快い刺激を期待する能動的反応を示したり、形成できたりすることを、実験的手続きとその際の心拍変動をもとに小池や北島らが明らかにしました[2)]。

期待を検討する方法に、S1 － S2 課題があります。この研究では、平均年齢約 25 歳、言語理解の平均発達が 12 ヵ月の重症児者 10 名を対象に、次の手続きでおこなわれました。まず、S1 が衝立の上部に白色光と刺激呈示者が２秒間見えるようにして呼名する、その後白色光が点灯したまま 5.5 秒間カーテンを閉める、そして S2 に刺激呈示者が玩具を示しながら呼びかける手続きでおこなうのが単独条件です。次に、**図3**にみるように、援助者が、S1 呈示前に「次はなにが出てくるかな？」、待っている間に「まだかな？」、S2 呈示で「ほら」と玩具を指し、その後「○○だったね」などと話しかけるのが介入条件で、いずれも 20 回おこないました。この結果の一部が**図4**ですが、発達年齢が８ヵ月以下の３名ではいずれの条件も反応がみられず、８ヵ月以上の１名は、２条件とも心拍の減速反応がみられ、それ以外の６名(タイプＢ)は援助者が介入することで S1 呈示後に減速反応（図の網掛けの部分）が認められました。また、この介入条件では、微

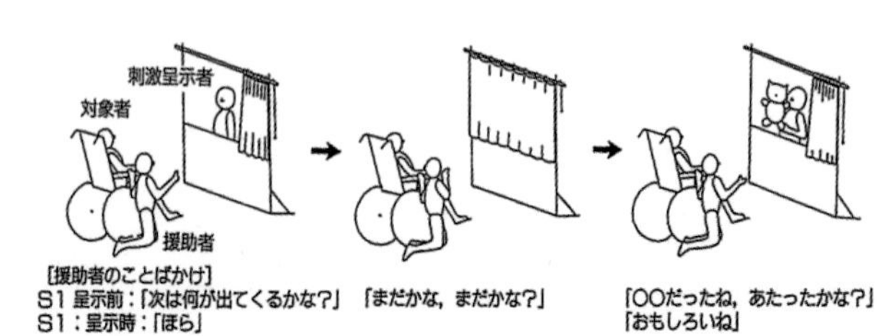

図３　期待反応を促進する取り組みの手続き[2)]
出典：片桐和雄、小池敏英、北島善夫『重症心身障害児の認知発達とその援助』より

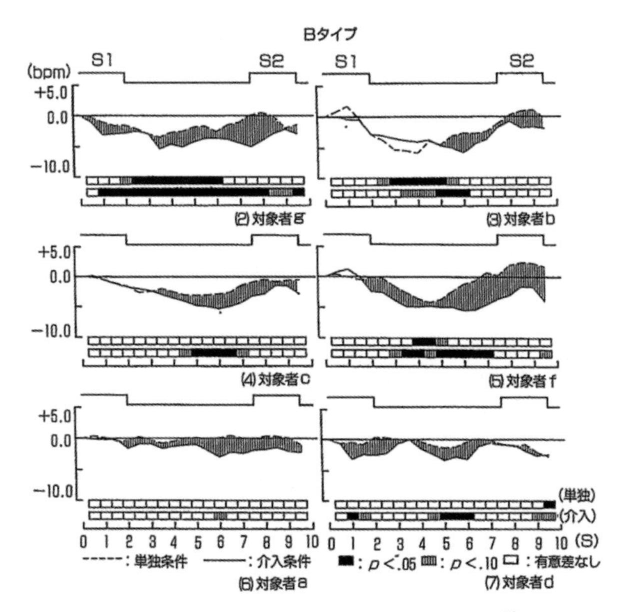

図４　心拍反応にみる期待反応が生起した例[2)]
出典：片桐和雄、小池敏英、北島善夫『重症心身障害児の認知発達とその援助』より

笑や笑いなどの表出もより多くみられました。これらのことから、応答行動が乏しい、快の表出が不明確な重症児者であっても、援助者の働きかけで活発な期待表出が可能であり、促進されることを示しました。

このような研究から、一定程度の発達にある重症児者に対して、支援者が期待反応を促す取り組みを継続することで、期待表出の出現や発達、コミュニケーションを促していけることや支援の重要性が示唆され、重症児者に対する療育の重要性を論じています。

ところで、誰にとっても自分の名前を呼ばれることは、生まれたときから始まる、最も親和性の高いものですが、重症児者にとっても、働きかけのなかで最も声かけられる言葉は呼名でしょう。しかし、日常的にスタッフが重症児者の名前を呼ぶときは、１回だけが多いのではないでしょうか。はたして、反応性が乏しい重症児者に対してそれでよいのでしょうか。

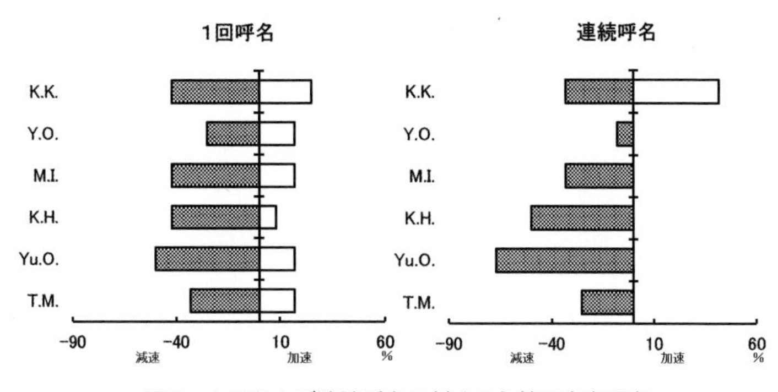

図５　１回および連続呼名に対する心拍反応出現率

矢島は、言語発達が２ヵ月３名、８ヵ月１名、18ヵ月以上２名、合わせて６名の重症児に、名前を１回および10秒間繰り返し呼ぶ取り組みをそれぞれ10回おこない、呼名前の平均心拍とSDを基準に呼名時の10秒ごとの心拍反応の出現率を比較検討しました。その結果、**図５**にみるように、１回呼名では心拍減速反応と加速反応が出現していました。一方、連続呼名に対する心拍減速反応は全員で出現し、特に、日常生活で呼名に返事ができる発達が18ヵ月児で最も多く、その前後で次第に少なくなっています。また、１回呼名と異なり、最重度の１名を除く５名に加速反応が出現していません。このことから、連続呼名の方が、傾聴したり、自分の名前という意味性を認識したりしやすいことが推察されました。

これらから、重症児者に対して呼びかける時、気づくように呼びかける、あるいは気づきを促すことが療育の上からも必要であり、そのためには、呼名を１回で終わるのではなく、利用者の反応を意識しながら複数回呼ぶことで認知要因を含む定位反応成分がより顕在化するのではないかと考えます。そして、それが、重症児者との初歩的なコミュニケーションの始まりであり、重症児者の発達を促すことにつながることを意識して欲しいと思います。

5 動く重症者と音楽の嗜好性

全国の重症児者施設の日中活動の調査で、どの施設でも非言語コミュニケーションといわれる音楽を活用した取り組みを、障害の程度に合わせておこなっていることが明らかになりました[11)]。

音楽療法学会の音楽療法の定義は、「広義には広く音楽を取り入れた治療やリハビリテーション、教育、保健活動等を含む」とされており、人間が本来もっている「治癒能力」を、音楽を用いて引き出すアプローチ法で、その目的は、健康な長寿と幸福の達成に寄与することとされています。音楽療法には、能動的音楽療法と受容的音楽療法があり、前者は歌を歌う、楽器演奏するなど活動的な音楽の取り組みを通して治療効果を目指すものであるのに対して、後者は音楽を聴くなど静的な音楽活動です。また、その効果は、体の代謝を亢進、血圧や脈拍の変化、痛覚の閾値の低下、自律神経失調の回復、感情の活性化、睡眠の安定など医学領域からみた効果のほかに、集団的音楽活動で直接情動に働きかけて発散、美的感覚の満足、身体活動の誘発など、心理・社会的な効果も指摘されています[12)]。そのため、重症児施設では、音楽活動を生活の質を高める有効な取り組みとして、積極的に活用されているのでしょう。

筆者は、初めて担当した動く重症児者の女性病棟で、日常的に流れている音楽が利用者の嗜好に合わせて選曲されているのだろうかという素朴な疑問から、重症児者の音楽受容の特性について実践的な研究を始めました。

（1）重症者の傾聴行動からみた音・音楽の嗜好性

廃棄された車椅子を改造し、そこにステレオを載せたステレオカー（**写真４**）を重度知的障害者が生活する病棟のプレールームに運び、さまざまな音楽を流す取り組みをしました。たいこ、鐘の音などの無意味音、童謡、流行歌、クラシックをテープに録音して連続して流しました。利用者は、病棟に運び入れたステレオカーを見つけると、車椅子や歩行、座ったままで寄ってきます。そして、スピーカーから童謡が流れると、ステレオカーの近くに更に寄ってきて手拍子をする人、鐘の音に変わるスーと去って行く人、その代わりに近寄ってきて黙って聴き入る人、クラシックに変わると遠くから近づいてきてじっと聴き、曲が終わると「イヤ」と言って去って行く人など、利用者も音楽の楽曲の違いで聴取行動が異なっており、重症児者に音楽の嗜好性があることが観察されました。

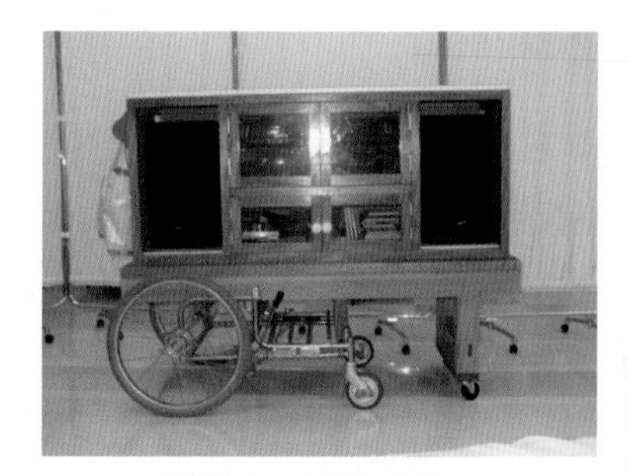

写真４　ステレオカー
（リクライニング車椅子を活用）

この取り組みを週１回継続すると、このような利用者の楽曲の違いに伴う聴取行動は、再現性が高いことが認められました。楽曲によって異なる行動は、利用者の聴覚的な発達と関係している可能性や、家庭でどのような音楽を聴いていたかという音楽環境が関係しているのではないかと考えられました。

（2）重症児者が傾聴する音楽の要素 ―わらべ歌から―

重症児者は音楽のどのような要素に耳を傾けているのでしょうか。この疑問を解くために、特別支援教育や福祉施設の療育で頻繁に用いられているわらべ歌を呈示して検討しました。調査の対象者は、聴力に問題がなく、言語理解の発達（聴覚的発達）が3ヵ月から53ヵ月で、生活年齢が平均34歳の女性重症者14名とし、発達が12ヵ月未満をL群、それ以上をH群としました。呈示音楽は、2音階の「どんどんばし」と5音階の「なかなかほい」、テンポを60拍と100拍、楽器をソプラノおよびテナーリコーダー、歌声を女声と男声として16曲をランダムに組み合わせて録音し、平均78dBの音圧で、約17秒間呈示しました。この取り組みでは、ビデオカメラによる行動観察とテレメーターにより心拍を計測しました。心拍の反応性は、音楽呈示時間に応じた呈示前の平均心拍を基準に呈示中と呈示後の心拍の平均インターバルを検定して、有意差が認められた場合を加速および減速の「心拍反応あり」と評定しました。

この取り組みから、重症者の反応パターンは4つに分類できました（**図6**）。つまり、音楽呈示前に対して、呈示中と呈示後も全く反応がないパターンⅠ、呈示中は反応なく終了後に反応するパターンⅡ、呈示中だけに反応するパターンⅢ、呈示中と呈示後ともに反応が続くパターンⅣです。これらの反応パターンと重症者の聴覚的発達を付き合わせると、1歳未満の発達の重症者にパターンⅠとⅡが多いこと、また、1歳から2歳台で反応性が高まっていることが認められました。心拍の反応も個人差はあるものの加速反応よりも減速反応が多く、定位的な要素だけでなく、二次的な注意が生じていることが推察されました。また、パターンⅡのように持続した呈示の終了で気づくことから、療育場面で、働きかけに反応が乏しいと思われる重症児者に対して、連続呼名と同様に、持続的な働きかけで注意を喚起することが大事であることが示唆されました。

重症者がわらべ歌を傾聴することで減速する心拍反応は、発達段階が1歳前から2歳の利用者で顕著で、6ヵ月以下や3歳以上では少なくなる傾向でした。

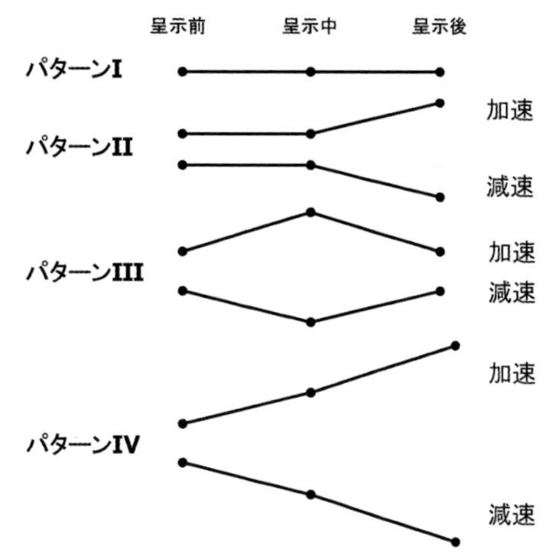

図6　持続的刺激に対する心拍反応のパターン

表2　わらべ歌呈示にみる重症者の心拍反応の特徴

	呈示中	呈示後
全体	減速反応は1歳前後～2歳で顕著に出現する傾向	
L群	無反応が40%（呈示後を含めると）	
	テンポ:**100＞60拍** **歌声**:なし＞あり	**パターンII** :40%（無反応の） 歌声あり・5音階で減速反応
H群	**1歳から2歳にかけて減速・加速とも反応が多い** 無反応は20%（呈示後を含めると）	
	テンポ:**100**＞60拍 歌声:なし＜あり	音階:ソプラノで加速反応

音楽の要素でみると、呈示中は歌声無しでリコーダーのみ、テンポでは100拍、音程はテナー、音階は5音階、音声は女声で心拍減速反応が多く認められました。これらのことから、発達が3歳以下の重症者ではいずれの要素にも減速反応を示しており、3歳以上の聴覚的発達から、音楽要素の嗜好性が明確化することも示唆されました（**表2**）。

（3）音楽のジャンル別にみた重症児者の嗜好性

わらべ歌2曲と音楽の要素をふまえた検討から、音楽受容は聴覚的発達と関係していることが推察されましたが､病棟でよく流されている音楽ジャンルによる嗜好性についても検討しました[8]。

取り組みの対象者は、発達が6ヵ月未満のL群5名、6ヵ月から12ヵ月未満のM群5名、12ヵ月から53ヵ月のH群4名、計15名です。呈示した音と音楽は、童謡4曲、クラシック2曲、たいこ、鐘、生活音、ホワイトノイズの10音・音楽とし、平均音圧74dBで100秒間ランダムに呈示しました。記録した指標は、わらべ歌の研究と同様で、心拍反応の評定は、データレコーダーに記録した心拍を音・音楽呈示前20秒間と呈示中の10秒間を1ブロックで計10ブロックの各平均心拍インターバルとSDを算出し､呈示前の平均心拍±1SD､±2SDを超えたブロックを「心拍反応あり」としました。また、ビデオ録画をして表情などの変化から情動反応（快・不快）を2名の観察者で評定しました。

ジャンル別に心拍反応と情動反応を群間で比較したところ、童謡における心拍反応は、L群で最も加速反応が多く、一方、減速反応傾向はM群以上で認められました。テンポのよい「働く車」ではどの群も心拍は加速を示していました。クラシックは、心拍反応数が、H群、M群、L群の順に多く、特に、H群では抑揚がはっきりしている「モーツァルト交響曲第二番」で減速反応が明確で、それ以外の群では加速反応が優勢でした。無意味音は、「たいこ」がH群、「鐘」がM・H群で減速反応が顕著でしたが、「ホワイトノイズ」にはどの群の加速反応が優位にみられました。「病棟の生活音」の心拍反応は、L・M群では加速が優勢でしたが、H群は減速が優勢でした。

一方、ジャンル別に心拍反応の加速・減速成分でみると、無意味音ではL群で加速傾向が顕著であるのに対して、1歳以上のM、H群では加速も見られるものの減速傾向が顕著であることが認められまし

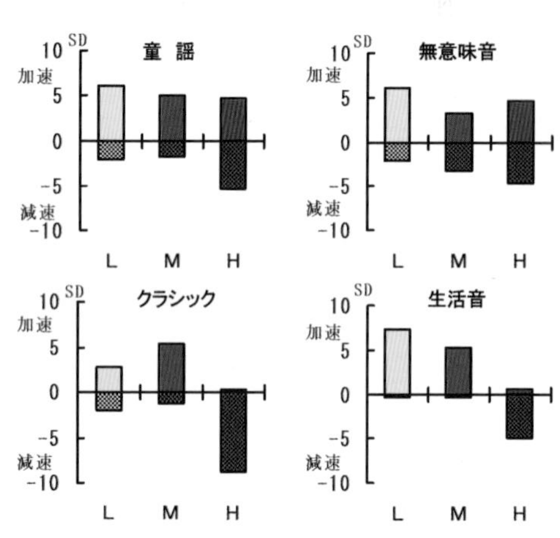

図7　ジャンル別にみた心拍反応の群比較

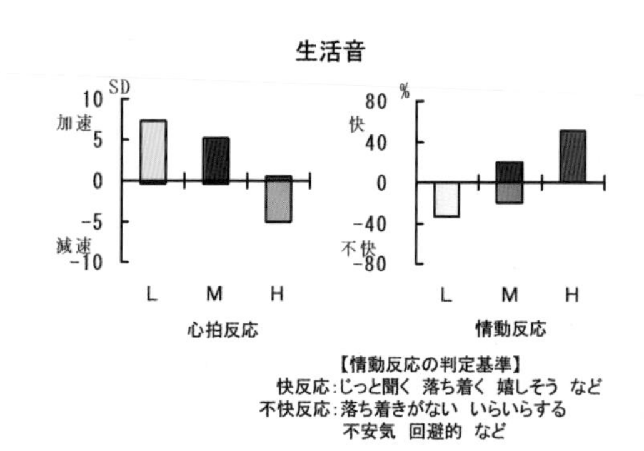

図8　生活音に対する心拍および情動反応の群比較

た。また、H群は意味性を持つクラシックや童謡で減速反応が著しいことから、音・音楽に対して傾聴するには、一定の発達段階に到達していることが必要であり、音・音楽受容後の反応様式が発達に関連していると推察されました（**図7**）。

それでは、童謡、生活音でみられたL群、M群の心拍加速反応は、どのような意味を持っているのでしょうか。情動反応では、H群が童謡と生活音ともに「快」反応が極めて優勢であるのに対して、L群は童謡で「快」「不快」が同程度、生活音で「不快」反応のみを示し、M群は童謡で加速反応、生活音で「快」「不快」が同程度でした（**図8**）。このことは、同じように心拍加速反応で示していても、そこに反映されている意味合いが異なっていると考えられます。一般に、心拍の加速は、快・不快に伴う興奮、緊張、防御、身体的動きを反映すると考えられていることから、情動反応の結果とあわせて考えると、6ヵ月未満のL群の人にとって童謡はもちろん生活音も必ずしも「快」を誘発しないことが推察されます。一方、L、M群で顕著な加速反応と「快」反応がみられた「働く車」は、病棟で頻度多く流れている音楽で、テンポの快適な曲であることを考慮すると、その心拍加速は、必ずしも「不快」に伴うものでなく、「快」に近い興奮性や期待を含むものであった可能性が考えられました。

更に、生活音の心拍および情動反応から、人の声、音楽、歩く音など雑多な音が混在している病棟の環境音は、L群のように障害が重度の人にとってはホワイトノイズに対する反応と同様に「不快」を伴う雑音であり、このような環境音から人の声、音楽を傾聴して弁別するには、H群の対象者のように言語理解で一定以上の発達段階に達していることが必要であると推察されました。

以上、呼名と音楽呈示に伴う心拍と行動の反応性から、重症児者の発達、障害の程度と支援に関わる知見を紹介しましたが、それを**図9**にまとめました。

スタッフが音楽を療育に活用して、利用者が音楽を楽しむ活動にするためには、この特徴をふ

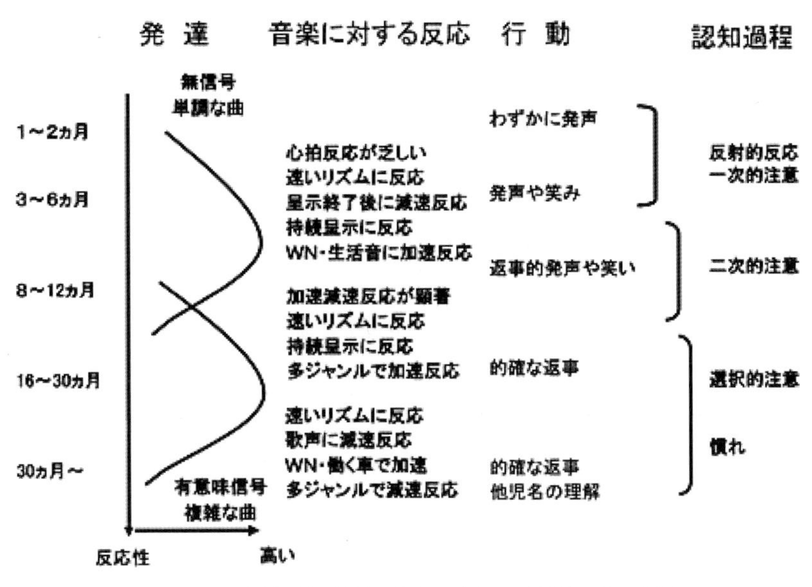

図9　重症児者の発達と心拍反応および行動反応の関係

まえて、楽曲の嗜好性の違い、精神発達や障害の程度なども意識して集団構成やプログラムを考える必要があるのではないでしょうか。

6 重症児者に対する体感音響装置による音楽と振動呈示

重症児者の日中活動では、保育士を中心に集団で歌を歌ったり、ペープサートで語りかけたりと、さまざまな工夫をしながら視覚や聴覚への心地よい刺激を呈示しています。

しかし、濃厚な医療的ケアを必要とする重症児者のなかには、外見的には見えている、聞こえていると思われても、視覚や聴覚に障害があることは少なくありません。とりわけ、人工呼吸器や気管切開をした超重症児者や重症児者のなかには、聴性脳幹反応（ABR）検査で難聴や聾であることが確認されることもあり、約10%が該当するともいわれています。このことから、そのような重症児者に対して、単に音楽を流したり、歌ったりする音楽による取り組みが、かれらの生活の質を高めることに有効であるか疑問を抱き、そのような重症児者にも外界刺激である音楽を受容できる呈示法がないか模索しました。この課題を解いてくれたのが、体感音響装置で音楽を振動に変換して呈示する方法です。

（1）体感音響装置の歴史と理論

体感音響装置の発想は、床に置いて演奏するチェロの音が床伝いに振動として伝わっていることを経験したオーディオ技術者の発表に始まります。1972年に、日本のロケット工学の父であり、バイオリンを弾く糸川英夫博士が、「楽器を演奏する人は、空気中を伝わる音波と楽器を持つ手などの体を通して直接振動として伝わる二つの音を聴いている」とし、ボーンコンダクション理論を提唱しました。つまり、音楽はスピーカーから流れる聴覚を通して判別性感覚だけで聴くのではなく、骨伝導による原始感覚も通して聴くという理論です。ボーンコンダクションとは、「音楽は耳だけで聞くものと考え、スピーカーだけで聴かせる従来の音楽療法ではみられなかったこと」であり、「体感音響装置で聴くと、音楽の重低音感やリズム感が強調され」「音楽の持つ感動や陶酔感、恍惚感をいっそう深める」ものと指摘されています[3)]（**図10**）。

音と振動
・真の恍惚感、陶酔感
・脳の旧皮質に作用
音のみ
・音楽情報の伝達
・脳の新皮質に作用

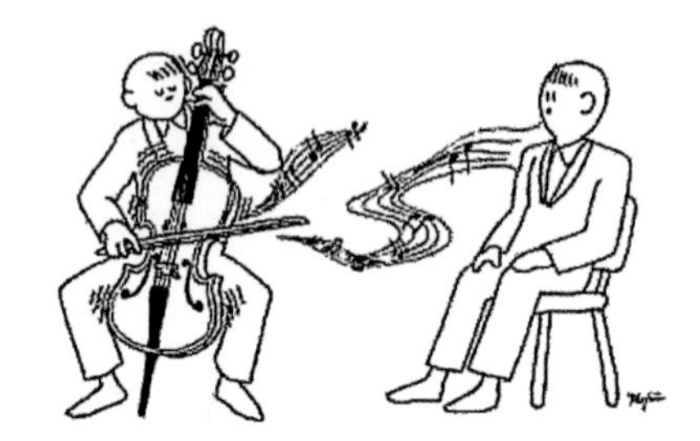

図10　ボーンコンダクション理論

この理論に基づき、小松は1976年に音楽の低音成分を体感振動に変える振動トランスデューサ（電気－機械振動変換器）を開発し、それを椅子などに装着することで、身体に振動を与えながら音楽を聴くリスニングシステム、体感音響システムを製品化しました。つまり、このシステムは、オーディオ装置として開発されたものです。

この体感音響装置は、精神科領域などの臨床医に音楽療法として治療に活用され、その効果について数多く報告されましたが、療育や教育領域などへの適用はほとんどみられませんでした。一方、同じ頃にノルウェーのオラヴ・スキル博士がスピーカーを介した振動を障害児の体に与えることで、障害の軽減をはかる取り組みをおこなっていました[14)]。現在、オラヴ・スキルの研究グループは、疾患別にコンピュータで作成した単一周波数（16 − 100Hz）に強弱をつけて振動盤から振動を呈示する振動音響療法（Vibroacoustic Treatment：VAT）へと発展し、北欧では、精神科領域や障害児者を対象に、音楽療法士の資格を持った研究者や臨床家によって実践的研究が進められています[7)]。

このような振動を伴う音楽療法は、心の癒やし、発達の促進、リラクゼーション、不安や緊張の緩和、痛みの軽減に有効であるといわれています。

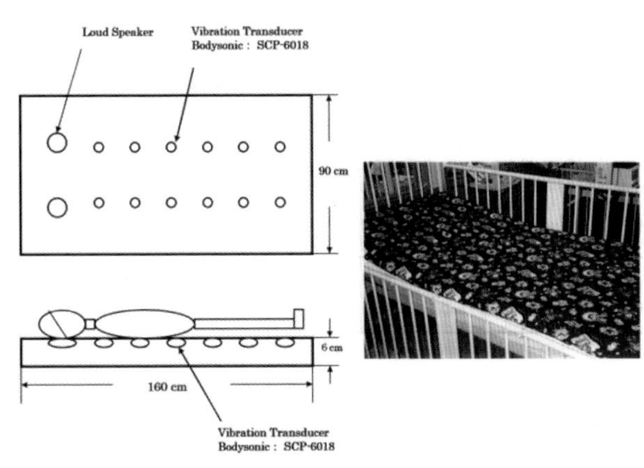

図 11　小児用ボディソニックベッドパッド

（2）体感音響装置による音楽呈示の効果と課題

超重症児者や重症児者は日常生活のなかで、外界の刺激や内発的な刺激によって筋緊張が強い状態にあります。そのような重症児者に音楽をスピーカーから流すだけでは彼らに受容されにくく、リラックスは促されないと考えました。そこで、聴覚に依存した音楽呈示に、その音楽で駆動した低周波数の振動を加えることで、日常生活で緊張を強いられている超重症児や重症児をリラックスに導くのではないかと考え、体感音響装置を活用した療育をおこないました。

対象者は超重症児３名、うちABRで聾と判定された超重症度１名に、体感音響装置を用いてボディソニック用ヒーリングミュージック®「音楽」を毎週約23分呈示しました。音楽呈示条件は、音楽をスピーカーのみ（A条件）、スピーカーと振動（B条件）を、ABAB条件で８ヵ

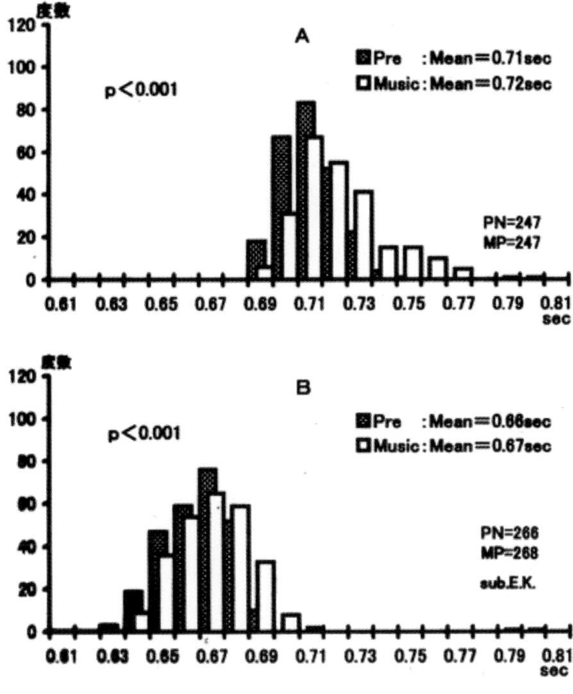

A：音楽呈示　B：音楽＋振動呈示
横軸は心拍のインターバルで右方向が心拍は遅くなる
図 12　音楽呈示前と呈示中の心拍変動のヒストグラム例

月にわたり実施しました。

図11は、小児用ベッドに合わせて特注したボディソニックベッドパッドです。対象児はこのベッドパッドに仰臥位で寝た状態でスピーカーから音楽、振動盤から低周波数のリズミックな振動を平均70dBで呈示されました。その際に、心拍、呼吸、瞳孔の生理指標、ビデオ録画による表情の変化などの行動観察、そのほかバイタルサインの緩下剤使用の有無なども記録しました。

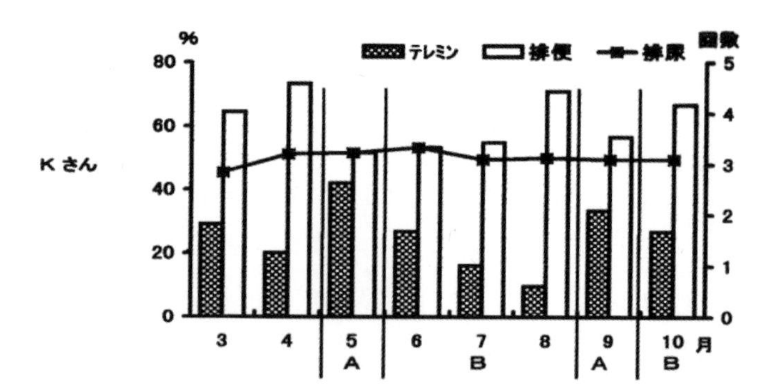

図13　ABAB条件下のバイタルサイン
(B条件下でテレミンの使用が有意に減少している)

その結果、音楽だけのA条件に比べて、振動を伴うB条件では、音楽や振動を呈示中の心拍が減速し、かつ心拍の変動（ばらつき）が少なくなることが認められました（**図12**）。また、ビデオ録画による行動観察でも表情などの動きが増加していました。これらのことから、多重感覚刺激（音楽＋振動）による呈示法が刺激受容を促しやすく、超重症児の覚醒状態を高めるだけでなく、副交感神経を亢進させていること、つまり、覚醒が低下してうとうとしていることの多い超重症児がリラックスした状態で覚醒していることが推察されました。

一方、バイタルサインの変化では、B条件で有意に緩下剤の使用が少なくなっており、排泄が改善されていることが示されました（**図13**）。これらのことから、呈示中の副交感神経の亢進だけでなく、音楽と振動を呈示する取り組みを継続することで自律神経系の活動に影響し、バイタルサインを向上させて生活の質を高めている可能性が示唆されました。したがって、音楽を聴く判別感覚への刺激と原始感覚である振動刺激も合わせて呈示できる体感音響装置を活用した受容的音楽呈示が、重篤な重症児者にとって、リラックスを促すうえで有効であることが推察されました。

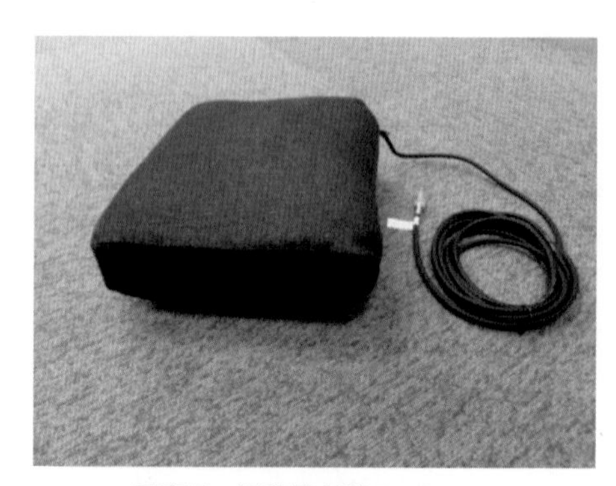

写真5　振動盤内臓クッション

この方法は、聴覚障害も合わせ持ち、緊張の強い超重症児者や重症児者にとって気づきを促し、リラクゼーションを促すことが期待され、日中活動のひとつの方法として有効ではないかと考えます。

しかし、この取り組みの課題があります。それは、ベッドパッドとアンプからなる体感音響装置一式は、他の音楽活動に比べて高価であることと、スタッフが利用者と1対1対応で行う取り組みであることです。特に、

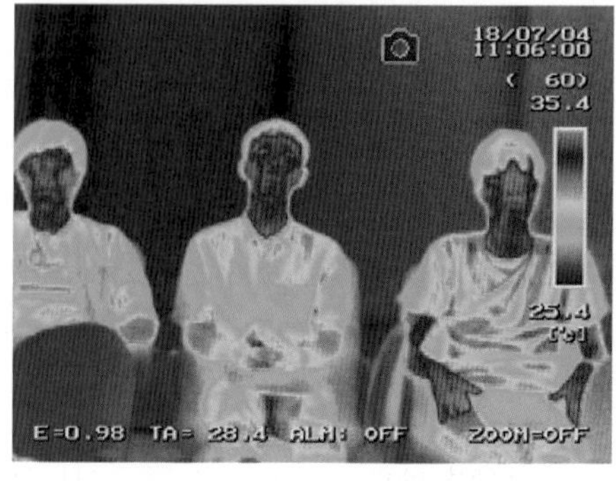

図14　赤外線カメラによる皮膚温の計測例

医療的ケアを要する重症児者の支援において人手不足が指摘されるなかで、日中活動を多くの利用者に保障しようと苦慮している現状[11]にあって、このような取り組みはおこない難いといえます。

そこで、この課題をふまえて、少ないスタッフで一度に多くの重症児者に振動で音楽を呈示する方法を思考し、集団用体感音響システムを業者と一緒に開発[注2]しました[13]。それは、1個のトランスジューサをクッションに組み込み（**写真5**）、最大8名に振動を呈示できるものです。このシステムの効果を検討するため、50名の大学生を対象に、3名ずつ腰に振動盤内臓クッションをあてて椅子に腰掛けた状態で振動を呈示し、赤外線サーモカメラで皮膚温、耳温計で中核温の鼓膜温、手首から心拍数を計測しました（**図14**）。その結果、振動と音楽の同時呈示がスピーカーによる音楽呈示に比べて皮膚温の上昇と鼓膜温の低下（**図15**）の関係が有意傾向を示していました。このことは、リラックスして抹消血管が拡張して放熱したため、皮膚温が上がり、放熱したことで血液が冷めたため鼓膜温が低下したと解釈できます。また、呈示中の心拍の持続的な減速も有意に認められ、対象学生もリラックスできたと心理評価で評定していました。これらから、振動盤1個内臓のクッションでもリラックスを促すことができた可能性が高いものと推察されました。

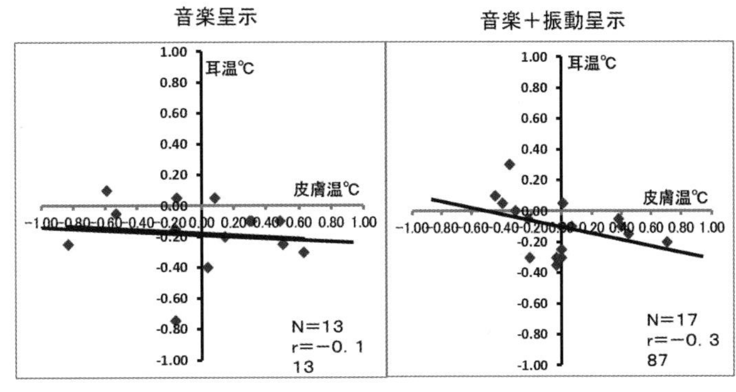

図15　皮膚温と耳温の関係

この集団用体感音響装置は、少ないスタッフで病室のベッドに寝たきりの重症児者、最大8名に同時に振動と音、音楽を呈示してリラックスを促す取り組みをおこなえるようになっています。今後、このシステムを活用した取り組みをおこないながら、リラックス効果を検証するとともに、日中活動の一方法として提案したいと考えています。

7 環境と刺激受容の関係

1970年代にオランダで重度の知的障害者が、自分の選択で、自分の時間を持ち、援助者は同じ場で共に過ごす仲間として活動することを目指して生まれたスヌーズレンは、日本でも日本スヌーズレン協会の設立や啓発により、重症児施設などで普及してきています。スヌーズレンについては、第Ⅲ章（2）で詳細に紹介されています。

ところで、重症児施設などに設定されたスヌーズレンは、なぜ、重症児者に有効なのでしょうか（**写真6**）。

その理由はいくつかありますが、私は、刺激が統制された落ち着いた環境、そして、重症児者にとって受け容れやすいマイルドな刺激が呈示されていることにあると考えています。人間の行動を誘発する基本には「快・不快」があります。その人が受容できる刺激の強さを超えると拒否をしたり、回避をしたりしますが、適した強度で心地よさを感じる刺激には、じっと見入ったり、じっと耳を澄ましたりして、刺激に関心を持ったり、注意したり、そして探索したりします。安心すると緊張も解けてリラックスします。たとえば、バブルユニットの淡く、そして泡に輝く光も、明るい場所でははっきりと認識することはできませんが、暗い部屋では浮き立つように見ることができます。光刺激が強いと目を閉じで回避しますが、呈示される刺激が弱くても、暗くするなど環境を調整することで認知して受け容れやすくなります。

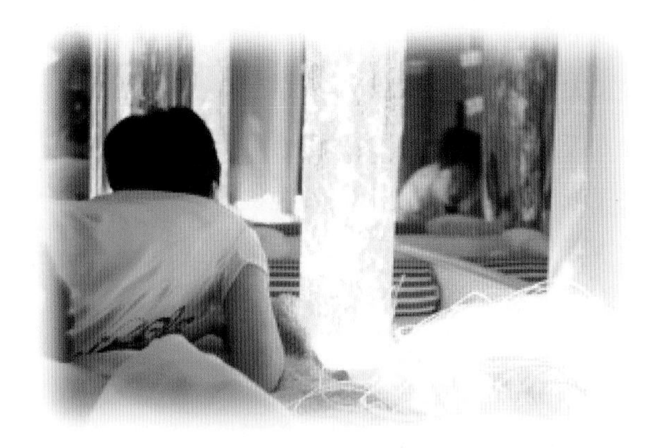

写真６　バブルユニットに観入る利用者
（島田療養センター感覚療法室）

いわゆる動く重症者の病棟と小児病棟において病室内の音刺激の環境について、騒音計とレベルレコーダの結果を比較検討しました。その結果、いずれの病棟内も瞬間的には90dBを超える大きな音がしており、それは騒音公害に匹敵する騒々しさであること、その音源は、前者ではスタッフの話し声や笑い声、スタッフが利用者を呼ぶ声、利用者の発声、足音、後者では医療機器の音、アラーム、スタッフの話し声、速く歩く足音でした。アンケート調査から、スタッフは生活音、すなわち雑音の発生に「注意を払っている」「重症児者の緊張を強めている」など「意識」しているものの、その「意識」と病棟の音環境の「現実」に乖離が認められることを指摘しました[10)]。

雑音とは、「人が聞きたいと思っている信号（音など）以外の音は全て雑音」と言われます。スタッフなどの声や音楽による働きかけに、重症児者が耳を傾け、受容でき、それがコミュニケーションや発達を促すうえで基盤であることをふまえると、どのような日中活動においても、重症児者が心地よいと感じ、受容できる刺激強度に留意すること、そして、その前提である落ち着いた居住環境に配慮することも重要な療育であること、を理解しなければならないと考えます[6)]。

8 おわりに

本稿では、重症児者の日中の取り組みを「日中活動」と記してきました。それは、施設の利用者は成人が多く、「療育は発達期に限る」とする概念に当てはめると、療育活動と表記することに躊躇したからです。しかし、現在、生涯発達の理念が認知されるなか、重症児者施設では、その対象が幼児から高齢者にわたり、また、濃厚な医療的ケアを必要とする重症児者から、いわゆる、動く重症者までが支援の対象になっています。本稿では、どんなに重篤な重症児と重症者、つまり児童や成人にあっても、スタッフの丁寧で継続した日中活動によって、変容や発達することを紹介しましたが、それこそ「生命の質、生活の質、人生の質」を高めることであると考えます。重症児者の生活を支える「日中活動」は､単なる「余暇活動」でも「遊び」でもないこと､そして、落ち着いた生活環境の配慮と設定も重要な療育であることを考え合わせると、重症児者を支援する「日中活動」は「日中療育活動」とすることが適当ではないかと考えます[11)]。

その場合、重症児者の多様性をふまえると、それぞれの重症児者の特徴を把握して個別の支援計画をたて、その効果を継続的に評価することも必要になるでしょう。その場合、主観的な評価だけでなく、定期的にビデオ録画により課題となる行動の評価、数量化できる評定法など客観的な資料を引き継いでいくことも重要ではないでしょうか。

アンケート調査からも、医療的ケアを必要とする重症児者が増えているなかで、担当者は、看護や介護が優先され、人手不足のなか、利用者のために活動内容、取り組みの時間、職員の配置などに悩み、他の施設はどんな取り組みをしているのか関心をもちながら日中療育活動を続けています。そのため、この悩みや活動内容とその方法などの情報を共有できるネットワークづくりが、スタッフを支援し、より質の高い日中療育活動を支援するうえで必要ではないでしょうか[11)]。

一方、療育は英語で、リハビリテーション（rehabilitation）としていますが、重症児者は主に、先天的な脳の器質障害に起因することが多いことから、北欧で使用されているハビリテーション（habilitation）の用語が普及してもよいのではないでしょうか。

ここでは、施設利用者に対する日中療育活動、特に、音楽を活用した取り組みの基礎的な検討を紹介しましたが、在宅重症乳幼児にも、在宅医療・看護・介護などの支援だけでなく、乳幼児の状態に合わせた発達を促す日中療育支援が重要です[4)]。その場合にも、障害の把握に基づいた専門性の高い療育支援が求められています。

【引用・参考文献】

1）片桐和雄『重度脳障害児の定位反射系活動に関する発達神経心理学』風間書房 1995.
2）片桐和雄、小池敏英、北島善夫『重症心身障害児の認知発達とその援助』北大路書房 1999.
3）小松 明・佐々木久夫 編著『音楽療法最前線』人間と歴史社 1994.
4）前田浩利（編）『実践!!小児在宅医療ナビ』南山堂 2013.
5）岡田喜篤監修『新版 重症心身障害療育マニュアル』，医歯薬出版 2015.
6）落合三枝子 編著『島田療育センター重症心身障害児者の療育＆日中活動マニュアル』日総研 2019.
7）Palmer,R., Skill, O., Lahtinen,R. and Ojala,S.「Feeling Vibrations from a Hearing and Dual-Sensory Impaired Perspective」Music and Medicine, 9, 3, 173-183, 2017.
8）矢島卓郎，岸さおり，武田和子，田畑光司：「重障者の発達段階と音楽受容の関係（Ⅲ）―音楽ジャンル別からみた発達段階と心拍反応の関係―」，日本重症心身障害学会誌，23，1，93-99，1991.
9）矢島卓郎「重症心身障害児に対する体感音響装置による音楽療法の適用」日本バイオミュージック学会誌，17，1，116-125，1999.
10）矢島卓郎「―重症心身障害児施設の病棟における生活音の実情と課題 ―生活音の音圧測定と職員アンケート結果による検討」目白大学総合科学研究，3，113-124，2007.
11）矢島卓郎，有本 潔，木実谷哲史「医療型障害児入所施設の利用者に対する日中活動の現状と課題」目白大学総合科学研究，13，1-18，2017.
12）矢島卓郎「体感音響装置による音楽療法の現状と展望― 重症心身障害児者への更なる適用を目指して ―」目白大学総合科学研究」14，67-79，2018.

13）矢島卓郎，雪吹 誠，山下利之「集団用体感音響装置による音楽と振動の刺激呈示に対する健常者の反応特徴 ―心理的評価と生理指標による検討 ―」目白大学総合科学研究，15，1-13，2019.
14）Wigram,T. 小松 明 訳：『振動音響療法―音楽療法への医用工学的アプローチ―』260-266　2003，人間と歴史社.

【注】

注 1：ボディソニック製
注 2：アクーヴ・ラボ製

【謝辞】

わらべ歌、音楽のジャンル別、および体感音響装置による研究は、社福）読売光と愛の事業団による研究助成金、全国重症児施設日中活動調査と集団用体感音響装置の研究は、目白大学特別研究費、日本学術振興会科研費（基盤研究 B）の研究助成を受けました。また、これらの報告および写真の転載は島田療育センターの承認を頂いております。このような研究助成とご協力に深謝いたします。

II 章

療育を巡る課題として

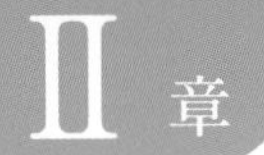

「この子らを世の光に」を新たに

びわこ学園医療福祉センター草津 施設長　口分田　政夫

1 人と生まれて人間となる（糸賀一雄）

タイトルは、糸賀の思想の中核をなしている発達保障論である。生物学的な生命は、人との関わり、間柄の充実により障害のあるなしに関わらず、誰もが、人間、人と人との間で生きる存在に育っていく、という考え方である。

（1）「生命から人間」へ

無痛分娩で低酸素性脳症、重度の脳障害のため人工呼吸器を装着した事例を経験した（**図1**）。家族に重度の後遺症を残すことを伝えると、人工呼吸器をはずしてほしい、幸せになれないからと言われた。NICUでケアを続けた。母乳を持参、身体に注入された、今日は少し笑った、動いた、スタッフとの何気ない会話が、繰り返された。1年後、人工呼吸器が外れ、容態が安定した。家族は、この子は家族の中心、みんなの気持ちを一つにしてくれている、と言われ重症心身障害の状態で退院して行かれた。

共感には時間がかかる、共感はやがて愛に育っていく。間柄の充実で、生命がいのちとなり、共感の眼差しの中で愛に育っていく、これはすべての人たちの道行きだと糸賀は言う。これが発達保障論の中核の思想である。最初、「人工呼吸器をつけないでほしい。」と障害のある我が子と

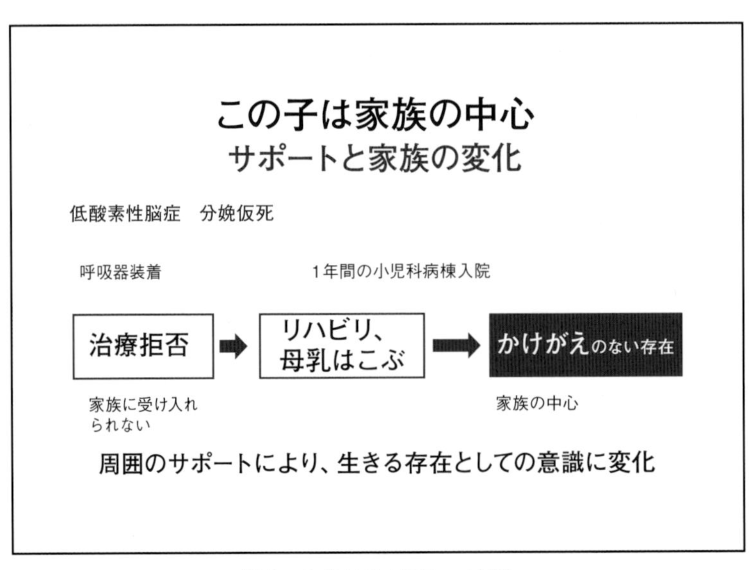

図1　生命から人間へ　事例

生きることを拒否的になっていた両親は、1年後、この子は家族の中心と言って、子の誕生を祝福して退院して行かれた。このような1年の中で、家族の力だけではなく、子どもをサポートする医師や看護師と一緒に、本人のわずかな変化を、喜んだり、悲しんだりしてきた経験が、祝福につながった。長い時間と周囲のサポートが大きな力になり、生命が、人と人との間で生きる人間に育っていったのである。

（2）生きていることへの祝福

極限状態の中で、子どもの存在を祝福できた母がいた。娘さんがDRPLAという家族性に発症する進行性の脊髄小脳変性症だった。夫が、娘が次々に病で倒れていく。疲れ果てた母は、死を覚悟して雪の山に車で向かおうとする。だが雪で車が動かなかった。その瞬間、娘は、実は祝福されているのだという思いがよぎった。学校の先生、びわこ学園のスタッフ、娘のことを気にかけてくる人たちがたくさんいる。死を覚悟した絶望から、雪に死を阻まれた瞬間から、娘は実は祝福されていたのだ、という真逆の希望の思いが満ちてきた。母は、難病の子どもをはじめて祝福できたと同時に、子どもから自分も祝福され、生かされて生きていると感じた。母はこれを神からの啓示と受け止め洗礼を受け、信仰とともに娘とともに生きていくことを覚悟された。

生きていることを祝福できるためには、間柄の充実により、生命としての人が、人と人との間で生きていく人間となっていくことが必要である。糸賀は、障害があろうがなかろうが、すべての人にとっての、これは共通の道行きと述べている。

（3）間柄の充実から共感そして愛へ

糸賀は、共感関係が生み出された瞬間を**図2**のように記載している。

何もわかっていないと思われていた脳性麻痺の青年が、おむつ交換の時に、わずかに腰をあげ

共感の世界（糸賀）

・A青年は、ひどい脳性麻痺で、足も動かず、ベッドに寝たきりで、知能は最重度であった。半年あまりしたある日のこと、いつものように保母がおむつをかえようとすると、Aは、いきづかいをあらくして、寝たまま腰を持ち上げているのであった。保母は手につたわってくる、A青年の必死の努力を感じて、ハッとした。これは単なる本能であろうか。人間が生きていく上になくてはならない共感の世界がここに形成されているのである。

図2 「復刊 この子らを世の光に」（NHK出版）より引用

て協力してくれる感覚が保母の手に伝わった、保母は、その喜びを記録し、糸賀は、共感が形成された瞬間と考えた。重症心身障害の方との、人間関係は、人と人との間柄によって生まれてくる。

ある時、医大から転落による重度脳障害の３歳の少女が入所してくることになった。少女はほとんど反応がなく、話しかけても、歌を歌っても応答がない。脳波は全体に低電位で、頭部CTでは、残存する脳の神経細胞がわずかであることを示していた。病棟の職員はどのように関係を持てばいいか、当初戸惑った。周囲での療育活動に何も応答しないのだ。しかし、そのうち、不快なときは、皮膚に紅斑が出現し、唾液の量が増えて、心拍が亢進する事に気がついた。姿勢を整えたり、さすったりしている内に、紅斑は消失して、口腔からの分泌の流失は減少して、心拍が下がってくる。そのうち職員も少女と自然に、今日の皮膚や分泌の量や心拍はどうなっているだろうと気にしていることに気がついた。これはバイタルサインによる対話なのではないのか。また、関わりの中で、バイタルサインが変化するということは。少女が、関わる職員を感じている存在であることに気がつき始める。また、職員の心の中にも、より苦痛がない状態へと姿勢を整える関わりの中で、状態が変化していく少女の応答している姿が確かに感じられた。これはケアのなかで、相互の人間関係が成立した瞬間といえるのではないか？　３年後少女は重症肺炎で亡くなった。その時、職員の心の中にも、ぽっかり心に穴があいたような喪失感があった。何も話さない、笑わない無言の少女が、周囲と関係を結びながら、確かにひたむきに生きて存在していたのだ。ケアとバイタルサインの変化の中でも確かに心を感じあったのだ。人間関係は生まれていた。無言の力が、共感関係へと周囲を変えていった（**図３**）。

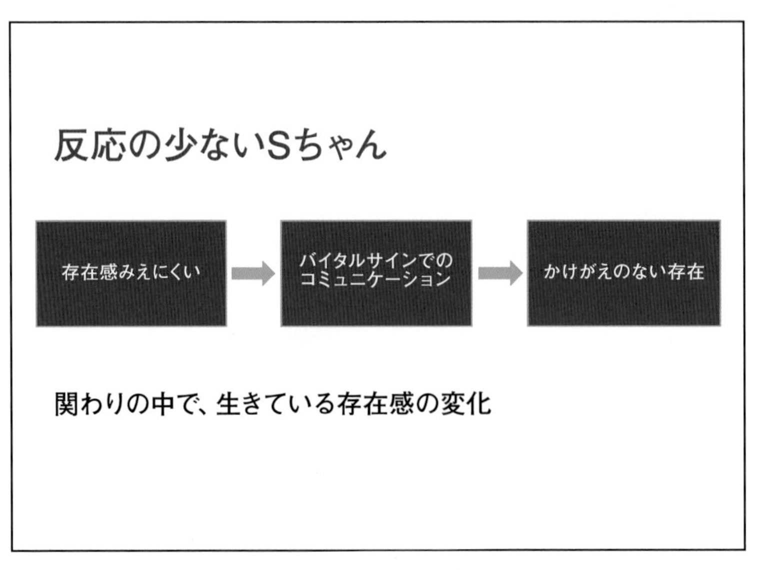

図３　バイタルサインと存在感の事例

2 重症心身障害の人格とは？　創り出す（生産）ものは何か？

（1）自己と他者との協働　（図4）

食べることを考えてみる。重症心身障害の方はひとりで食べることはできない。介護する人が、何を食べたいと感じているのか、どんな形態なら嚥下できるか、どんな姿勢であれば緊張せずに食べられるのか、などを感じ取り、その人の苦痛と消耗を最小限にしつつ、また、摂食嚥下の知識を総動員して、可能性を引き出すケアを実施する。その結果、自己（当事者）の食べることが、他者（介護者）との協働で実現する。自己は、他者の存在で、「食べる」という新たな身体感覚を実感するのだ。それは存在することの喜びや希望につながっていく。一方ケアを提供した介護者も、他者（重症心身障害の当事者）の希望を実現できたこと、自分の感覚や体験や学んだ知識で、他者の食べることの実現に関われたことは、介護者としての自己の可能性を実現できたことになり、大きな喜びや希望となる。自己と他者の協働で、食べることを創り出し、そのことを通じて、お互いの可能性を創り出したのである。重症心身障害の方とともに生きることで、生産しているのは、こうした自己と他者の協働でのお互いの生きることの可能性だともいえる。自己と他者の協働は、関わろうとする支援者の姿が他者の心に映し出され、他者は、新しい自己の可能性を実現していく。支援者もそうした、自己実現している相手の姿を自己の心に映し出すことによって、支援者としての新たな自己の可能性の実現を実感する。これは、他者実現を目指す眼差しの中で、お互いの自己実現が創造されたことになる。糸賀はこうした、ともに生きるプロセスが「この子らを世の光に」につながっていくとしたのではないか。

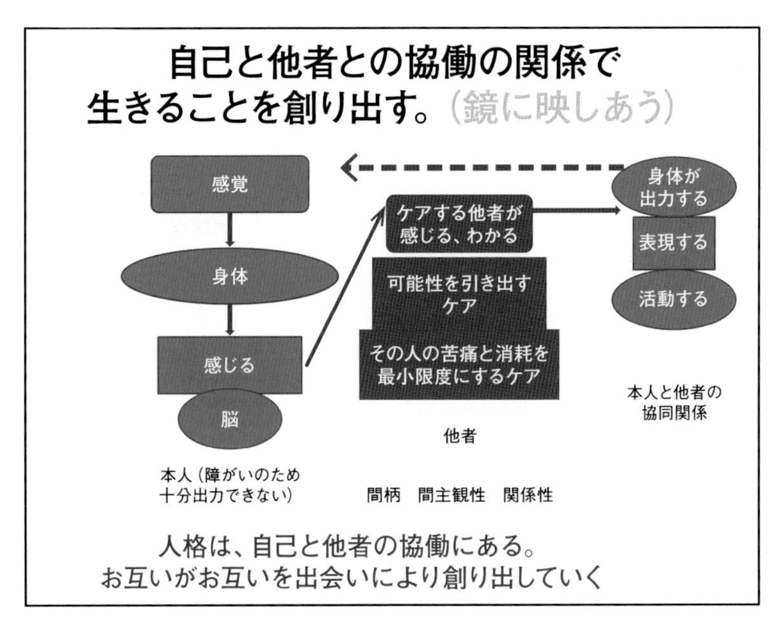

図4　自己と他者の協働

（2）重症心身障害児者の人格

かつて東京都知事であった石原慎太郎氏が府中療育センターに視察に訪れたとき、「この人たちに人格はあるのか。」と尋ねられたという。この問いに対しては、糸賀の思想からは、以下のように答えたいと思う。人格は、まずそのままの「いのち」の中にある。笑ったり、泣いたり、怯えたり、ほほえんだり、原初的な情動の表現の中にある。そして人格は、人との関わりの中で、お互いが見つめ合い、触れ合い、感じあう中で、内なるものが他者の働きかけに触発されて、生まれてくる共感の中にある。関わりの中で、間柄が生まれ、お互いに相手に感じるかけがえのなさが人格といえる。糸賀が記載したおむつ交換というケアの中で生み出された人間関係の成立の瞬間、青年の人格を保母が感じとった記述にみてとれる。

（3）環境や人との関係の充実の中で相互に感じ合う人格

内なるものの表現は、環境によって大きく変化する。ベッド上で、ほとんど足を動かさない重症児者が、水遊活動（プール活動）の中では、活発に嬉しそうに手足を動かす。重力を免荷すると動かしたい気持ちに手足が反応しだす。タッチスイッチで動く電動車椅子を用意すると、指先のわずかなタッチで、好きな人に近づいていく、見たいものに近づいていくことができる。人に車椅子を押されるときでは味わえなかった、ワクワクする気持ち、移動する時間や距離感覚、世界に働きかけると、何かが変化する喜びが生まれてくる。「いのち」は、人との相互性や環境との相互生という関係性の充実により、ひろがっていく。その中でお互いが他者に感じるかけがえのなさが人格といえるのではないか。

糸賀は、そのまま光っている、磨けばもっと光ると言っているのは、こういったことを言っているのであろう。また、糸賀は「私たちの見る目が重症であったために、この子どもたちに重症心身陣害児という呼び名をつけていたのではないだろうか。」と言っている。このことは、重症

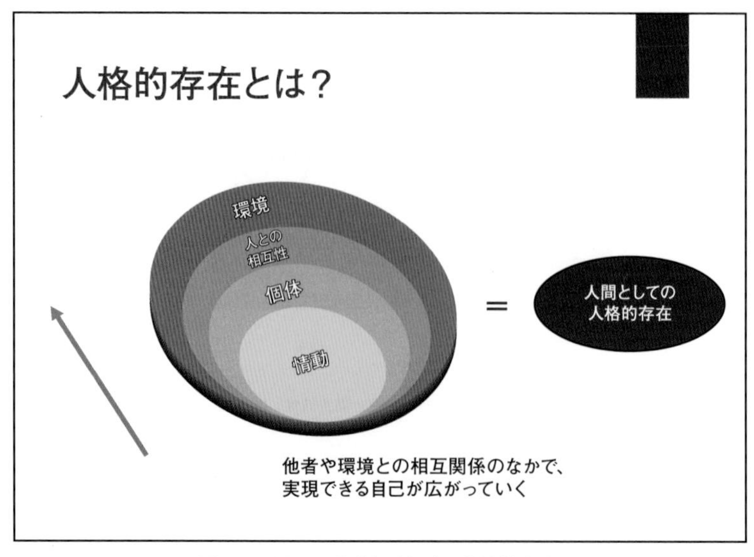

図５　周囲との関係で拡がる人格的存在

糸賀の思想

・「この子らは、どんなに重い障害をもっていても、だれととりかえることができない個性的な自己実現をしている。その自己実現こそ創造であり、生産である。この子等が自ら輝く素材そのものであるから、いよいよ磨きをかけて輝かせようというのである。この子らを世の光にである。」

図6　糸賀の思想（復刊 この子らを世の光に（NHK 出版）より引用）

児者に適切な環境を用意できていない、「私たち」の問題性に言及していると思われる。

重症児者は、他者を含む環境との遭遇の中で、自己の内なる可能性が表出されて、自己実現されていく。このプロセスこそ重症心身障害の方の生産そのものなどだと糸賀はいう。自ら輝く素材そのものの「いのち」を感じあう中で、自己実現を創造していく、そのことが生産そのものであり、また、自己と他者という存在を越えて、関わり、触れ合い、感じあってつながっていく、すべての人たちの希望ともなっていく。それを糸賀は「この子らを世の光に」と表現したのだ（図6）。

3 生涯発達という可能性

（1）横軸の発達

重症心身障害の方の発達をどのように考えていけばいいのだろう。その多くは、四肢の麻痺は継続するし、言葉で応答できることの困難さは継続する。それどころか、摂食や嚥下の機能が低下して、経管栄養や胃瘻が必要となってくる。また、呼吸状態は加齢により、機能低下が進行し、気管切開や人工呼吸器の装着が必要となってくる。このような重症心身障害の方たちにとって発達はあるのだろうか？

糸賀は、機能が伸びていくという縦軸の発達ではなく、横に無限にひろがっていく発達は誰にでもあると唱えた。糸賀がこの横軸の発達の考えを深めるきっかけとしては，教育哲学者　木村素衛との出会いと議論があった。木村は、教育は、個人の向上「エロス」を目指すが、それだけでは常に人は、向上、すなわち伸びることを迫られる存在となり、現在は未来の「向上・発達」のための手段となる。一方「アガペ」は、その瞬間、そのままの自己が感じていることに絶対の価値があるとする教育愛の哲学で、アガペを自覚しながらエロスを目指すことの意義を説いた。糸賀も「重症心身障害」にとって、「エロス」向上だけを目指すのであれば、常にその存在は、縦軸に発達することを要求される存在となってしまい、それが困難な重症心身障害の存在は救われない。「アガペ」はそのままの重症心身障害の人たちが持っている価値であり、まずその存在は「そのまま」で光っている、とした。そして、そこから、間柄の充実により、存在が充実していくことを「磨けばもっと光る」とした。この考えが、療育の実践の現場で「横軸の発達」につながっていったと考える（**図7**）。

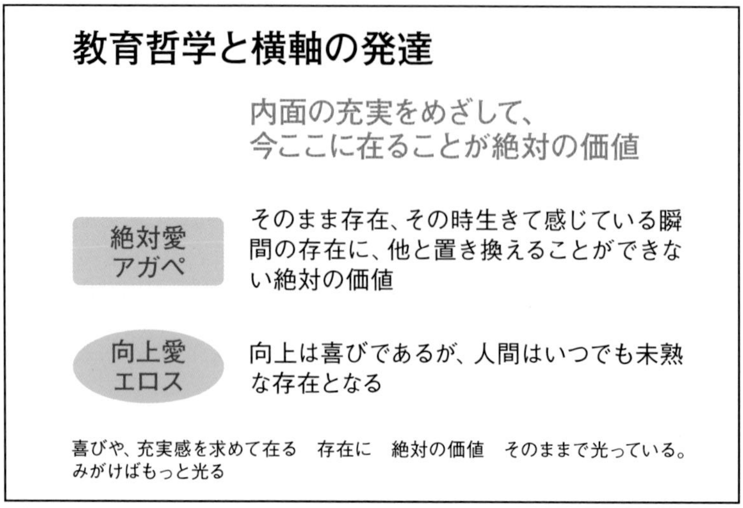

教育哲学と横軸の発達

内面の充実をめざして、
今ここに在ることが絶対の価値

絶対愛
アガペ

そのまま存在、その時生きて感じている瞬間の存在に、他と置き換えることができない絶対の価値

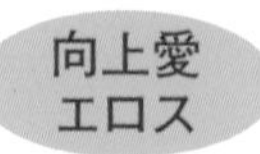

向上は喜びであるが、人間はいつでも未熟な存在となる

喜びや、充実感を求めて在る　存在に　絶対の価値　そのままで光っている。
みがけばもっと光る

図7　エロスとアガペの教育思想（木村素衛）と糸賀の発達論

糸賀は、横軸の発達につながる絶対愛の場面を図のように記している（**図8**）。砂に染み込む水にきらめく太陽の光の反射に没頭する少年の心の中に、最高の価値を見いだす。そのときその場で感じている姿に最高の価値があるというのである。ここには、縦に伸びることはもはや意味を持たなくなり、ひたすら感じている世界が、縦軸以上の横軸の発達として価値が出現してくる。

絶対愛　としての記述

・重度の子が水遊びをしています。丘の上の学園では一滴の水にも高いお金がかかっているのですが、その水をジャアージャアー流して、そこに砂場の砂を両手にすくっておちてくる水にあてます。
・砂と水がとびちり、それに日の光がきらきらと輝き、とばっちりが身体にかかるのがうれしくてやめられないのです。保母はぼうぜんとそれを見ていましたが止めようとはしませんでした。
・砂も水もその施設にとっては金のかかるものでした。その消費が子どもたちの中に何ものかもっと大切なものをつくっていくと感じたからです。

図8　糸賀一雄 福祉の思想（日本放送出版協会）より引用

4 この子らを世の光に

最後に再び「この子らを世の光に」ついて考える。これは20世紀から21世紀につなぐ、日本で生まれた人権思想といえるのではないか。みつめあい、ふれあい、感じあう、他者の自己実現を目指す、多者のまなざしの中で、相互の自己実現が生まれてくる。この創造的な生産こそ、世の光となるのだ。これは欧米の自己決定、自己実現の世界とは異なり、自然や人や環境などの多者による、他者実現のまなざしの中での自己実現といえる。重症心身障害療育の場面から生まれてきた、日本固有の人権思想といえるのではないか？　そしてこれは自己決定・自己実現の中で必然的に生まれてくる他者との競争と対立という負の側面を越えていく新たな人権思想として、世界を変革していく可能性を持っているのではないだろうか。糸賀は、重症心身障害の人たちは、自己実現という自らの生産と人のこころの中に「いのちの思想」の変革を起こしていくという二つの変革の生産をしていると述べている。「この子らを世の光に」の言葉の中に重症心身障害の人たちとの出会いの中で「いのちの可能性」を相互に自覚する希望の哲学が表現されている。我々は、療育の日々の実践の現場で、この哲学をより確かなものに発展させながら、すべての生きる人たちの「いのちの輝きと希望」を創り出していきたいと思う。

そして再び　この子らを世の光に

- 20世紀から21世紀につなぐ日本で育まれた人権思想
- 人や自然との関係のなかでの、多者決定の中での自己決定。他者実現の中での自己実現。間柄の充実
- 自己決定と個人主義を超えた、思想

図9　この子らを世の光に の思想

【参考文献】

糸賀一雄　「復刊 この子らを世の光に 近江学園二十年の願い」NHK 出版、2003 年
糸賀一雄　「福祉の思想」NHK 出版、1968 年
高谷清　「支子一障害児と家族の生」労働旬報社、1996 年
蜂谷俊隆　「糸賀一雄研究」関西学院大学出版会、2015 年

アドバンス・ケア・プランニング「親亡き後の想いを伝えるノート」

千葉リハビリテーションセンター「愛育園」園長　石井　光子

1 アドバンス・ケア・プランニングとは？

（1）人生の最終段階における医療・ケアの決定プロセスに関するガイドライン

①事前の話し合いの積み重ね

平成30年3月に厚生労働省から『人生の最終段階における医療・ケアの決定プロセスに関するガイドライン』が示されました。医療の選択や差し控えなどについては、本人と医療･ケアチームとの間で、十分な話し合いを積み重ねていくことが重要であり、話し合いのためには、「本人のこれまでの人生観や価値観、どのような生き方を望むかなどについて、医療・ケアチーム側ができる限り把握することが必要であるとガイドラインでは解説しています。むやみに高度医療を駆使するのではなく、「本人の意思を尊重し尊厳ある人生が送れるように医療やケアを提供していきましょう」という､『人生の最終段階における生き方』についてのガイドラインでもあります。

②本人の意向確認が困難な場合

本人が意思を明確に伝えられない場合には、特定の家族が本人の意思を推定することになります。また様々な事情で家族の意向確認が困難な場合には、本人のケアに直接関わっている職員の意見を尊重することもあります。家族の意向を尊重しつつ「本人が何を望むか？」「その人らしい尊厳ある人生の終焉とは？」という視点から、関係者が話し合うことが重要であり、「そうして合意に至るならば、それが本人にとって最も良い医療やケアの在り方と考えられるとガイドラインでは解説しています。

（2）重症心身障害者におけるアドバンス・ケア・プランニングの難しさ

①人生の位置によって異なる侵襲的治療の意味

かつて、重症心身障害者は短命と言われていましたが、家族や支援者の手厚いケアにより、元気に還暦を迎える重症心身障害者が数多くいらっしゃいます。その一方で、摂食嚥下障害や呼吸障害が徐々に悪化してきて、新たに医療ケアが必要になり、胃ろうや気管切開や呼吸器装着など、侵襲的な医療行為について考えなければならない事態に直面することがしばしばあります。

侵襲的な医療は、それが人生の最終段階において行われれば「単なる延命治療」になってしまうかもしれません。しかし、まだ体力もあり回復が期待できるような人生の途上にある場合は、状態悪化に対して行われた侵襲的な医療によって、再び安定した生活が戻ることも多く、結果的に医療ケアが増えたとしても、それは「その先の人生を豊かにする医療ケア」になり得る可能性が十分にあります。

今、その人が人生のどのあたりにいるのか判断するのは難しいことが多いです。明らかに進行する特殊な疾患であったり、治療困難な悪性腫瘍であったりすれば、その先の人生がどのくらいの時間、どのような状態で残されているか、ある程度推測できるかもしれません。そうでない場合は、短命と言われた重症心身障害者でも比較的安定した状態が続くため、その人が人生のどの段階にいるのか判断するのは意外に難しいのです。しかしその人に経年的に関わってきた医療者であれば、人生の最終段階であるか否かはある程度わかると思います。

心身障害児総合医療療育センターの北住医師は、「重い障害があるからということによる判断や対応」ではなく、「その人が人生のどの地点にいるか、寿命のどの段階にあるか」による判断を基に、医療・ケア方針が検討されるべきであると述べています。

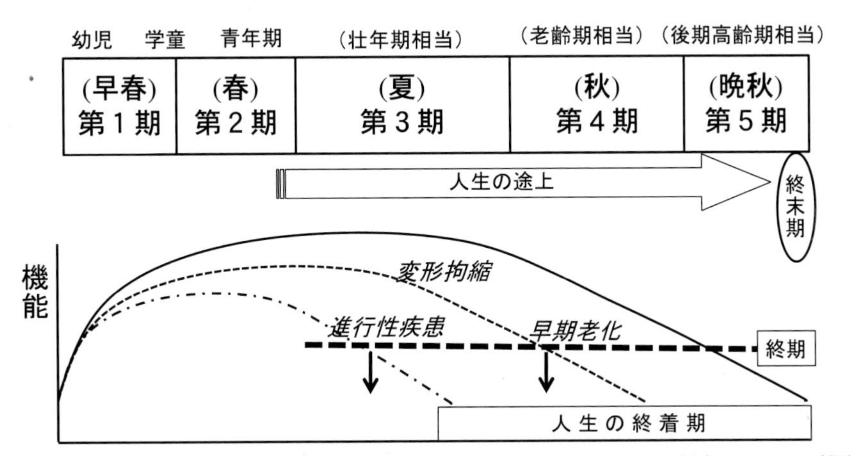

図　心身障害児総合医療療育センター倫理委員会倫理的方針検討にあたっての基本シートを一部改変

②急激な状態悪化時の対応をあらかじめ考えることの難しさ

ゆるやかに状態が悪化してくれば、その先の人生をどのように過ごしたいか、考える時間的余裕があります。しかし、重症心身障害者は急激に状態が悪化して、救命措置を必要とする場合があります。状況によってはそのまま命を落としてしまうことも稀ではありません。運良く救命措置が行えても、その回復が思わしくない時には、どこまで救命処置を行うべきか、延命処置になる可能性を判断しなければなりません。

そのため、昨今では、急変時の救命措置について医療者側から説明をした上で、どこまでの救命措置を希望するか、家族の意向をあらかじめ確認しておくという施設が増えています。あらかじめ意向確認をしておく理由は、家族の高齢化に伴い、家族の意向確認が困難になってくる可能性が大きいからでもあります。

しかし、医療者側も実際に生じていない事態を想定して説明するのは難しいですし、家族側も目の前で起きていないことを説明されても理解が難しく、状態が悪化した時のことなんて考えたくないというのが、多くの家族の想いです。

③本人と家族のこれまでの人生や価値観を言葉にする

『人生の最終段階』を考えるということは、「人生のゴールまでどのように生きたいか」を考えることであり、それは「これまでどのように生きてきたか」という価値観の上に構成されるものだと思います。医療者をはじめとする支援者が、本人や家族が描く「人生の最終段階のありようとそこに向かう未来」について理解するためには、本人と家族が歩んできた過去の物語を理解する必要があります。

現在、本人の療育に尽力してくださっている人々の多くは、本人と家族のこれまでの人生の一部しか知りません。『人生の最終段階』について医療者と共に考えなければならなくなった時、すぐに答えを出さなくても良いと思います。その代わりに、本人と家族のこれまでの人生を振り返りながら言葉にしていくことで、『本人が望むであろう人生の最終段階』が見えてくるかもしれません。

④思いは揺れてあたりまえ

何らかの答えを出したとしても、状態が変化していく本人を目の前にすると、思いが揺れることがしばしばあります。答えに正解も不正解もありません。みんなで悩みながら出した答えがその時の正解なのです。ただし、その時の答えに縛られる必要もありません。人生を進めていく途中で考えを変えることは十分にありえます。アドバンス・ケア・プランニングは点ではなく線なのです。生き方について悩み考え続けることが、残りの人生を大切に生きることなのだと思います。

（3）進行性疾患に対する親の異なる思いとその背景 －２例の経験から－

遺伝性の変性疾患に脊髄小脳変性症という疾患群があり、遺伝性疾患ですが、下の世代の方がより早く発症し機能低下も早いという特徴があります。私が経験した脊髄小脳変性症の２人の女性は、似たような経過で病気が進行し機能低下してきましたが、ご家族が下した治療方針は正反対でした。

それぞれの家族背景と家族の思いについて概略を示します。治療方針の決断だけでなく、そこに至る家族の思いや背景について理解できると、家族の思いに共感することができ、気持ちに寄り添って支援を継続することができます。

事例１：侵襲的な治療は避けて、きれいな姿で最期を迎えたい

本人と同時期に母も同じ病気を発症し、本人が幼い頃に両親は離婚し、本人は施設入所しました。父親は再婚し２人の子どもがいましたが、最近離婚されました。

経口摂取が徐々に困難になり、高等部卒業後に胃ろうを造設しました。20 歳過ぎにはさらに嚥下機能や排痰機能が低下し、肺炎を繰り返すようになりました。主治医は気管切開を含めた今後の治療について父親と何度も話し合いました。

父親は「今後のことはわからないです。どんどん変わってしまう子どもの姿を見るのは辛いです。気管切開してまで“生きたい”と本人が思っているのかもわからないです」と悩み、面接の後半はいつも、元気だった幼少期のことや振袖を着た成人式のことなど、本人についての楽しい思い出話に花が咲き、面談は終わりました。面談を重ねていくうちに「この子は気管切開をしてまで生きることを望んでいないと思えるようになりました。この子らしくきれいな姿で最期を迎えたいです。」と父親としての思いを伝えてくれました。主治医をはじめとする関係スタッフは、父親の思いに寄り添っていくこととし、排痰ケアを入念に行うことで毎日を過ごしています。

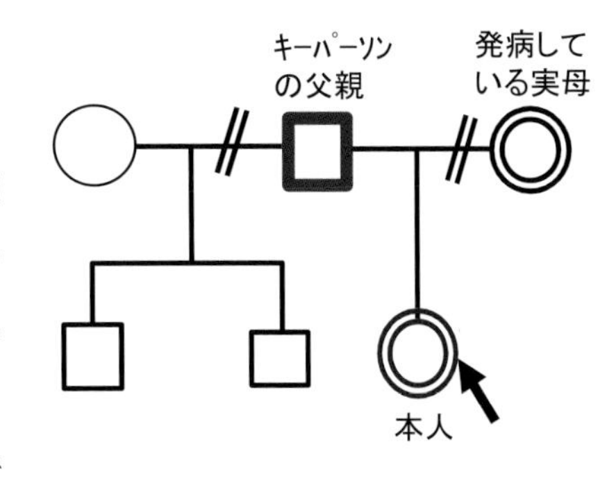

事例２：家族の分まで最後まで、精一杯生きて欲しい

本人の祖父・父親・叔父・叔母も同じ病気を発症し、祖父は既に他界し、本人より遅れて発症した父親は療養型病院に入院していましたが、最近亡くなりました。離婚した母親とは疎遠な状態でした。

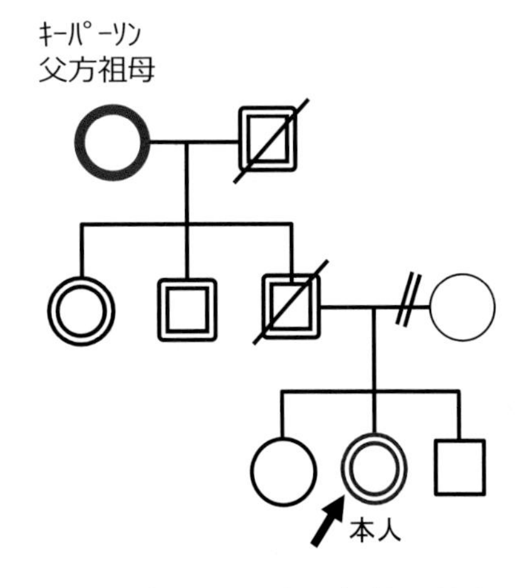

16歳頃から呼吸機能が低下してきたため、主治医は早めに今後のことについて祖母に相談しました。祖母は「呼吸器がついても構いません」と迷うことなく答えました。その時は結論を出さずに、呼吸機能低下が明らかになってきた19歳時に再び祖母と面談しました。「呼吸が苦しくなる前に楽にしてあげてください。できるだけのことをしてやってください。」と祖母が懇願し、喉頭気管分離術を施行しました。

21歳頃になると呼吸器の装着を検討しなければならない状態に進行してきたため、祖母と面談しました。「父親は気管切開についての相談もなく、呼吸器もつけてもらえず、病院で亡くなりました。おそらく大人（叔父・叔母）は呼吸器をつけてもらえず、死ぬしかないと思います。だから、この子には家族みんなの分まで生きてほしいのです。この子だけが私の生きがいなのです。祖母は泣きながら家族の闘病の様子について語りました。主治医は迷うことなく呼吸器を装着しました。

2「親亡き後の想いを伝えるノート」

（1）親が行う子どもの『終活』

私が勤務する愛育園は開所して20年以上が経過し、利用者の親御さんが高齢化してきたこともあり、親亡き後のために後見人についての勉強会をしました。その中で「あらかじめお寺さんに話をしておいたり、事前に手続きをしておいたりしないと、親と同じお墓に入れないことがある」という話題になりました。

健常な人であっても、ある程度年齢を重ねると、葬儀・お墓・財産相続などについて遺言に残したり、身の回り品を生前に整理したりするなど、人生の終わりに向けた様々な作業をするようになります。それらの活動を『終活』と略して語られるようになり、様々な本が出版されるなど関心が高まっています。

重症心身障害者の場合は、お子さんの『終活』は親御さんが元気なうちにしておく必要があります。葬儀やお墓や財産管理のことはもちろん、お子さんの医療ケアに関する親の思いやお子さん自身の気持ちを、未来の支援者にも伝えられるように形に残す必要があります。

（2）愛育園の「親亡き後の想いを伝えるノート」

そこで愛育園では、「親亡き後の想いを伝えるワーキング」を立ち上げ、親亡き後の課題を保護者と愛育園職員で一緒に考え、検討を重ねました。その中で、先に述べたお墓や葬儀のことだけでなく、「意思疎通が難しい子どもの気持ちを親に代わって誰が汲み取ってくれるのか？」「侵襲的な医療に関する親の意向を尊重してくれるのか？」など、様々な不安があることがわかりました。そこで、本人の気持ちや、親御さんの生前の意向を尊重するために、親としての子どもに関する要望を記載できる「親亡き後の想いを伝えるノート」を作成しました。ノートの記載は任意とし、ノートに記載された事項は職員間で共有し、親御さんが健在な時から日頃の支援に生かしていくことにしました。ノートは個別のファイルとして愛育園で保管し、一年ごとの面談の機会に更新することにしました。

以下、親御さんが亡くなった時と、本人が亡くなった時の対応を中心に、ノートの内容を抜粋し、一般的な表現に改変して掲載します。

【目次】

1. 「親亡き後の想いを伝えるノート」の作成の手順と愛育園の支援の流れ
2. 全体の流れ
3. ご本人についての重要事項
4. ご家族・ご親戚の連絡先
   ① 本人の家族
   ② 親の死亡時の特別な連絡先
5. 親御さんの死亡時に愛育園に頼みたいこと
6. 成年後見人について
7. 親亡き後に愛育園に伝えたい想い
8. 医療行為について
9. 本人死亡時の対応
   ① 本人死亡時の特別な連絡先
   ② 葬儀等について
   ③ お墓について
10. 記載事項についての確認と同意

全体の流れ

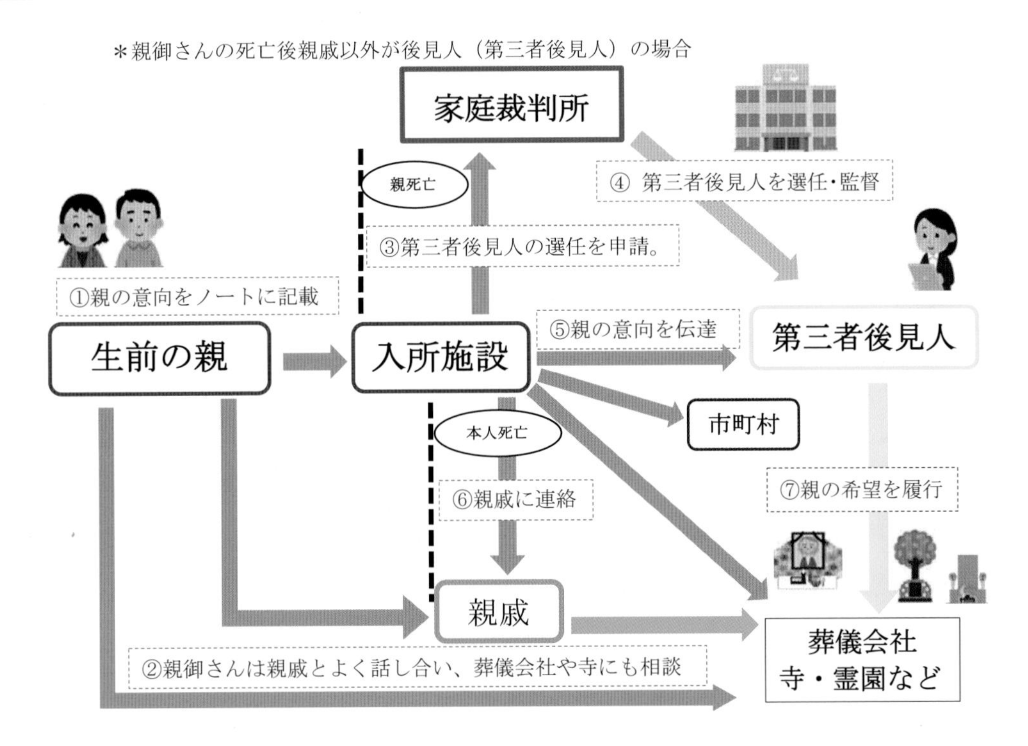

ご本人についての重要事項

＊住民票登録地、本籍地、世帯分離の有無、健康保険証、障害者手帳

＊子育てで大切にされてきたこと

＊ご本人の性格、特技、好み、癖など

ご家族・ご親戚の連絡先

＊ご本人の家族

＊ご親戚の連絡先

親御さんがご病気になったときや、お亡くなりになった時に、親御さんに代わりにお手伝いいただけるご家族、また連絡してほしいご親戚についてご記入ください。

親御さんの死亡時に愛育園に頼みたいこと

親御さんがご病気になったときや、お亡くなりになった時に、ご利用中の施設に何か頼みたいことがあればご記入ください。

成年後見人について

成年後見人とは、20歳を過ぎた成人になり、判断能力が十分でない方のために、「財産管理」や、

「身上監護」を行う人の事です。「財産管理」は年金などのご本人の収入から、必要なお金をご本人のために使い管理します。また、「身上監護」は、施設入所の契約などの法律行為や、ご本人の身の回りの世話を行います。

成人の施設利用者の多くは、ご家族が成年後見人として家庭裁判所から選任され、ご本人の年金の管理や、身の回りの世話を行っています。しかし、親御さんがお亡くなりになった後、ご親族による後見人がいない場合は、第三者後見人といって親御さんに代わって「財産管理」や「身上監護」を行ってくれる人を、家庭裁判所が選任します。ご本人の財産や必要な支援に応じて、弁護士や社会福祉士などが選任されます。

親御さんが亡くなられた際、ご利用中の施設職員が家庭裁判所に第三者後見人選任の申請手続きを行います。また、その際、第三者後見人に、ご家族の生前の想いを伝えていきますので、以下についてご記入ください。

＊成年後見人選任についてのご家族の意向
＊現在の成年後見人（氏名、連絡先、本人との関係）
＊家庭裁判所名（所在地、連絡先）
＊成年後見人に伝えたい事、頼みたい事

親亡き後に愛育園の職員に伝えたい想い

＊体調面や健康面で気を付けてほしいこと
＊食事について
＊衣類について
＊コミュニケーションについて
＊親戚・友人の面会その他の関わりについて
＊その他

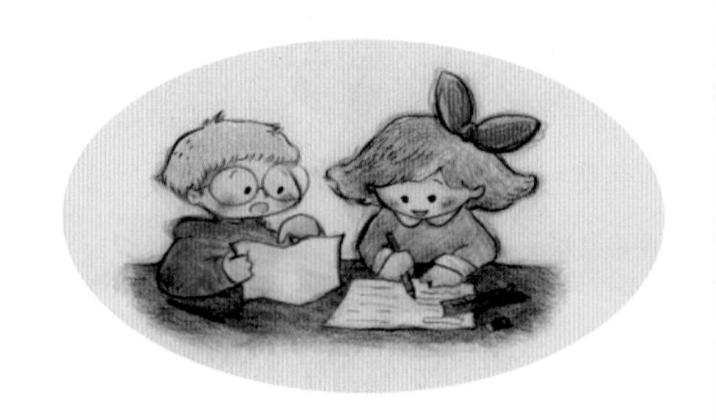

医療行為について

ここで言う医療行為は、日々の生活の過程でご本人の体調の変化にともない必要な場合と、急変時にご家族に確認が取れない場合を想定して医療行為を行うかどうかのご意向を確認するものです。あくまでも個々の利用者様に応じて、医師から状態の説明があることは前提の上で、現在のご意向を教えてください。

1）医療行為の選択について以下の内容で、あなたの気持ちに合っている番号に○を付けて下さい。（複数回答可）

❶ 食事が食べられない時、緊急対応として鼻から経管チューブを挿入してもよい。

❷ 経管栄養を行うための胃瘻カテーテルを挿入してもよい。

❸ 呼吸が苦しい状態で、ネーザルエアウェイを挿入して呼吸が改善する場合、緊急対応とし

て使用してもよい。

❹ 呼吸が苦しい状態が改善しない場合は、気管切開を行ってもよい。

❺ 呼吸状態の悪化により、呼吸器を装着することで呼吸状態が改善する場合は、呼吸器を装着してもよい。（呼吸器を外せなくなる場合もあり得ます）

❻ 何もやらないでほしい。

❼ どうしていいかわからない。その時の状態に応じて説明を聞き考えたい。

❽ その他医療行為についてのお考えをお聞かせください

2）生命に関わるような重篤な状態に急に陥った時、ご家族に連絡がつかない場合の対応についての考えをお聞かせください。

心臓マッサージ　・希望する・希望しない・主治医の判断・わからない

人工呼吸器等による人工呼吸　・希望する・希望しない・主治医の判断・わからない

気管切開挿管処置　・希望する・希望しない・主治医の判断・わからない

血圧を維持する等の点滴治療　・希望する・希望しない・主治医の判断・わからない

他院に転院しての治療　・希望する・希望しない・主治医の判断・わからない

どうしたらいいかわからないので、説明を聞き考えたい。

その他急変時についてのご意向

本人死亡時の対応

＊本人死亡時の特別な連絡先

＊葬儀やお墓についての考え方や、ご利用中の施設へのご要望をご記入ください。

葬儀についてのご家族の考え方・ご希望

お寺等（住所、連絡先）、宗派

希望する葬儀会社（住所、連絡先）

＊葬儀・お墓について

［葬儀について］

ご家族のいらっしゃらない方が施設で亡くなられた場合は、第三者後見人と連携し、役所への連絡や手続き、斎場での弔事のお手伝いをさせていただきます。その際、ご利用施設の仲間でささやかなお弔いをさせていただきたいと思います。

ご家族がもしもの時のことを葬儀会社と契約等されている場合は、葬儀会社や宗派、お寺等を教えていただき、施設として何をお手伝いすればよいかお伝えください。

［お墓について］

＊「死亡届」の提出と「火葬・埋葬許可書」について

ご本人が亡くなられた後、ご兄弟、ご親戚がいらっしゃらない場合は、施設長名で役所に死亡届を提出し、役所から「火葬・埋葬許可書」をいただくことができます。

特にご指定がなければ施設の近隣の斎場にお連れし、お骨にしていただきます。

＊ご家族の眠るお墓への埋葬について

ご本人が亡くなられた後、先に眠られているご家族のお墓に入るためには、お墓のある寺や墓地と、ご家族が契約をしておく必要があるようです。各自でお寺や葬儀会社に相談し、ご確認をお願いいたします。

ご兄弟やご親戚がお墓を守り、墓の名義人となって「墓地使用許可書」を所持されている場合は、この「墓地使用許可書」と「火葬・埋葬許可書」に併せて、埋葬料を支払うことで、ご指定のお墓に入ることができます。

また、ご兄弟やご親戚がいらっしゃらない場合は、親御さんがご健在のうちに、「永代供養」の契約を寺や霊園と行い、ご本人の埋葬料もお支払いただいておけば、「永代供養契約書」と「火葬・埋葬許可書」を持って、施設職員がお骨をお持ちすることで、親御さんのお墓に入ることができます。

＊ご家族ご親戚のいない方の無縁仏としての埋葬について

すでにご両親、ご親戚のいらっしゃらない方については、ご本人のお元気なうちに、入所施設と第三者後見人でお墓を探し、「永代供養」の契約をして埋葬料を支払っておけば、「永代供養契約書」と「火葬・埋葬許可書」を持って、施設職員がお骨をお持ちすることで、無縁仏としてお墓に埋葬していただけます。

【参考文献】

1）厚生労働省 .「人生の最終段階における医療・ケアの決定プロセスに関するガイドライン」解説編 . https://www.mhlw.go.jp/stf/houdou/0000197665.html

2）北住映二 . 入所施設での重大な医療の方針の検討やアドバンスケアプランニングの一つとしての予めのご意向確認の仕方について . 日本重症心身障害学会誌 第 44 巻　第 1 号　127-131（2019）

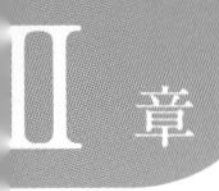

重症心身障害児（者）施設における「臨床検査技師の役割とやりがい」

秋津療育園 臨床検査技師　田村 えり子

1 はじめに

臨床検査技師と言う職業が誕生したのは戦後のことで、それまでは現在のような臨床検査室を持った施設はほとんどなく、臨床検査はあくまでも医師の仕事の一つという位置づけでした。その後1948年連合国軍総司令部（GHQ）の指示により、国立病院に「研究検査科」が設置されたことで臨床検査が注目されるようになりました。医学の発展に伴い、臨床検査に関する専門的知識と技術を持つ専門家が求められ、1958年には国家資格認定「衛生検査技師」が誕生し、さらに1970年の法改正により、医師及び歯科医師の指示のもと、検体検査や生体検査を行うことが出来る、つまり患者に直接接しての検査が可能となった国家資格として「臨床検査技師」が誕生し、今日に至ります。

臨床検査技師の活躍の場には、医療機関、行政、大学や企業の教育・研究機関、製薬・食品・医療機器・検査試薬など様々な医療関連企業、治験関連などがあります。すべて医療人としての働きです。

私は、破傷風やペストなど伝染病研究で世界的貢献をした医師北里柴三郎先生を尊敬し、微力ながらも医療に関わる仕事に就き貢献できればとの思いで、北里大学で臨床検査学を学びました。1977年卒業後は同大学病理学教室教員（助手）として“海藻類の抗がん作用”や“電子顕微鏡技術関連”などの研究を進めるとともに、学生実習及び卒論学生の指導など7年間と短期間ではありましたが、忙しくも充実した仕事を経験し、学生とともに色々なことを学ばせて頂きました。当時はパソコンの無い時代でしたので、文献検索など学会発表準備は大変だったことが思い出されます。

その後2002年から現職の秋津療育園医務部検査科に在籍し、臨床検査全般を務めるとともに、2008年より公益社団法人重症心身障害福祉協会主催「全国重症心身障害児（者）施設職員研修会医療技術管理コース」において検査技師分科会を立ち上げ、多くの方のご協力のもと2018年まで責任者として関わってきました。当園がこの関わりを理解して下さり、研修会に長年参加させて頂いたことに感謝するとともに、全国重症心身障害児（者）施設（以下、重症児（者）施設）における検査科の現状把握と課題、そして臨床検査技師の思いや未来像を伝えていく責任を感じております。

秋津療育園での検査業務から、そして検査技師分科会の活動から感じた「重症児（者）施設における臨床検査技師の役割とやりがい」について考えていきたいと思います。

2 臨床検査について

臨床検査は､大きく分けて2つに分類されます｡患者から採取した検体を使って行う検体検査（血液検査、生化学検査、免疫血清検査、微生物検査、尿・糞便検査など）と患者に直接接して行う生体検査（脳波検査、心電図検査、超音波検査など）があります。

現在の医療は様々な検査や検査機器の発展により日々進化しており、大病院では臨床検査技師の仕事も高度な専門性が求められ、各学会認定の資格が必要な時代となってきていますが、重症児（者）施設では少人数の臨床検査技師で多くの検査を実施しています。2018年11月の医療法一部改正により検体検査の検査精度がより厳しく問われるようになり、医療機関の規模にかかわらず、検査前の準備・検査実施・結果報告に至るすべての過程において精度管理（精度保証）が必要で、医療の質の維持及び向上が求められております。そのためには、臨床検査技師は様々な分野での勉強をしていかねばならないと思います。検体検査は、生化学自動分析装置など様々な検査機器を使用して行いますが、機器に指示を出し動かしていくのは臨床検査技師であり、知識・技術のもと使いこなす必要があり、熟練を要します。その他の検査においても、豊富な業務経験が検査精度向上の源となります。

検査精度についてですが、検査結果は、採血時間・使用する試験管・検体量・検体保存温度など検体の取り扱いに影響を受けます。検査科では、2016年に当園における検査関連の様々な情報をまとめた「検査科一覧」ファイルを作成し、各病棟と医局に配布しました。情報共有することにより検査精度向上にも繋がるものと考えます。「検査科一覧」の内容については、後述します。

また、当園検査科では2019年1月園内の職員研修会にて「検査精度の更なる向上に向けて」のテーマで検査上の様々な注意点などをお伝えし、園全体での取り組みとさせて頂きました。

臨床検査の目的は、①症状の原因を調べる　②診断の確認　③病気の進行度　④投薬による副作用の有無や度合い　⑤治療効果の確認などであり、医師の指示のもと様々な検査が実施されます。臨床検査技師は、検査の目的を理解し、検査精度の高い業務を行い、精確な検査結果を医師に報告し、時には臨床上必要と思われる付加価値のある情報提供を行っています。

3 重症児（者）施設における臨床検査

重症児（者）の個々の身体的特徴は様々で、検査において工夫や考慮が必要な場合が多くあります。重症児（者）施設における検査科の業務体制は、①外来の有無　②入所者数と病状　③医師の求める検査項目　④検査機器の状況　⑤臨床検査技師の人数と経験　⑥関連する外部委託検査機関などによって決定するもので、各施設はそれぞれの特徴をもって業務がなされています。施設によっては臨床検査技師がいないため、検体検査を外部検査機関に委託し実施している場合もあります。検査業務は、定期検査に加え、入所者の体調により医師の判断で検査依頼が出てくる為、同時間帯に様々な検査依頼が重なる場合も度々あります。1人或いは少人数でそれらを実施するには、依頼された検査内容の緊急性や検査所要時間などから、検査実施の優先順位を即座に決定して検査業務を実施する必要があります。臨床検査技師は様々な状況をしっかり把握し、施設にあった検査体制を作り上げて、業務にあたらなくてはなりません。その一つでも状況が変化した場合は、早い段階でそれに対応することも臨床検査技師の能力が問われるものであります。臨床検査技師は、医師よりも誰よりも一番先に検査結果を知るという立場にいますので、生死が左右されるような異常値およびそれに近い値（パニック値）が出た時は、採血条件の良否や、溶血など検体に問題はないか、機器及び試薬に関連した検査精度に問題はないかなど、検査科として考えるべきことを瞬時に精査し対処しなければなりません。また血液検査データは、一般的に各人が個性を持っていることが多く、その方の過去のデータとも照らし合わせ確認し、常に精確なデータを至急医師に伝えなければなりません。これも臨床検査技師の大きな役割であります。更に安全管理、感染症対策や栄養管理など施設内の各委員会での重要な役割もあり、多忙な業務ではありますが、多くの重症児（者）施設では、少人数の臨床検査技師がそれらの業務に対し責任をもって取り組んでいます。

4 「臨床検査技師の役割とやりがい」について

(1) 秋津療育園における検査実施時の園生との関りの中で感じる「役割とやりがい」

園生の健康管理については、医師の指示のもと検査科は検体検査や生体検査を実施しています。様々な検査実施の際心掛けていることや、検査を通して園生から得たもの、感じたことをお伝えしたいと思います。

①耳朶採血や真菌検査等において

当園では2003年4月から2018年1月までの15年間、炎症病態把握のために耳朶血検体での血算及びCRP検査を年間500～1,500件実施しました。

重症児（者）は、血管も弱く静脈採血が困難な場合が多いため、医師からの要望で臨床検査技師がベッドサイドで耳朶採血を行うこととなりました。医師より検査依頼があると、園生のベッドサイドに伺い、まず初めに挨拶をし、検査の目的と検査時少しの痛みを伴うけれど短い時間で終わることなどの説明を必ずさせて頂きました。これは耳朶採血だけでなく、心電図検査や真菌検査など園生に臨床検査技師が直接接する検査においては必ず実施することで、医療者として、また人と人の関係として当たり前の行為であると思います。

耳朶採血は、耳朶（耳たぶ）を専用ランセットを使って出血時間検査時より少し浅めに切り、細いキャピラリーで血液を吸い上げて採血します。各園生の病態や身体的及び体動の特徴をベッドサイドで瞬時に感じ取り、危険の無いよう実施するのですが、園生の動きが大きい場合には、看護師に付き添って頂き、安全に実施できることに配慮します。1万件以上実施し、事故は1件もありませんでしたが、難しく熟練を要する検査の一つでした。

耳朶採血は、微量の血液で迅速に炎症反応からの病態把握ができるというメリットは大きいのですが、採血時に危険を伴うことがあること、臨床検査技師の熟練度によって差異が生じやすい検査で、確実な検査精度が維持しにくいこと、正しい血小板数値が得られないこと、そしてベッドサイドへの出向により、1人勤務の場合は検査科内が技師不在となり、他の検査に対応できない、あるいは検査が遅れるなどのデメリットが生じていたこともあり、医師と検討した結果、長期間実施していた耳朶採血を中止することを決めました。現在は静脈血0.5ccで血算とCRP検査を実施し炎症反応や貧血の把握を行っています。

私は15年間実施した耳朶採血を通して、多くの園生と多くの時間を共にしたことで園生の名前と顔を覚えることができ、病態だけでなく園生の笑顔や苦しみなど様々な表情を感じることができました。検査業務から感じることは、園生は五感、特に「聞く力」を皆持っていて、覚醒レベルが低い方でも何回か検査に行くことで多少の差異はあるものの、声掛けの時に私を認識して下さり、園生の表情が変わっていくのです。発熱し呼吸が苦しい時なのに、声を掛けると少し会釈をしてくれる時もありました。さらに手に触れたり肩をなでたりすることで「触れた人と聞こえた声の人」が繋がり私をわかって下さっていると感じたことも多々ありました。今現在も検査時だけでなく園生のお散歩のときなどでお会いした時は、お声掛けをさせて頂いております。“顔色が良いですね”“今日はお天気が良いですね”“素敵でお似合いのものを着ていますね”“桜の花が満開で綺麗ね”“お出かけして楽しんで来て下さいね。行ってらっしゃい！”など日常の他愛もない声掛けですが、そんな時にっこりと素敵な笑顔を下さる園生や手を差し出して下さる園生も多く、私は園生から“幸せと生きる力”を頂いております。お互いを認識し、ともに過ごせる喜びを日々の業務の中で感じ取れることは、重症児（者）施設で働く臨床検査技師のやりがいでもあるのです。

②心電図検査実施において

一般的な心電図検査では、患者が臨床検査技師の指示通りに力を抜いて動かずにいて下されば、数分で終わるものですが、重症児（者）の場合は個々の身体的特徴があるため、すぐ検査が出来ることの方が少ない状況です。医師から検査依頼があると、検査実施に向けて医師及び病棟看護師と検査条件の話し合いをします。検査目的、ご本人の理解度や身体の特徴、ゆったり受けられる時間帯や環境、睡眠導入剤の必要性などについて情報共有します。臨床検査技師も園生に会いに行き声掛けし、様々な状況確認を行い、検査を実施しています。

このように重症児（者）施設の検査では、じっくりと時間をかけて検査に向き合う必要があります。時には検査時に緊張し力が入っている園生に対し、下手ながらも優しく歌うなど試みることもあります。音楽は園生の緊張を解きほぐす力があると感じます。忙しい中で時間がかかり大変なこともありますが、検査精度向上にむけては当然必要なことで、良好に検査が実施でき、医師に結果を報告し、医療的情報として役立った時、臨床検査技師としての役割とやりがいを感じます。また検査業務において看護師との連携の大切さも強く感じています。

（2）園生を感染症から守るための取り組み

①感染症対策委員会における臨床検査技師の役割

感染症は、重症児（者）の生活に深刻な悪影響を及ぼします。当園の感染症対策委員会は、1998年6月「当園に相応しい感染症対策を立て、様々な感染症から園生を守る」を目的に設置されました。感染症対策委員長（医師）を中心に、医師、看護師、薬剤師、臨床検査技師、歯科衛生士、機能訓練室、栄養管理室、通園センター、事務部で構成され、月1回定例委員会を開催しています。また委員会では園内感染対策パトロールを定期的に実施し、消毒薬の管理や環境整備など幅広い視点で現状把握をし、不備があれば早期に改善していく取り組みを行っています。

検査科は、感染症対策委員会の管理・運営を感染症対策委員長とともに担っており、委員会議事録作成も担当しています。毎月の委員会においては、各月の感染症培養検査や迅速検査結果の報告だけでなく、東京都感染症情報センター及び国立感染症研究所の情報など社会的状況を確認し、感染症トピックスとしてまとめ、報告をしています。現在はインターネットで様々な情報を得ることが出来ますので、各委員に向けて幅広い感染症情報と知識を提供することは、園生を感染症から守ることに繋がるものと考えます。また感染症薬剤耐性菌が社会的問題として注目されております。臨床検査技師として常に検出された菌の薬剤耐性を監視し、医師及び感染症対策委員会に報告する必要があり、その責任は大きいものと考えます。

園内においてインフルエンザなど感染症が発生した時は、園長または感染症対策委員長の指示のもと臨時感染症対策委員会が開催され、状況把握とその対策を迅速に検討し、感染症の流行を最小限に抑えるべく対策が取られています。

また、園内だけでなく社会で流行している感染症に対し、園生及び職員を感染症から守るために緊急対策が必要であると判断された場合も、臨時感染症対策委員会を開催しています。

2019年12月中国武漢で発生した新型コロナウイルス感染症（COVID-19）は、瞬く間に国境を越えて世界中で流行し、世界保健機関（WHO）は、2020年3月に入り新型コロナウイルス感染症を「パンデミック」と認定しました。

日本国内でも感染拡大がみられ「指定感染症」となり、様々な水際対策が取られていますが、感染者数が拡大している状況です。

当園では、新型コロナウイルス感染症から園生を守るために、臨時感染症対策委員会を早い段階から頻回開催し、様々な事例についての検討がなされました。例えば、園生においては外出支援や外部医療機関の受診、特別支援学校の修了式・卒業式・入園式などの対応をどうすべきか、ご家族の面会や引率などの対応はどうすべきか、また通所や短期入所の対応ならびに実習生・見学者・ボランティアの対応についても検討しました。職員においては、各職員の徹底した健康管理について、学会や外部研修会の参加をどうすべきか、新規採用職員研修会の開催については研修内容や研修会場、健康チェック方法などが検討され、様々な制限、延期や中止すべき事項が決定しました。またオムツや医薬品搬入などの外部訪問者へは、玄関での体温測定などの健康チェックとマスク着用をお願いし、病棟内には入らずの受け渡しとするなどの対応としました。一般社会で起きている衛生用品の不足については、当園でも同様にマスクや手袋、ガウン、消毒薬などの入荷不足があり、感染症対策委員長より業務上の用途に応じて選択的に使用すること、そして手洗いの徹底など標準予防策の重要性について改めてきめ細かいご指導がありました。

この臨時感染症対策委員会での決定事項を早急に全職員に周知徹底するために、検査科では、正確でわかりやすい議事録を迅速に作成することに努めました。園内に新型コロナウイルスなど感染症を持ち込むことのないよう全職員で取り組むことが、園生を感染症から守ることに繋がると考えます。

②職員の感染症状況報告

職員は、“園内にインフルエンザなどの感染症が発生すると、免疫力の弱い園生は重症化しやすい状況にある”ことを認識し、各職員が体調管理に努めなければなりません。

当園では、園生を感染症から守るために、感染症全般についての研修会を年２回開催しています。また、職員が園内に感染症を持ち込まないために、始業前の健康チェックの実施や、体調に変化を感じた時は、感染症状況報告書を提出して当園医師の診察を受け、医師は勤務の可・不可を判断し、必要に応じ外部医療機関を紹介するなどの対策をとっています。この診察時の対応と報告書管理は検査科が担っています。年間 300 ～ 350 件の報告があり日常検査業務の中で取り組むことは忙しく大変な時もありますが、園全体の感染症対策が把握でき職員の健康管理、その先に園生の健康管理に繋がるものですので、役割とやりがいがあると感じています。

③麻疹・風疹・耳下腺炎・水痘から園生を守るための取り組み

麻疹や風疹の流行が社会的問題となり始めたことを受け、当園では 2015 年に全園生及び全職員に対し麻疹・風疹・耳下腺炎・水痘に対する抗体検査を実施しました。日本環境感染学会基準のもと、抗体価が低い方にワクチン接種を行ったことで、園内としての集団免疫が得られ、今後これらの疾患に対し予防できるものと考えています。

このワクチン接種までの一連の業務に、検査科が大きく関わりました。まず外部検査機関と抗体検査のコスト交渉をし、抗体検査実施後は感染症対策委員長と相談の上で、園生及び職員の抗体価結果をまとめ、ワクチン接種同意書作成を行い、対象者に配布致しました。職員については対象者約 200 人と多く、また接種ワクチンの組み合わせも様々でしたので、ワクチン接種日程と担当者の配分などを検査科が担当し取りまとめ、滞りなく実施することが出来ました。医師、看護師、事務部など多職種連携のもとの大事業で大変でしたが、園生を感染症から守るためにチーム一丸となって頑張ることが出来、充実した仕事であったと思います（**図 1**）。その後、園生及び職員の抗体検査結果を集計分析し、2016 年日本重症心身障害学会に報告致しました。

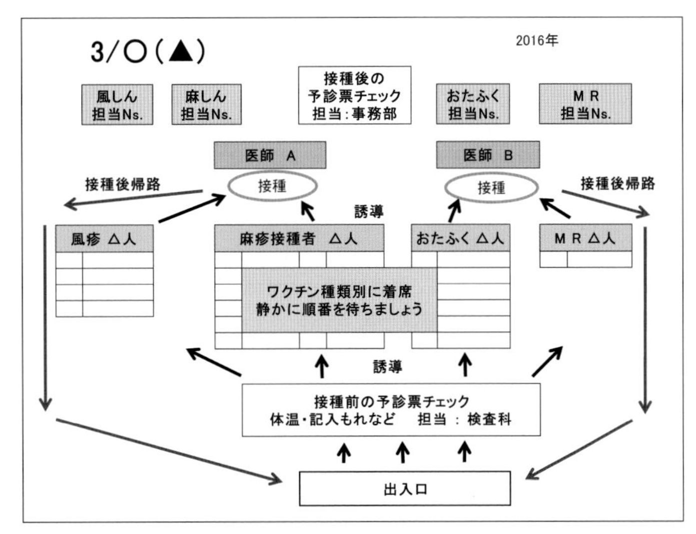

図１ 職員ワクチン接種の流れ

④感染症迅速検査の取り組み

重症児（者）は、一般的に免疫力の低下があるといわれています。様々な感染症から園生を守るために、検査科では多くの必要な感染症迅速検査キットを揃え、医師の依頼のもと検査を実施しています。感染症迅速検査キットは時代とともに開発、改善され、各社から多くの種類が発売されています。その中でコストや感度など総合的に鑑み、どのキットを使うべきかの視点をもって検査科で情報をまとめ、医師とも相談しながら選定していきます。

例えば、当園ではインフルエンザとRSウイルスを鼻咽頭から１回の検体採取で同時に判定できる検査キットを早い段階で採用しましたが、これは園生への負担が少なく、同時期に流行することが多い感染症の原因を見逃しなく確認できるメリットがあります。感度、特異度、反応時間など改善された検査キットが発売された場合は、医師と検討の上で変更し、検査精度の向上を図りながら感染症を見逃さないように努めています。検査キット変更理由などについては医務部会や感染症対策委員会に報告し、早期の情報共有を心掛けています。日々様々な視点でアンテナを張り、情報収集する姿勢が必要で、このことが施設内の集団感染のリスクを下げるものと確信し、臨床検査技師の大きな役割であると感じています。

（3）「検査科一覧」について

先に述べましたように、当園で実施している検査についての注意事項、使用する検査依頼書や各検査項目の基準値などについて「検査科一覧」のファイルを作成し、医局及び各棟看護科に配布しました（**図2**）。多くの看護師の方に確認して頂き、情報を共有することで、円滑な業務連携、並びに検査精度の向上が期待されるものと考えております。

当園においては、2019年1月より腎機能評価として筋肉量に影響を受けにくいシスタチンC検査を院内検査として導入し、その後、血液ガス検査も院内導入しました。どちらも導入にあたり検

< 検査科一覧 目次 >

1 「検査科不在の時及び土曜日におけるBML外注検査依頼について」のお知らせ
2 検査精度研修資料「検査精度の更なる向上に向けて」 2019年1月23日現任研修会
3 院内血液検査項目および採血量
4 長期入所者 入所時の検査項目および採血量
5 外注 薬剤血中濃度検査一覧 ： 採血量および採血管
6 院内 血算・生化学検査 ・・ 基準範囲 （2019年9月改訂）
7 抗てんかん薬の治療有効濃度一覧
8 赤沈検査・・赤沈専用採血管の使用について
9 血液ガス実施資料
10 定期採血および定期検尿 年間予定表
11 定期検尿について：検査からのお願い事項
12 院内における迅速検査 ：各検査の検体・反応時間・感度・特異度
13 総合検査依頼書 EH(J)-3 見本（外注）
14 特殊検査依頼書 Z-3見本（外注）
15 ウイルス・感染症検査依頼書 V(Z)-3見本（外注）
16 尿：一般検査および生化学的検査等依頼書 U(Z)-3見本(外注)
17 アレルギー検査依頼書 R(Z)-3見本（外注）
18 免疫学的検査（アレルギーセット一覧表：外注）
19 培養検査：検体容器一覧
20 細菌・抗酸菌検査依頼書見本 A(Z)-3（外注）
21 血液培養検査について
22 薬剤感受性院内Aセット：感受性薬剤一覧
23 細胞診検査依頼書 Cy(Z)-4見本（外注）
24 病理組織検査依頼書 (PA(Z)-4
25 迅速検査キット提出時における注意事項
26 秋津療育園 検査科の仕事一覧

2016年2月1日初版
2019年11月1日改訂

図２ 検査科一覧

討事項が多く、文献に当たったり各メーカーの方々の協力を得ながら無事完了しました。全園生に対し定期採血時に実施したシスタチンＣ検査の腎機能評価につきましては、医務部長ご指導のもと 2019 年日本重症心身障害学会において報告させて頂きましたが、今後更なる検討が必要と考えております。

また、日本臨床衛生検査技師会などから種々の検査項目について「共用基準範囲」が推奨されており、各種学会、試薬メーカーや外部検査機関の情報も加えた資料を先生方に提供し、“当園における基準範囲”を検討して頂くことを検査科からお願い致しました。その結果、ほぼ共用基準範囲に沿ったものに変更となり、そのことも含め「検査科一覧」を 2019 年 11 月に改訂しました。

また、当園では骨折予防対策の一環として必要な骨代謝マーカー検査（外部委託）を、2019 年度定期採血時に実施しました。医学の進歩に伴い、臨床検査分野も大きく変化しております。重症児（者）の体調管理のために、様々な情報を得、臨床のニーズと当園の臨床検査全般の状況を合わせながら、柔軟に対応できる検査科でありたいと思います。

（4）検査技師分科会の活動

先に述べましたように、2008年から「全国重症心身障害児者施設職員研修会医療技術管理コース」（大阪）において検査技師分科会を開催し、重症児（者）施設検査科の現状や課題、事例報告、薬剤師分科会との合同勉強会など様々なテーマで話し合いを進めて参りました。テーマについて少し紹介したいと思います。

検査技師分科会では、今までに①血中アンモニア測定　②クレアチニン測定の課題とeGFR　③職員や入所者の肝炎検査実施状況　④尿沈渣の鏡検ポイント　⑤NSTと検査　⑥脳波など生体検査の所見　⑦精度管理　⑧各施設の薬剤耐性菌に対する取り組み　⑨重症児（者）施設の臨床検査技師の役割とやりがいなどテーマとして、活発で有意義な話し合いが行われました。日常の検査業務における問題点や課題、工夫などについても、毎年活発な意見交換が行われました。

分科会参加者から、様々な課題はあるものの臨床検査技師としての役割とやりがいを特に感じる場面として、次の事項が挙げられていました。

・一般病院で重症児（者）の検査を行うことは難しいことが多く、個々の重症児（者）の状態を把握し、工夫しながら時間をかけて検査ができたとき
・免疫力が弱く感染症に罹りやすい重症児（者）の体調管理への貢献を感じたとき
・検体検査や脳波・超音波などの生体検査など幅広い検査に対応しており、体調の急変時に迅速に総合的に対応できたとき
・長期入所の方が多くいるので臨床検査技師の顔を覚えてもらいやすく、入所者やご家族との距離も近く笑顔を頂いたとき

また、他施設での取り組みや工夫などを聞くことによって自施設での改善点などがわかり、大変参考になったとの意見もありました。今後、検査に関しての相談や情報交換をするためのネットワークの充実が課題です。

次に、薬剤師･検査技師合同分科会についてです。重症児（者）の健康管理には、「検査と薬剤」の知識を合わせて情報共有することがチーム医療にとって大切であると考え、2015年の研修会から1～2時間と短い時間ではありますが､合同分科会を開催することとしました。テーマとしては、①骨粗しょう症について　②グラム染色検査について　③NST関連　④薬剤・検査の業務連携についてなどです。検査技師分科会同様に活発で有意義な情報交換が行われ、今後も継続していくことを期待します。

5 チーム医療への参画

重症児（者）に対するチーム医療は、一般病院以上に異なる職種が「協働」して取り組むことが重要であり、今後チーム医療の中で、臨床検査技師は職域を超えての役割が更に多くなると思います。各施設の臨床検査技師は、検査室の中での検査業務だけにとどまらず、自らの知識や技

術を生かし、園生の医療・療育のために貢献しようと努力する姿勢が必要と思います。また臨床のニーズに柔軟に創造的に対応できる能力も求められてきております。そのためには他職種との情報共有と意思疎通が不可欠で、コミュニケーションも大切と考えます。

臨床検査技師として自己研鑽に努めて専門性を高め、日々進化している臨床検査の新しい情報などから検査に関わる良質な情報提供を行い、信頼される技師となるよう努め、自分も相手も大切に互いに尊重し合う態度で双方向のコミュニケーションをとる必要があります。入所者とご家族をリスペクトする気持ちも大切です。日々の業務では“挨拶”からすべてが始まり、様々な場面で厳しくも優しい気配りや目配りが円滑な業務には不可欠と考えます。(**図 3**)

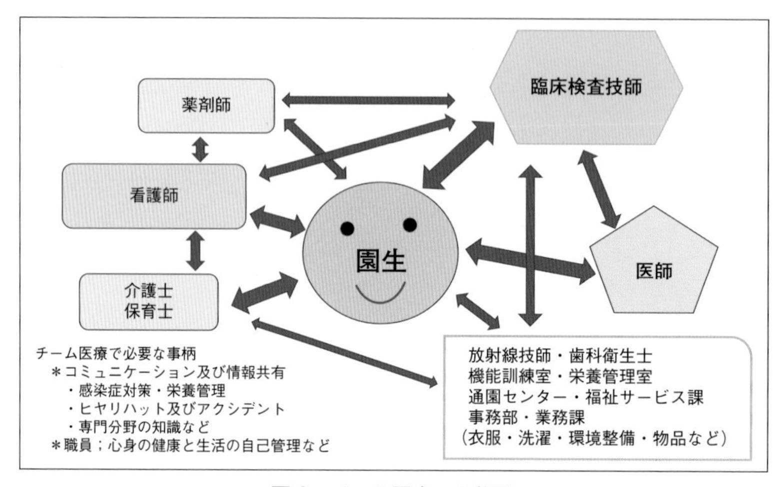

図 3　チーム医療への参画

6 臨床検査技師の未来像

重症児（者）施設検査部門の質の高い管理･運営などマネジメント能力の必要性も感じております。今後は医療全般に関する知識や検査業務に関する知識だけでなく、様々な分野の知識を学ぼうとする臨床検査技師の意識向上と、学会や研修会への積極的参加ができる職場環境も望まれます（**図 4**）。

日本臨床衛生検査技師会は、2013 年未来構想に関する検討委員会における答申書「臨床検査技師の未来構想」での“基本理念”として、以下の 3 つを挙げています。

(1) 技術者から医療人へ

(2) 卒前卒後一貫教育を担う多様な人材の育成

(3) 社会に貢献する人材の育成

また“臨床検査技師の未来像”としては以下の 5 つが挙げられております。

(1) 医療人として責任の果たせる臨床検査技師

(2) 患者（国民）中心の仕事ができる臨床検査技師

(3) 多様な環境で対応できる臨床検査技師

(4) 自己研鑽の継続ができる臨床検査技師

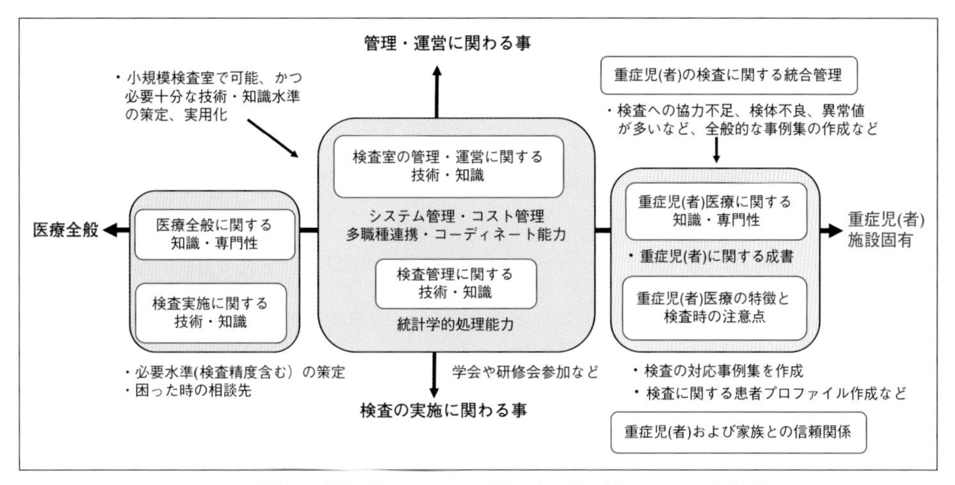

図４　重症児（者）施設における検査室の体系化、課題と解決案

(5) 後継者を育成できる臨床検査技師

この未来像は、一般病院に限らず重症児（者）施設における臨床検査技師の未来像でもあります。

7 おわりに

重症児（者）施設の臨床検査技師は、重症児（者）に対する理解を深め、医師や看護師をはじめ多職種とのコミュニケーションやコンサルタントを行うことで検査業務を円滑に行うことができると思います。そして、臨床検査に必要な知識・技術・設備などを施設の目的に応じて選択し、効果的に活用することで、超重症児（者）や骨代謝・免疫力など年齢とともに変化していく個別性の高い重症児（者）に対し、臨床的に有用な検査を高い検査精度で行うことができるものと考えます。

私は、検査技師分科会を通して多くの重症児（者）施設の臨床検査技師とお会いしました。皆さん真剣に検査業務に取り組み、課題や問題解決に向けて考えていく力を持った優秀な方々ですので、これからの重症児（者）施設検査部門の発展を期待しています。

今後も検査技師分科会を継続するとともに、重症児（者）施設の臨床検査技師が探求心と研究的視点を持って知識・技術を学び発展させる場を構築していく必要があります。重症児（者）施設の臨床検査技師がそのような環境の中で学問的にも人間的にも共に成長し、信頼されるようになることが、更なる「臨床検査技師の役割とやりがい」に繋がるものと考えます。

人の幸せはその人その人で違うもので、その人なりの小さな幸せがあります。多くの園生に出会い、微力ながらも園生に寄り添いながら関われていること、そしてその幸せを共に喜び感じ取れることに私は心から感謝をしています。

【参考文献】

・飯野　順子「肢体不自由教育における　子ども主体の子どもが輝く授業づくり２」 ジアース教育新社、2018 年
・白井　徳満「子どもの心を抱きしめて　小児科医レポート」日本キリスト教団出版局、2005 年
・岡田　喜篤ら「新版　重症心身障害療育マニュアル」医歯薬出版株式会社、2015 年
・一般社団法人　日本臨床衛生検査技師会「臨床検査技師のためのチーム医療教本」 株式会社じほう、2015 年
・一般社団法人　日本臨床衛生検査技師会「臨床検査技師のための病院感染対策の実践ガイド　改訂版」 株式会社　東広社、2012 年
・岡田　倫之「臨床検査の歩みと今後」大阪府総医医誌 39（1） 2016
・児玉　和夫・療養介護に求められていること　一人一人の生活と人生を支援していくために　堺市立重症心身障害者（児）支援センター、2017 年
・平成 30 年度臨床検査業務委員会報告会　「「検査室の働き方改革」～臨床検査技師の価値～」全国病院経営管理学会臨床検査業務委員会、2019 年

Ⅲ 章

療育活動を高める専門的な知識・技能

車いすダンスなどの体を動かす取組

筑波大学体育系 教授　**松原　豊**

1 はじめに

運動機能に重度な障害のある人のスポーツや身体運動活動としてボッチャ、電動車椅子サッカー、ふうせんバレーなどが実施されるようになってきています。しかし、重度の肢体不自由と知的障害が重複する重症心身障害児者（以後、重症児者）に対しては、身体運動・スポーツのプログラムや指導者が十分に保障されているとはいえません。身体運動・スポーツの楽しみを提供したいと考えている関係者は多いと思われますが、実際には「既成の障害者スポーツでも難しい」「障害の重い人への指導方法がわからない」「重症児者に対応した運動プログラムを知りたい」などの悩みや要望を聞くことが多くあります。

重症児者に対しては、障害のない人や軽度の障害児者の行っているスポーツ種目のように、他者と争うような競争原理を移行させても有効ではないと思われます。これまでの指導経験の中で、重症児者の運動・レクリエーションプログラムとして有効であると思われた運動プログラムは、ストレッチ・マッサージ、ムーブメント遊具を使った活動、水泳・水中活動、ダンス活動などでした。これらの活動は競争スポーツとは異なり、ルールがわかりやすく、必要とされる運動技能が単純で、他者との競争がなく、成功、失敗は自分で決めればよいという特徴を持っています。また、これらのプログラムの中で、特に有効であったと考えられる活動の要素を検討したところ、①回転、揺れなどによる前庭感覚、筋感覚への刺激および音楽と動きなどの感覚－運動的な要素　②他者との身体的・心理的触れ合いの要素　③集団で協力して行うことで味わえるグループダイナミクスの要素　④勝ち負けや記録ではなく、課題ができたことで他者の称賛を受ける自己達成感の要素などが含まれていることがわかりました（**図1**）。これら有効と思われる活動の要素は、重症児者の身体運動・スポーツのプログラムや指導を考える上で参考になると思われます。

2 活動時の注意点

（1）参加者の実態把握

参加者の障害の内容や程度、介助の方法、コミュニケーションのとり方、好きなこと、苦手なこと、禁忌事項などを参加者一人一人について情報を事前に把握しておく必要があります。特にコミュニケーションのとり方を知ることは、活動の自主性を促すための重要な情報です。

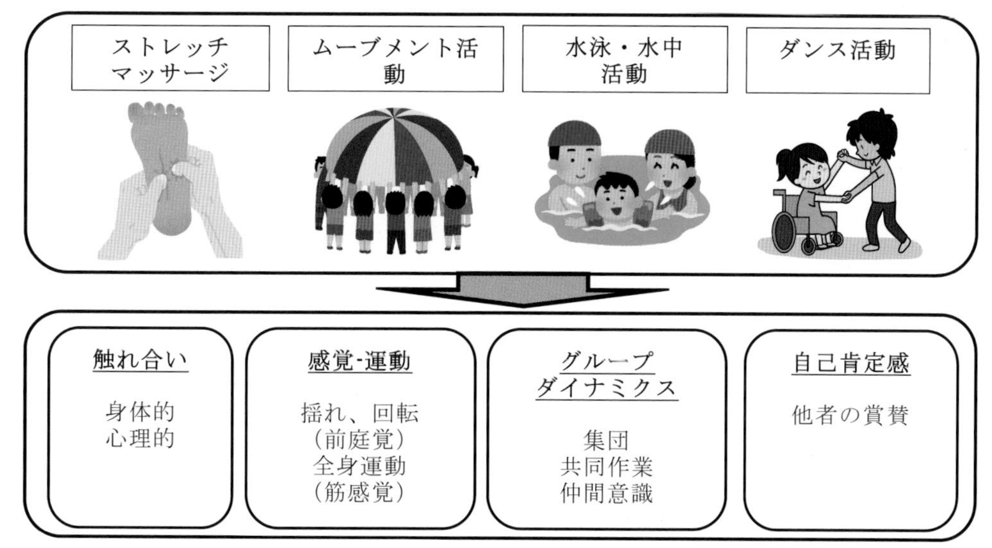

図1　重症児者に有効であった運動・レクリエーション活動とその要素

（2）医学的情報、配慮点のチェック

てんかん発作、アレルギー、心肺機能、知覚の異常（過敏・鈍麻）、骨折しやすいか、などの医学的な配慮点の有無、緊急時の対応方法、手順などの確認が必要です。また、トイレタイム、体温調節、水分補給、運動負荷と疲労などについても配慮する必要があります。

（3）潜在性の危険の回避

できれば、「ひやり」「はっと」の前の「おや」「あれ」の段階での対応することが望まれます。例えば、トランポリンは全身的な運動ができ、感覚刺激としても有効ですが、使用方法を誤ると事故につながることがあります。周囲のばねの部分に防護マットがない場合、利用者の手足がばねの間から落ちたり、はさまったりする危険があります。また、筋の緊張が低く、手足の力が弱い人や骨の折れ易い人は、トランポリンで弾んだ拍子に、腕が胴体の下に入ってしまい、自分の体重で腕を折ったり、首がすわっていない重症児では、大きく弾むことで頸椎に悪い影響を与えてしまうこともあります。このように予測できる危険性を事前に回避することが重要です。

（4）障害に対する用具の工夫

重症児者が認知しやすく、扱いやすい道具を工夫する必要があります。例えば、視覚に障害がある人には、周りと区別しやすい明るくはっきりした色の用具や、見つけやすい大きな用具を用意します。触覚過敏で触ることが苦手な人には柔らかい、触り心地がよい素材の用具を用意します。筋力の弱い人には軽量の素材、動かしやすい装置などを用意します。

3 活動プログラムの例

（1）マッサージ

ウォーミングアップなど導入の活動として行います。身体への快刺激、触れ合いの楽しさ、適度なストレス刺激、関節可動域（ＲＯＭ）の維持、改善、リラクセーションなどの効果があります。ゆったりした音楽に合わせて、教員が手、足、体幹をシェイキングする「ゆらゆら体操」、足の感覚を育てる「足体操」（**図２**）、体幹のひねりや関節の回旋等を行う「車椅子ストレッチング」などを実施しています。プログラム作成には、増田（1995）のボディトーク、松本（1996）の動きづくりのリハビリテーション、芙二（1998）の手当のエクササイズなどの手法が参考になります。

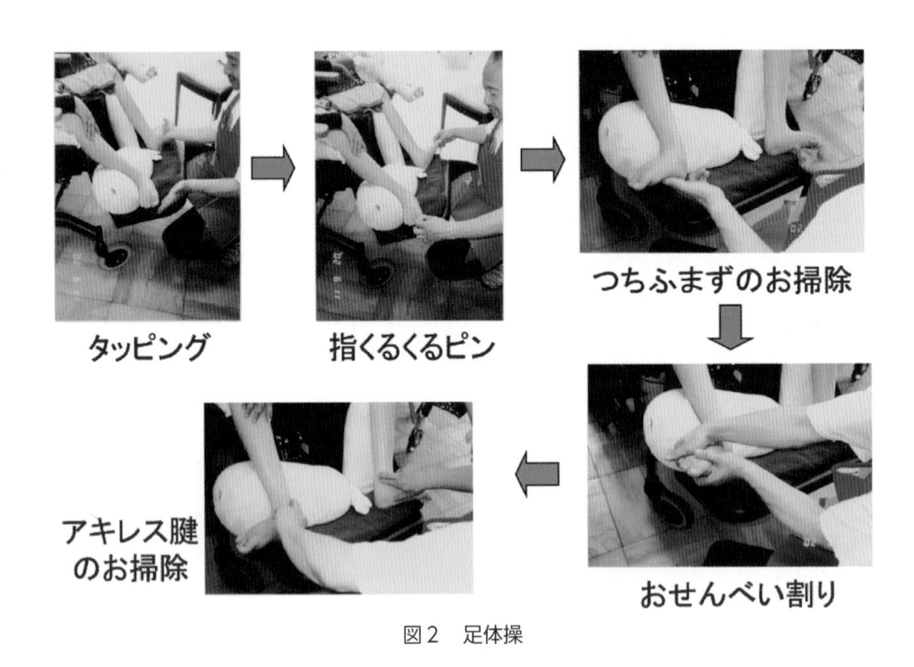

図２　足体操

（２）シンプル・ヨーガ

ヨーガの簡単なアーサナ（体位法）をもとに考案した、ストレッチのプログラムです。無理に理想のポーズをとらなくてもよいのでできる範囲で行ってください。一人でするのが難しい方は、必要な補助をして行います（**図３**）。

①リラックス・ポーズ（浮かぶ雲のポーズ） 両手を下にして仰臥位になります。体の背面ができるだけ多く床に密着することを意識しながら、リラックスしたポーズになります。参加者及び指導者、補助者は緊張や拘縮のある部位の確認をします。	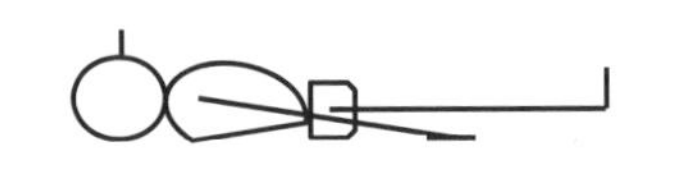

②全身伸展（のびのびポーズ） 両手を手のひらが向かい合うような向きにして、肩幅の広さで体の前から頭の方に伸ばしていきます。手と足を引っ張り合うようにします。	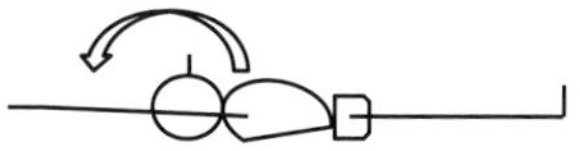
③片足を抱えるポーズ（ガス抜きのポーズ） 片方の膝を両手で抱えて他方の足は伸ばします。膝を抱えることが目的ではなく、膝を抱えることで、骨盤を固定し、抱えていない足を伸ばすようにすることがポイントです。膝関節を伸展することができます。	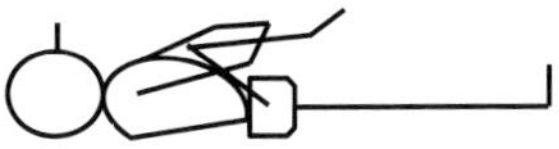
④おへそを見るポーズ おへそを見るように、首の後ろを伸ばすように持ち上げます。10数えてからゆっくり下します。首の屈曲が危険、困難な人は行いません。	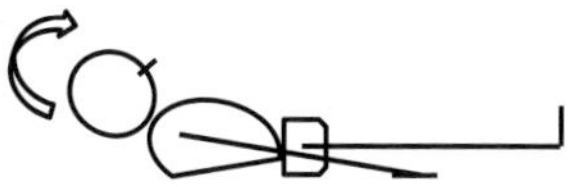
⑤膝倒しのポーズ 両膝を肩幅くらいの広さで直角に曲げて立てます。両膝を右に倒し、もとに戻します。左側も同じように動かします。補助するときは足首を持つようにします。	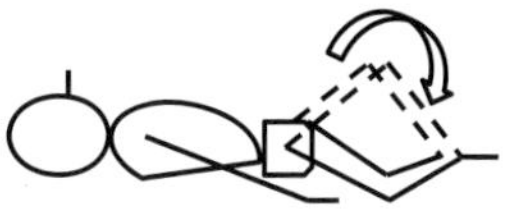
⑥ワニのポーズ 仰向けの姿勢で両手を横に開き、片手をもう一方の手に重ねるようにしながら、側臥位になります。上になる足は直角に曲げて、もう片方の足から遠くなるような位置に置きます。次に元の位置になるように手足を戻していきます。	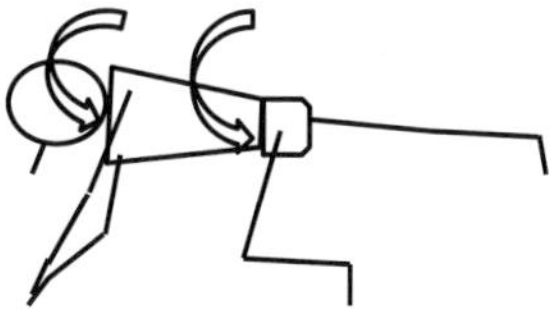
⑦橋（ブリッジ）のポーズ 仰向けに寝て、おしりを高く持ち上げます。10数えてゆっくり下します。抗重力筋である大殿筋の筋力を強化します。股関節の伸展運動にもなります。補助するときは、両膝を手前に引くようにします。	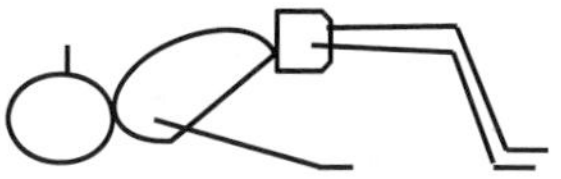
⑧足首起こしのポーズ 床座位で軽く後ろに寄りかかるような姿勢になり、両膝を直角に曲げて、足裏が床に就くようにします。足の爪先を床から離すように足首を起こしていきます。10数えてから下します。足の裏をくすぐるような刺激を与えると、上がりやすくなります。床座位が難しい場合は、後ろから抱えるように補助します。	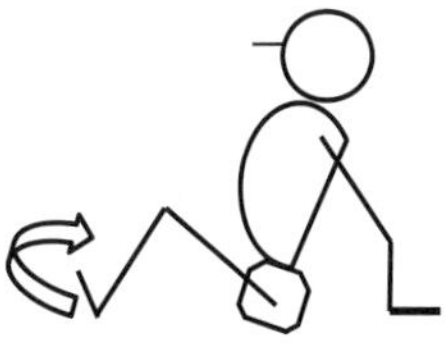
⑨回転ドアのポーズ 長座になり、両手を横に広げます。上体を片側にゆっくりひねっていきます。顔もひねる方向に向けていきます。ひねりを戻して、手をおろします。反対側を行います。体重を片側に乗せる動きを育てます。側わんの予防や改善に役立ちます。側わんがある場合は、凸側へのひねりの回数を多くしてください。補助するときは後ろから抱えるようにして、肘を持つようにします。車椅子に座った姿勢でも可能です。	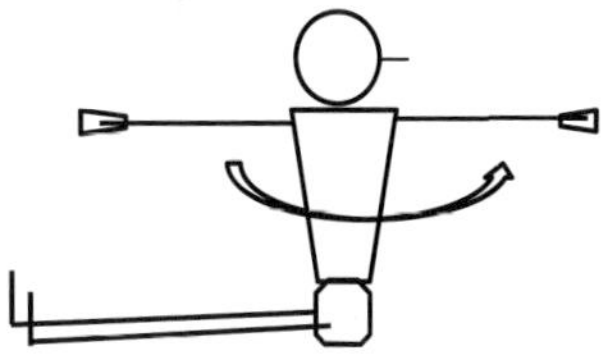

図3　シンプル・ヨーガプログラム

（3）ムーブメント活動

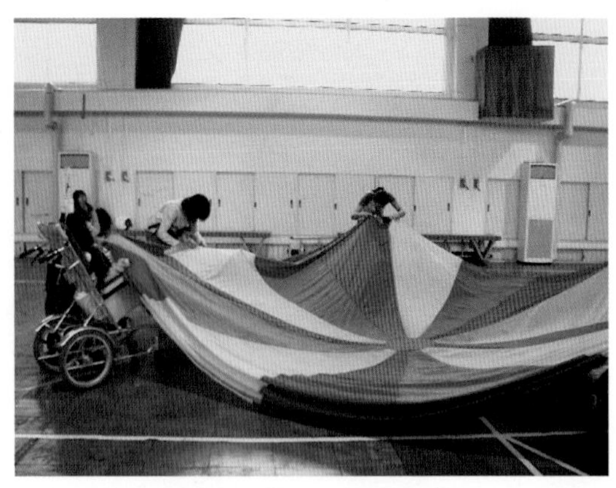
図4　パラシュート遊び

フロスティッグはケファート、ゲットマンの知覚－運動理論を体系化し、教育として位置づけました。フロスティッグは感覚運動機能の指導は、人間発達にとって重要であるとし、感覚と運動は相互に依存し、感覚刺激は日常の遊びや活動に結びつけて設定する必要があると考えました。

ムーブメント活動は本来多様な活動を含んでいますが、一般的にはパラシュートやトランポリンなどの遊具を用いた活動を指すことが多いようです。パラシュートやトランポリン等のムーブメント遊具を用いた活動は、重症児者にとって効果的な揺れの刺激を楽しめるだけでなく、視覚、聴覚、触覚など五感の全てに働きかける要素を持っています。また新しい動きを経験したり、集団のダイナミクスを感じ、コミュニケーションが楽しめる機会を提供してくれます。障害の無い方と共に、インクルーシブな活動としても行えますし、重症児者と職員のグループで実施することもできます（**図4**）。

ムーブメントと呼ばれる活動には、フロスティッグムーブメント以外に、シェルボーンのムーブメントがあります。フロスティッグのムーブメントの考え方に共通するところもありますが、シェルボーンはラバンのムーブメント分析の観点から、ムーブメントを通しての人間関係の育成を強調しています。活動の内容は基本的に遊具を使用せず、身体で遊ぶことが中心になっています。重症児者は、マットの上などで、職員と１対１で活動をすることもできます。

（4）車いすダンス

①車いすダンスとは

車いす使用者のダンス活動は、ドイツ、アメリカ、英国などにおいて、先進的な取り組みが見られました。その後ドイツのクロムホルツ氏が提唱した、障害のない立位のパートナーと車いす使用者がペアを組んで踊る、コンビスタイルがスタンダードになっているようです。現在では、車いすダンススポーツとして、国際大会が開催されたり、パラリンピックの種目の候補になったりしています。日本においても競技スポーツ的な性格を持つ車いすダンススポーツ連盟やレクリエーションを主とした、車いすレクリエーションダンス協会、ブルースリーレク・ダンス研究会などの団体が積極的な活動をしています。

②車いすダンスのペアワークについて

㋐車いすダンスペアの名称

車いすダンススポーツや車いすフォークダンスなどにおいては、障害のない参加者と車いすの参加者がペアを組む、いわゆるコンビスタイルを基本としています。この場合、障害のない参加者をスタンディング・パートナー（略してスタンド）、車いすの参加者をウィルチェア・ドライバー（略してチェア）と称しています。本プログラムにおいても、障害のない参加者と車いすを使用している参加者が、ペアを組むことを基本にしていますが、立位の参加者を「スタンド」、車いす使用者を「チェア」と呼ぶことにします。

ソーシャルダンスやボールルームダンスは、男性がダンスのリードをしますが、車いすダンスでは男女にかかわらずスタンドがチェアをリードします。

㋑車いすダンスのリード方法について

車いす使用者に対して介助者が移動介助をする場合は、**図5**のように後方から介助グリップを握って車いすを操作します。車いすダンスでは、移動介助をするように、後方からのリードをすることもありますが、ほとんどの場合お互いの顔が見える**図6、7、8**のようなポジションでリードします。**図6**は対面（face to face）ポジションです。車いすダンスの基本的なポジションです。車いすの前進、後退、回転、スイングなど様々な動きのリードができます。スタンドは前方からチェアの両手をホールドして、リードします。ホールドはスタンドが手を下からチェアが上から握り合わせるようにしますが、チェアに上肢の障害がある、筋力が弱いなどスタンドのリードを手から伝えるのが難しい場合、**図7**に示したように、スタンドは車いすのアームレストに片手を置いてリードします。もう一方の手はできればチェアの片手を握るようにしてください。**図8**は側方ポジションからのリードです。前進と回転の動きをリードできます。横に並んで（side by side）、同じ方向に進みます。スタンドはチェアの両手を体の前でクロスさせるように組んでリードします。お互いの手でリードすることが難しい場合、チェアの左側にスタンドが位置するときは、右手で車いすの介助グリップを握ってリードし、左手はチェアの左手をとるようにします。右側に位置する時は左手で介助グリップ、右手でチェアの右手をとります。**図9**はスタンドとチェアが側方に位置し、お互いに逆方向を向くようなポジションでのリードです。車いすを軸とした回転（turn）を行います。スタンドとチェアの同じ側の腕（例えばチェアの左側にスタンドが位置

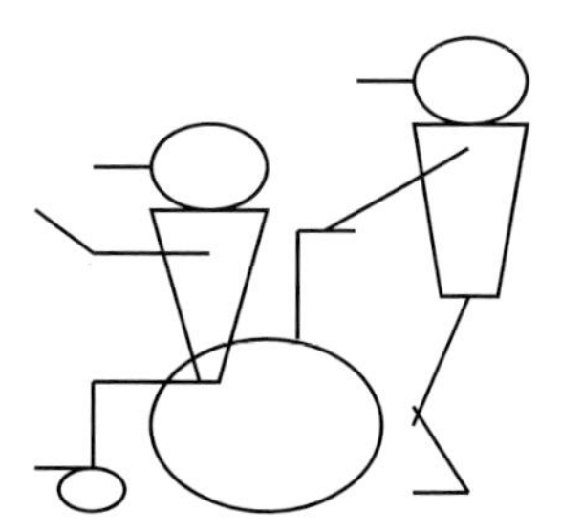
図5　後方からのリード
（移動介助の基本ポジション）

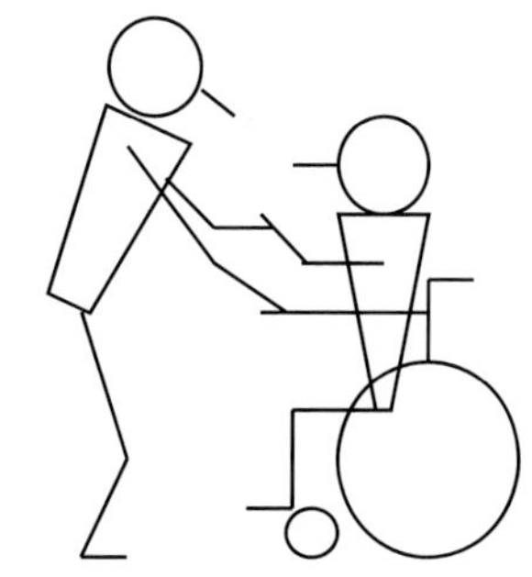
図6　前方からのリード

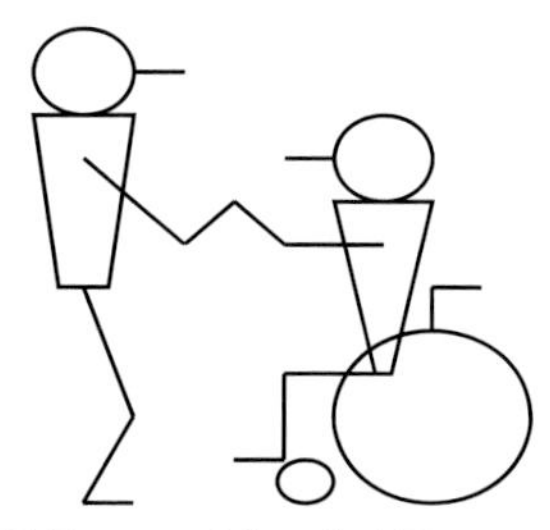
図7　アームレストを用いた前方からのリード

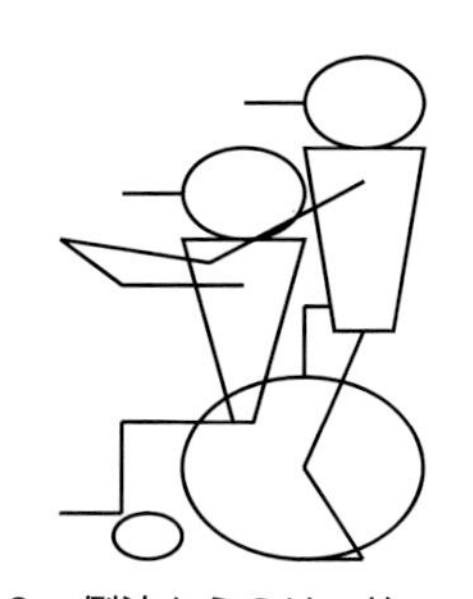
図8　側法からのリード
(side by side)

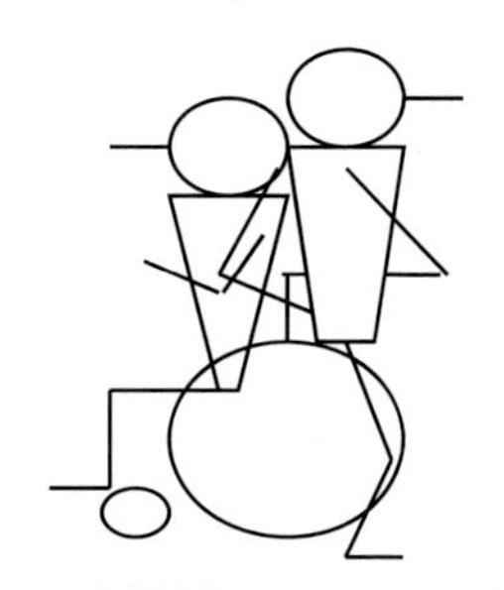
図9　側法対面リードから回転
(turn)

するときはお互いの左腕）を組み合わせ、スタンドのもう一方の手（スタンドが左側の場合は右手）で介助グリップを握り、横に押していくと、車いすは回転します。

㋒車いすダンスのリードの注意点

a. 車いすの理解

スタンドはチェアをリードして踊りますが、その際車いすを操作することが多くあります。基本的な車いすの構造と名称は、事前に理解しておいてください。

車いすは前後からの外力には強いのですが、側面からの外力に弱いことを理解し、安全に操作してください。また、急激に回転したり、前進から後退へ、急に切り替えたりするような動きも避けてください。

b. 無理はしない

手や腕を持ってリードするときは、チェアの障害や運動の機能の状態をよく理解し、無理のないリードに留意してください。例えば、筋力が弱い、骨が折れやすい場合は、強い力でリードしない。関節が固くなっている、動きが緩慢になっている場合は、動きの範囲を制限するなどです。手や腕を持ってリードすることが難しい場合、スタンドは車いすのアームレストや介助グリップを握ってリードします。その際、リードしていない片方の手でチェアの手や肩などに触れ、ダンスの共有感覚が持てるようにしてください。

c. スタンドの安全

車いすは金属でできています。強く当たればけがをする可能性もあります。チェアやスタンドがぶつかって、けがをしないように注意することが大事です。特にフットレストやキャスターに足が当たりやすいので、注意が必要です。チェアは靴や装具をきちんとはいて参加するようにしてください。

③車いすダンスプログラム

㋐車いすフォークダンス

フォークダンスは、あらかじめ決められたステップや振りを、音楽に合わせて行うので、ダンスの経験が少ない場合でも安心して行えるようです。車いすで参加する場合も振りを修正したり、パートナーがリードや補助をしたりすることで、楽しく踊ることができます。そこで、チェアとスタンドがペアになって行う簡単なフォークダンスを紹介します。基本的には簡単な３つの振りから構成されています。その場で回転する回数や、手の動きなどは自由ですので、参加する方たちの状況に応じてアレンジして下さい。ペアをチェンジしていくことで、いろいろな人とのコミュニケーションを楽しめます。もちろん、立位の方同士が踊っても楽しめます。既成のフォークダンスの曲を使用して振り付けていますが、歌謡曲など他の曲にアレンジして踊ることも可能です。使用しているCDは「決定盤　これがフォークダンス～マイムマイム～（コロンビア）」です。

a. エルスコ・コロー

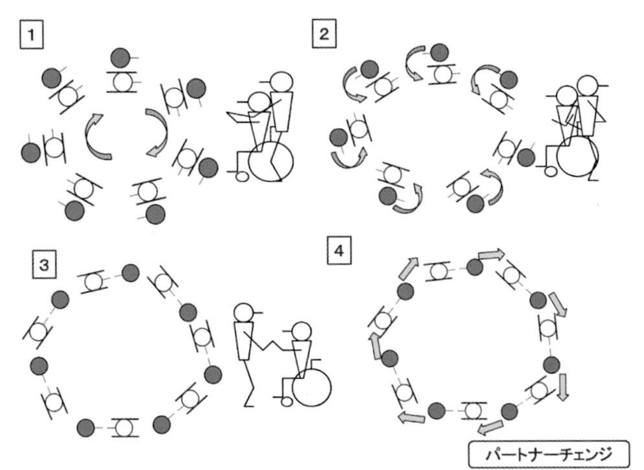

1円の内側にチェア、外側にスタンドが位置し、側方からのリードで。右回りに16呼間プロムナード。

2スタンドが向きを変え、腕を組んで側方対面リードによって16呼間で左に1～2回転ターンする。ターンの回数はチェアの状態によって変えてください。

3お互いに向かい合い、両手を取って10呼間自由に揺らしたり、両手を打ち合わせたりする。

4スタンドはペアのチェアと別れて進行方向一つ前のチェアとパートナーチェンジする(6呼間)。

b. ジェンカ

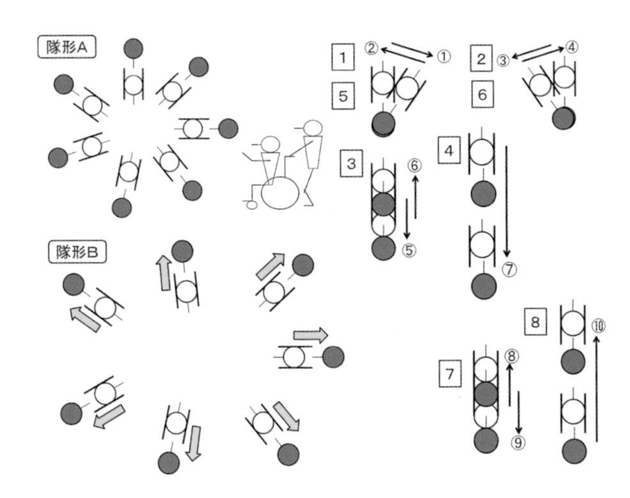

ポジション：チェアの後ろにスタンドが立った移動介助のポジションになる。

1 ①2呼間右へ車椅子をスイング（45度振る）。②2呼間正面に戻す

2 ③2呼間左へ車椅子をスイング（45度振る）。④2呼間正面に戻す

3 ⑤2呼間後ろに下がる。⑥2呼間前に戻る

4 ⑦4呼間後ろに下がっていき、隊形Bになる。

5 ①2呼間右へ車椅子をスイング（45度振る）。②2呼間正面に戻す

6 ③2呼間左へ車椅子をスイング（45度振る）。④2呼間正面に戻す

7 ⑧2呼間前に進む。⑨2呼間後ろに戻る

8 ⑩4呼間前に進み隊形Bになる。

チェアが上肢を動かせる場合、右へのスイングでは右手を横に出し、左へのスイングで左手を左に出す。後ろに下がるときは両手を後頭部に持って行くようにし、前に進むときは両手を前に出すようにする。

c. ジビディ・ジビダ

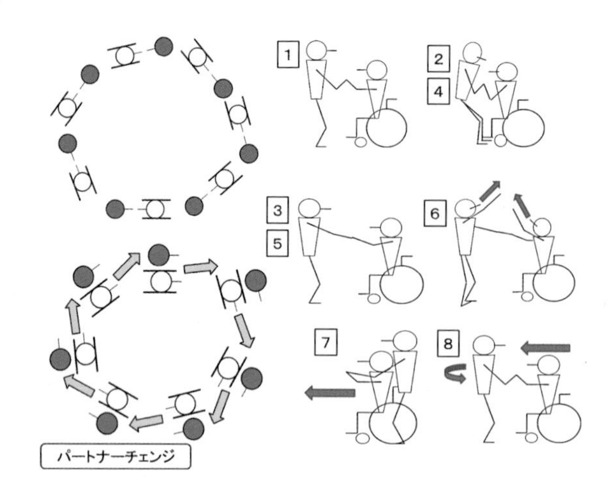

1 ポジションは前方からのリード（face to face）でお互いに両手をとる。

2 4呼間でお互いの肘を曲げ、スタンドはチェアのフットステップの左側に寄る。

3 4呼間でお互いの肘を伸ばしながらスタンドはもとの位置に戻る。

4 4呼間でお互いの肘を曲げ、スタンドはチェアのフットステップの右側に寄る。

5 4呼間でお互いの肘を伸ばしながら、スタンドはもとの位置に戻る。

6 2呼間でスタンドは右手、チェアは左手を斜め上に挙げる。2呼間で戻し、続けて反対側の手を2呼間斜めに挙げ、2呼間で戻す。スタンドは手と同じ側の足を外に踏み出す動きをしてもよい。

7 8呼間でスタンドはチェアの左側に行き、一組前にいるスタンドに向かって車椅子を押し出す。

8 スタンドは振り向きながら、後方から進んでくる次のチェアを迎える。タイミングが合わないと、チェアにぶつかる可能性もあるので、踊るときは十分注意して欲しい。

【引用・参考文献】

・芙二三枝子『芙二三枝子のダンス・セラピー』大修館書店、1998年
・金田安正『重度障害者のスポーツについて』(財)日本身体障害者スポーツ協会、1991年
・小林芳文・當島茂登編著『学習困難児のムーブメント教育』日本文化科学社、1992年
・増田明『ボディートーク入門』創元社、1995年
・松原豊「肢体不自由養護学校のダンス教育その6～重度・重複障害児を対象としたフォークダンス活動～」『筑波大学附属桐が丘養護学校研究紀要第34巻』、1998年、pp78～83
・松原豊「肢体不自由養護学校のダンス教育その9～重度・重複障害児を対象にしたダンスゲームの実践～」『筑波大学附属桐が丘養護学校研究紀要第38巻』、2002年、pp116～122
・松本和子『動きづくりのリハビリテーション・マニュアル』中央法規出版社、1996年
・玉木正之『スポーツとは何か』講談社現代新書、1999年
・ベロニカ・シェルボーン（Veronica Sherborne）著、関口美佐子他訳『シェルボーンのムーブメント入門』三輪書店、1993年

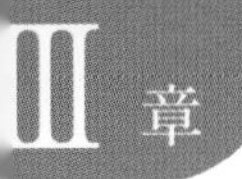

スヌーズレンの理論と実際

常葉大学教育学部 教授　姉崎　弘

1 スヌーズレンの歴史と概念

わが国では、筆者が2015年にHulsegge, Y（ヤン・フルセッへ）とVerheul, A（アド・フェアフール）の二人の創始者たちが著した世界最初のスヌーズレンの著書“Snoezelen another world”（1987年英語版）を翻訳し出版したことから、スヌーズレンの歴史や創始者たちの思想の概要が明らかにされています。スヌーズレン（Snoezelen）の用語は、「クンクン匂いを嗅ぐ（Snuffelen：スヌッフェレン）」と「ウトウト居眠りをする（Doezelen：ドウズレン）」の２つのオランダ語の折衷語からなります。

スヌーズレンは、1970年代中頃にオランダのエデ（Ede）にある知的障害者施設ハルテンベルグセンター（De Hartenberg Centre）において、施設内に居住する主に重度知的障害者のための「やすらぎ」の活動、言い換えれば、リラクゼーションを促す余暇（レジャー）活動として始められました[1)]。以下は筆者が創始者の一人、フェアフールから2008年に直接聞いた内容です。

　当時彼らは病人ではないにも関わらず、日中ベッドで横にされ、看護師が身の回りの世話をしていた。このような日々の生活から、彼らは日中の退屈さ、物事への無関心、抑圧された生活から攻撃性が増え、昼夜の睡眠が逆転したり、生活に見通しが持てないことから心理的な不安や脅威にさらされ、ストレスが増していきました。

スヌーズレンの創始者たちは、重度知的障害者に対するこのような処遇のあり方は非人間的であると考え、彼らの人間としての尊厳を守り、彼らが日中興味を持って楽しく活動することができ、有意義な日常生活が送れるようにしてあげたいと考えました。そのための簡単な方法を探っていて、スヌーズレンを考え出しました。そして1978年夏のサマーフェアでアクティビィティテントを企画して、彼らがさまざまな感覚を楽しめるように、このテントの中を薄い壁で仕切ったコーナー（小部屋）をいくつか用意しました。これ以前には、彼らが利用できるレジャー（余暇）活動に相当するものがなかったといわれます。

このテントの中で、①送風機で紙吹雪や風船を飛ばすコーナー、②映写機で影絵を見て楽しむコーナー、③鏡と楽器の音響のするコーナー、シャボン玉のコーナー、④スライム等で手の触覚を楽しむコーナー、⑤足裏からさまざまな形の石の刺激を感じるコーナー、⑥さまざまな匂いを嗅ぎ、食べ物を味わえるコーナー等が用意されました。この実践は、多くの利用者やその家族からも大変喜ばれ、大成功でした。この後、施設内に、この取組みを参考にして大小さまざまなスヌーズレンルームが作られていきました。

スヌーズレンは、治療者や教師が一方的に効果を期待して行われるものでは決してなく、スヌーズレンを相互に楽しむことを第一にしながら、結果としてリラクゼーションなどの効果が促されるものです。創始者たちは著書の中で、「知的障がい者の発達、感覚の活性化、さらに、必要ならば、セラピーにも使用できる。（中略）スヌーズレンの利用法は自由である。」[1] と述べていることから、スヌーズレンは発達を支援する教育や治療を行うセラピーとしても活用することが可能であることを理解する必要があります。

筆者は、これまで論文の中で「スヌーズレンは本来レジャーとして楽しむだけではなく、セラピーや教育としても目標（評価）と計画をもって実施することが可能であり、ただその場を楽しめればそれで足れり、というものでは決してない。むしろ、スヌーズレンは、レジャーと教育とセラピーの概念を広く統合した概念としてとらえることができると考えられる（**図1**参照）。ここにスヌーズレンの概念の独自性がある。スヌーズレンは、それを利用する者が相互に楽しくその時を過ごす「レジャー」であるばかりか、リラクゼーションや興味のある活動を促進させる効果が認められることから、「セラピー」や「教育」としても明確に位置づけられると考える。」[2] と述べています。**図1**は、筆者が2007年に発表したスヌーズレンの概念図です。

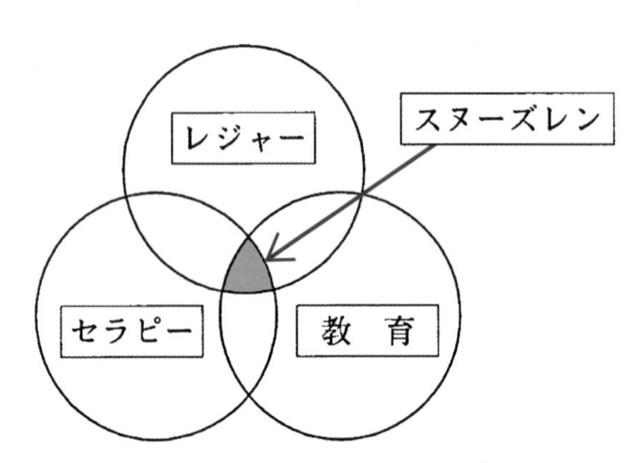

図1　スヌーズレンの概念図（姉崎、2007[2] p101）

さらにその後、Mertens, K（クリスタ・マーテンス）（2012）の学説により、上記の3つの他に4つ目として「学習方法」としてのスヌーズレンが追加されています[3]。これは、通常学級での学習に比べて、スヌーズレンルームでの学習の方が、児童生徒の知識の習得度が高い（記憶に残りやすく学習効果が高い）という調査結果によります。

2 創始者たちのスヌーズレンの思想と功績

創始者たちは最も重要なことは、「人と人との触れ合い」だと云っています。特に触覚が重要です。彼があなたをスヌーズレンの仲間だと感じてほしい。そのために、強く抱きしめてあげることです。彼の横に座ることも大切で、彼も私もお互いに安心を感じられることが大切です。創始者たちはスヌーズレンを明確には定義していませんが、スヌーズレンは「やすらぎの活動」です。私たちが彼らの感じ方を学ぶこと、彼らの選択とペースを尊重すること、彼らの世界から混沌と脅威を減らすことです。そのために、彼らの緊張をとり、リラックスさせてあげたいと思います。私たちは、彼に適応することが要求されています。私たちも、単純なちょっとした喜びを楽しむ時間を過ごすことを学ぶことです。彼の行動が私たちにスヌーズレンについて、教えてくれています。それに謙虚に耳を傾けることです。

彼らのケアに関わるすべての活動は、発達を目的にしています。スヌーズレンによる関わりは、さらなる発達を促すと考えられます。同時に、スヌーズレンはある種のリラクゼーションであるともいえます。けれども彼らの発達と治療をスヌーズレンの中心的な機能にしたいわけではありません。しかしスヌーズレンは、彼らの発達、感覚の活性化、セラピーにも使用することができます。スヌーズレンの利用法は自由です。利用者の希望により、リラクゼーションとしての実施の他に、教育やセラピーとして適用することも可能です。スヌーズレンルームでの利用者の行動観察と定期的な評価は、スヌーズレンの発展のために、ぜひとも必要なことです。

上述した創始者たちの思想の根本に、重度知的障害者に対する深い理解と愛情、人としての限りないやさしさが感じられます。彼らを日常生活におけるさまざまな不安と脅威から守り、人間としての尊厳を大切にした安らいだ日々の生活を保障するために、スヌーズレンが考え出されました。ルームや器材も必要ですが、彼らの気持ちを理解して共感でき、不要な不快刺激をできるだけ排除し、何よりもそばに安心できる人の存在が必要です。スヌーズレンは、やすらぎの活動であり、リラクゼーションが主になりますが、教育やセラピーとしても利用することができますので、さまざまな利用の仕方を知ることです。またより良いスヌーズレンの実践のためには、利用者の行動観察と定期的な評価が不可欠です。

2003年に、ハルテンベルグセンターで開催された第2回国際スヌーズレンシンポジウムの中で、創始者の一人であるフルセッへは、次のように述べていました。

「お金や名誉のためではなく、重度知的障がい者自身のために、夜遅くまで働き、仲間と共に議論を重ねてきました。「スヌーズレンの最も大きな功績とは何か？」と聞かれたら、重度知的障害者の「できないこと」ではなく、「できること」に着目した、人々の新しい見方や態度を新たに導入し、それを発展させたことです。彼らを直接変えるのではなく、彼らを取り巻く周りの環境を整えることで、彼らのより良い変容を引出したことです。」

今日においても、障がいのある本人の「できること」に着目した支援のあり方は、施設や学校における支援の基本であり、何よりも重要な関わり方であると考えられています。

3 スヌーズレンにおける脳科学の知見

ここでは、『スヌーズレンの理論と実践方法―スヌーズレン実践入門―』（大学教育出版）の第1節を参考に以下に、述べます。マーテンスによれば、スヌーズレンについて講義したり、指導監督する人々は、脳の神経学的基礎知識を備えていることが必須要件とされています[4)]。それはスヌーズレンの際には、とりわけ感情を左右し、行動を司る大脳辺縁系が主に活動すると考えられるためです。**図2**は脳の断面図を表します。

スヌーズレンの発祥の地であるオランダ・エデにあるハルテンベルグセンターにおいて、重度の知的障害者がなぜスヌーズレンを楽しむことができたのか？　この理由を明確にする必要があります。それは、知的障害児の前頭葉や頭頂葉などの脳の多くの部分が適切に機能しなくても、脳の深い所に位置する、いわゆる古い脳といわれる、大脳辺縁系が機能したからに他ならないのです。すなわち、ここには、視覚や聴覚、味覚、嗅覚といった、いわゆる五感の感覚に相当する中枢が集まっていて、人がこれらの感覚受容器を通して、さまざまな刺激を見たり、聞いたり、味わったり、嗅いだりなどすることで、自分の周りの刺激や環境を受容して楽しむことが可能です。

重度知的障害者のみならず、重度・重複障害児者も含めて、彼らの脳の広範囲の部分が適切に機能しない代わりに、この大脳辺縁系に関してはかなりの部分が機能すると考えられることから、この部分を使って、外界の情報を入力して認知し、彼らなりに理解を深めることが可能であると考えられます。例えば、私たちは、好きな物を見たり、好みの音楽を聞いたり、好きな食べ物を味わったり、素敵な匂いを嗅いで楽しんだり、時には不快になる物で嫌な経験をすることもあります。このように大脳辺縁系が活動することで、人としての楽しみや喜びなどを感じ取ることが

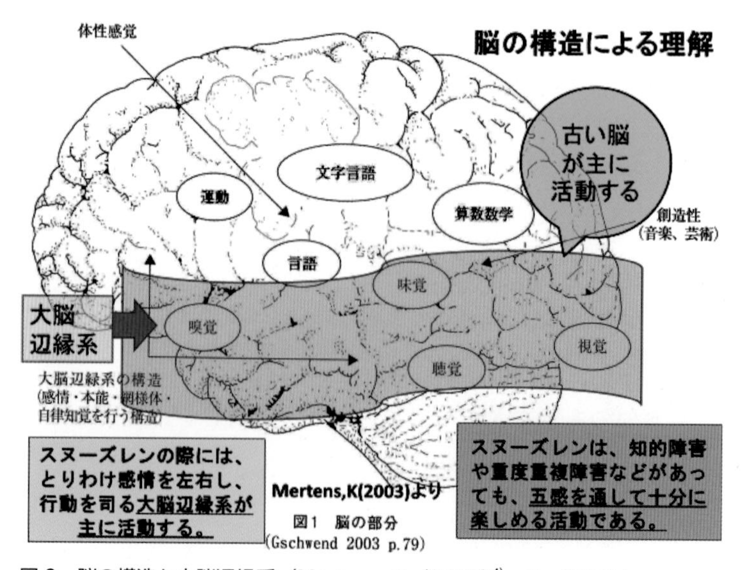

図2　脳の構造と大脳辺縁系（Mertens, K. (2003)[4)] p9 一部改変）

できるようになっています。この大脳の機能については、未だ不明な点が多いため、今後も継続した研究が必要とされています。

「スヌーズレン（Snoezelen）」の用語は、オランダからヨーロッパ等に広がっていきましたが、一方、スヌーズレンより少し遅れて「多重感覚環境（Multi-Sensory Environment：MSE）」の用語が、イギリスやアメリカ、オーストラリア等の英語圏で使用されていました。

4 Snoezelen と MSE の用語について

今日、ISNA-MSE では、Snoezelen と MSE（Multi-Sensory Environment）は同義であると認めています。2011 年設立の ISNA-MSE によるスヌーズレンの定義は次のとおりです[5]。

> 「多重感覚環境（Multi Sensory Environment：MSE）/Snoezelen とは、利用者、介助者、そして複数の感覚刺激を提供する環境の継続的でデリケートな関係に基づいて構築された知的な諸活動です。MSE/Snoezelen は、1970 年代半ばに誕生し、現在では世界中で実践されており、生活の質の向上に関する倫理的な原則に基づいています。
>
> 共感に基づく手法である Snoezelen は「レジャー」、「セラピー」、及び「教育」などの分野に適用されており、認知症や自閉スペクトラム症など、特別な介護を必要とする人々だけでなく、あらゆる人々が楽しめる空間で実践されています。」
>
> —スヌーズレンの有識者からなる研究班の草案（2011 年 10 月）（訳：姉崎　弘）

5 スヌーズレンの指導法・実践法の三角形

マーテンス（2003、2012）は、著書や講演の中で、「スヌーズレンの指導法・実践法の三角形」[4]がスヌーズレンの基本中の基本であることを強調しています（**図 7** 参照）。

図 3 に示したように、スヌーズレンは「利用者」と「部屋（環境）」と「介護者（指導者）」の三項関係から成り立っています。すなわち、スヌーズレンでは、利用者が部屋（環境）に入って楽しむだけではなく、そこに介護者（指導者）が介在して環境の調整をし、三項関係による相互作用として取組まれます。したがって、介護者（指導者）の介在しない取組みは、基本的には本来のスヌーズレンとは呼べない取組みになることに留意する必要があります。

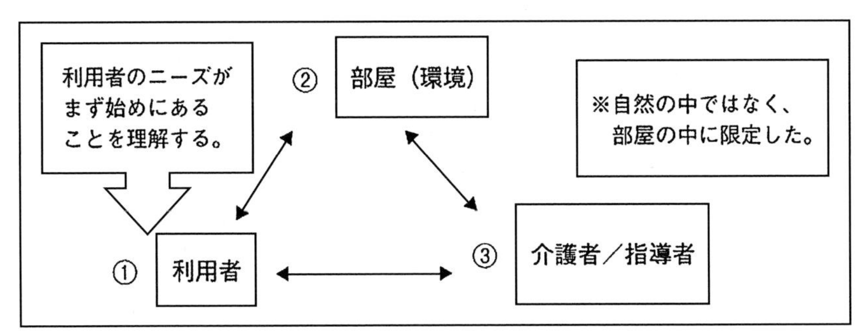

図 3　スヌーズレンの指導法・実践法の三角形（姉崎、2012[3] p27 一部改変）

6 ISNAによる「介助者のための基本的なガイドライン」

スヌーズレンの実践をする上で、ISNAによる（専門性のある）「介助者のためのガイドライン」[5]が、以下に示されています（ISNA-MSEホームページ、2011年公表）。

①通常は30分間が最適です。最長時間は、利用者に応じて、60分間から120分間となります。
②スヌーズレン／多重感覚環境のセッションは、同じ介助者が担当するように努めます。
③利用者の健康状態は入室前に確認して下さい。
④スヌーズレンルームは、利用者が入室する前に準備します。
具体的には、音楽の選択、カーテンの使用、使用する器材、クッションや枕の選択などは、利用者が入室する前に調整します。利用者のニーズに応じて、空間を準備します。
⑤スヌーズレンルームを使用する時は、利用者の感覚的ニーズに配慮して下さい。
⑥利用者が恐怖感を覚えて、退室したいといった場合は、利用者の気持ちを尊重して下さい。
⑦スヌーズレンルームに利用者を一人にしてはいけません。介助者は利用者を観察して、相互作用を図り援助して下さい。
⑧介助者は利用者の主体性を尊重してコミュニケーションを取って下さい。
⑨コミュニケーションは、言葉だけでなく、接触やボディランゲージも使用します。
⑩介助者の存在は重要です。介助者は環境の一部であり、環境自体に影響を与えます。スヌーズレン／多重感覚環境は、環境、介助者、利用者の相互作用が大切なことを忘れないで下さい。
⑪スヌーズレンルームの室温、換気、空調は、利用者が心地よいように調整します。
⑫介助者は、必要に応じて、他の専門家、利用者の両親、教師、セラピスト、医師などの助言に耳を傾けて協力して下さい。
⑬利用者が環境を建設的に作れるように、器材類は利用者が調整できるようにします。

ISNAによる「スヌーズレン／多重感覚環境のガイドライン」の草案（2011年）より　（訳 姉崎　弘）

7 スヌーズレン実践の基本

まずスヌーズレンの実践に際しての基本的な事項[6]として、以下があげられます。

①はじめに利用者の気持ちやニーズ（願い）を理解することから始めて、利用者の実態把握、スヌーズレンの目標設定と評価、目的に沿って使用する器材や用具を精選し準備します。そして実践の結果を毎回の記録表や評価表に記入します。なお、担当者は、あらかじめ使用する器材や用具の使用方法に精通しておく必要があります。

②毎回の利用者の様子を同じ観点から継続して観察し評価していくことで、そのわずかな変容を追跡できることから、原則として、担当者を毎回固定するようにします。

③対象者の気持ちやニーズが変化したら、適宜使用する器材や用具、環境の配置換えを行うようにします。始めに設定した環境に、利用者を合わせることにとらわれすぎないようにします。つまり始めに準備したスヌーズレン環境を決して固定したものと見なさないように留意し、必

要なら環境を変えていきます。

④利用者への関わり方の計画を立てます。担当者が実践の展開に見通しを持ちながら、余裕をもってセッションに臨み、計画どおりに行うのが目的ではありません。

⑤セッション中の対象者の反応に応じて、担当者の関わり方を柔軟に変えていきます。利用者に起こり得る行動をあらかじめ予測して、適切に対応するようにします。

⑥より少ない感覚刺激を用いて、最大限の療育効果を目指すようにします。

8 スヌーズレン担当者に求められる基本姿勢[6)]

①スヌーズレンが三項関係（利用者—環境（器材・用具等）—担当者）から成り立つことを理解し、特に、担当者は、利用者と環境を結びつけるコーディネーターおよび全体指導のスーパーバイザー（指導監督者）としての役割を持っています。

②利用者をルームに一人にしないようにし、必ず側に人がつく必要があります。

③担当者の態度と雰囲気が利用者に反映されていることに留意して関わります。

④担当者は、常に利用者に寄り添い、触れ合い、観察し、共感的理解をもって接するように心がけます。

⑤スヌーズレンは、器材や用具を媒介とした「人と人との触れ合い」の場であり、器材や用具は手段に過ぎなく、最終的な目的は、共感的な温かい人間関係を通して、充実した楽しい時間を共に過ごすことにあることを理解します。

上記の④について、以下に若干補足説明をします。たとえば、対象者が楽しそうにしていたら、一緒に心から楽しみます。また、つまらなそうにしていたら、その理由を探ります。そして器材や用具の適不適を検討し、その配置を替えてみたり、場所や刺激の種類や量を替えてみる。利用者の興味・関心を引く選択肢を複数用意し、利用者の主体的な行動を待つようにします。やさしい声かけとソフトなスキンシップも不可欠です。特に、セッション中の利用者の気持ちを自分のことのように感じ取る（共感的理解）ように努め、横になっている対象者の傍らで一緒に横になることも大切です。対象者と同じような位置で、同じ目線で見てみることで、本人の気持ちの理解に努めます。

9 スヌーズレンの療育実践例

(1) 比較的反応が乏しい重症心身障害児者の場合の個別療育の例[7)]

寝たきりの場合、ルーム内を少し暗くして、主に嗅覚刺激と触覚刺激を同時に用います。複数の刺激を同時に用いた方が、脳を活性化させることが科学的に実証されています。実践の流れは

以下のとおりです。（利用者はベッドまたはストレッチャー上に寝た姿勢）

①利用者の主に「人との関わり、視覚、聴覚、触覚、嗅覚、味覚、前庭感覚、固有受容覚」のそれぞれの実態と指導目標を明らかにする。

②今日のセッション・テーマや活動内容を知らせます。リラックスできるBGM（オルゴールのメロディー曲など）を流し、利用者はそれぞれ半側臥位などの楽な姿勢で参加します。

③心地よい空間づくりを行うために、ベッドまたはストレッチャー上の利用者の周囲に、香りのスプレーをしたり、綿にエッセンシャルオイルを数滴垂らして顔の横の両側に置きます。ただし、アロマは好みがあるため不快な様子が見られたらすぐに使用を止めます。

④身体の覚醒を目標に、曲に合わせてハンドクリームなどを用いたマッサージをします。
手指や手のひらを丁寧に手根から指先へ、そして手のひらを横に広げるようにマッサージをする。「親指だよ」「人差し指だよ」等とやさしく声をかけます。ただし、クリームの使用に際しては、事前に保護者の了解をもらうこと、また利用者の反応をみて、不快であれば使用を中止します。

⑤次にボディ・イメージの形成を促すために、風船に小豆を詰めて膨らませ、これを用いて身体のラインに沿って風船をあてがい、全身をなぞります。まず頭頂部から始めて、右半身の首、肩、腕、手指、手のひら、腕、腋、体側、腰、足、足先、足、股、今度は左半身について、逆方向に、足、足先、足、腰、体側、腋、腕、手指、手のひら、腕、肩、首、頭の順に丁寧に行います。これで利用者の全身に沿って一巡したことになります。これが終わったら、次に風船で頭から軽く叩きながら、全身をゆっくりなぞります。

⑥今度は、腹臥位などの姿勢になり、深いリラクゼーションを促すことを目標に、イガイガボールやハンドリングの小物を用いてゆっくりと全身をころがし、体を軽く押す。

⑦対象者の様子をよく観察し、無理なく心地よい時間を過ごせているかどうかを常にチェックしながら進め、最後は余韻を感じながらゆっくりと終了し、対象者の感想（反応）を見届けます。

⑧終了後、早めに用紙に「セッションの様子の記録と評価（利用者側と担当者側の両者について）」を記入します。（記入用紙は紙面が大きくなりすぎないように留意します）スヌーズレンのセッションは、対象者の様子を観察しながら、活動（動的）とリラクゼーション（静的）の両者を組合せて展開するようにするとよいです。

（2）集団療育の例

①集団で行う場合、始めに、一人一人の好きな刺激と不快な刺激や関わり方について、事前にチェックをしておく必要があります。

②担当者と利用者が1対1になるように人員を配置するのが理想です。

③対象者たちに、始めのチャイムを小さな音で鳴らしてこれから始まること、ルームが少しずつ暗くなることを伝えて、ルームを徐々に暗くしていきます。

④集団療育の場合、皆で一緒に行いますが、一人一人好きな物が異なるため一人一人に応じた器材や用具をあらかじめ用意して、担当者も利用者に適した関わり方で行います。音楽は、穏やかなオルゴール曲等、活動内容にふさわしいCD曲をかけます。

⑤特に、セッション中は、利用者の様子を観察するだけではなく、その時々の利用者の思いを汲み取って、その思いに共感する声かけやスキンシップが大切です。

⑥特に、担当者が環境の一部にもなっていることから、担当者自身が楽しそうにしていることが重要で、利用者はその雰囲気を全身で敏感に感じ取っていると思われます。

⑦上記のような個別的な関わり方を基本にしながら、集団療育では、たとえば、全員で近寄って車座になって、パラシュートを広げて上からかぶることで、自分の近くにいる利用者や各担当者の存在に気付かせたり、注目させたりすることで、活動を通して人との交わりや関係性を深めることができます。

⑧最後は、終わりの小さな音のチャイムを一人一人の側で鳴らして、これからルームが少しずつ明るくなることを伝えて、ルームを徐々に明るくしていき、閉めていた暗幕を徐々にひらいていきます。

10 スヌーズレン療育の長所（有効性）

筆者の2012年の肢体不自由特別支援学校を対象にした全国調査によると、以下の教育効果が報告されています[8)]。これは重症心身障害児施設での療育効果でもあります。

①対人関係の基礎を培う

利用者に寄り添う担当者との深い触れ合いによって共感し合うことで、対人関係の基礎を培うことができます。

②情緒の安定（リラクゼーション）を促す

利用者の心身の緊張を和らぎ、リラックスさせる効果が観察されています。リラックスすることはあらゆる療育活動の基礎として重要です。

③注視や追視を促す

普段の部屋では、ほとんど反応を示さない対象者でも、スヌーズレンの環境に入ると、目を大きく見開いて光刺激を注視したり、追視したりすることがよく観察されます。

④興味や関心を広げる

スヌーズレンの療育を通じて、さまざまな楽しい体験が可能になることで、対象者の「また、あの器材で楽しみたい！」といった興味や関心を育てるきっかけづくりにもなります。

⑤コミュニケーションの力を向上させる

スヌーズレン療育の中で、担当者との関わりを深めることで、利用児が「これをやりたい」といったさまざまな意思を、表情やしぐさ、音声で担当者に表現するようになります。

⑥身体の動きを引出す

利用者の楽しい体験からあの器材を「よく見たい」「触りたい」といった思いが芽生えることから、器材や用具を本人に近づけると、手で触ったり、自ら操作したりします。

また研究面からは、次のような効果が報告されています。

⑦人の痛み感覚を減少させる

橋本（2019）によると、健常者を対象にした実験結果ですが、スヌーズレン環境が人の痛み感覚を減少させる効果があることが報告されています[9)]。

⑧ワーキングメモリの向上の可能性

桃井（2019）によると、視覚や聴覚等の五感を適度に刺激するスヌーズレンの活動は、ワーキングメモリ（作業記憶）を向上させる可能性があることが報告されています[10)]。

11 スヌーズレン療育の限界

①一般に器材の価格が高価なため購入が難しい。

②スヌーズレンルームの使用時間が限られるため、すぐに使用できないことがある。

③ルーム全体が暗くなるため、利用者の行動評価が困難になりやすい。

④集団活動として実施することによる療育実践や評価の困難さがある。

⑤光刺激による発作の誘発の可能性がある。

12 おわりに―今後の課題―

今後、施設や学校でスヌーズレンを障害によるさまざまな困難の改善・克服を目指す自立活動の指導法の一つとして明確に位置付けていく必要があります。そのためには、スヌーズレンの療育実践研究を推進し、その効果を実証していく取組みが求められています。

【参考文献】

1）Hulsegge, J.,& Verheul, A.（1989）Snoezelen another world. ROMPA. U.K.　姉崎　弘監訳（2015）重度知的障がい者のこころよい時間と空間を創るスヌーズレンの世界．福村出版．

2）姉崎　弘（2007）英国のSpecial SchoolにおけるSnoezelenの教育実践に関する調査研究―Snoezelenの概念をめぐって―．三重大学教育学部研究紀要，58，99-105．

3）姉崎　弘編著（2012）スヌーズレンの基本的な理解―マーテンス博士の講演「世界のスヌーズレン」―．国際スヌーズレン協会日本支部，19-28．

4）Mertens, K.（2003）Snoezelen- Eine Einf?hrung in die Praxis. Verlag modernes lernen Borgmann 姉崎　弘監訳（2009）スヌーズレンの基礎理論と実際―心を癒す多重感覚環境の世界―．大学教育出版，6-8．

5）スヌーズレンの定義　ISNA-MSE のホームページ
http://www.isna-mse.org/isna-mse/snoezelen.html（2015 年 8 月 20 日参照）

6）姉崎　弘（2009）スヌーズレンの基礎理論と実際―心を癒す多重感覚環境の世界―．大学教育出版．

7）姉崎　弘監修（2014）スヌーズレンの基礎知識 5 スヌーズレン教育の授業実践例．肢体不自由教育，214，50-51．

8）姉崎　弘監修・編著（2019）スヌーズレンの理論と実践方法―スヌーズレン実践入門―．大学教育出版，3-5．

9）橋本　翠（2019）上掲書，スヌーズレンが生体に及ぼす効果についての生理心理学的検討，78-82．

10）桃井　克将（2019）上掲書，ヒトのワーキングメモリとスヌーズレン．82-85．

ICT機器等を活用したコミュニケーション支援の方法
～コミュニケーション意欲を引き出す支援～

特定非営利活動法人地域ケアさぽーと研究所 理事・女子栄養大学 講師　下川　和洋

1 意思決定支援

(1) あなたの思いを知りたい

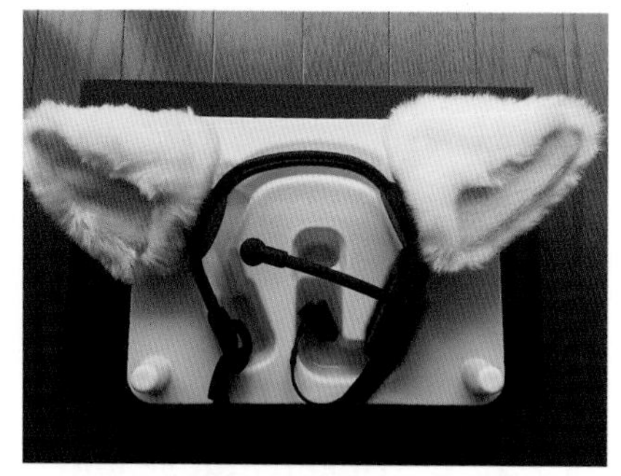

写真1　necomimi

necomimiという玩具があります（**写真1**）。これは、耳たぶとおでこに電極を接触させて電位差で脳波のα波とβ波を測定し、本人の集中度とリラックス度を猫の耳に見立てたパーツが立ち上がるか横を向くかで表現します。これを特別支援学校中学部に通うＡさんに装着してもらい、好きな歌手の写真やビデオを見せました。すると耳が立ち上がり、本人が集中して見ていることが分かりました。その様子を見ていたお母さんは言いました。「私が娘の意思として汲み取って決めたことの７割は間違っているかも…。娘は『そんなこと思っていないよ』と思っているのではないかしら…。できることなら、本人の意思が確実で客観的に分かるようなものがあると良いのですが…。」と話されていました。

日々、障害のあるお子さんに寄り添う保護者であっても、「この子はどう思っているのかしら」と迷い、本人の本当の思いを知りたいという願いをお持ちです。

(2) 意思決定支援と代行意思決定

意思決定支援とは、「自ら意思を決定することに困難を抱える障害者が、日常生活や社会生活に関して自らの意思が反映された生活を送ることができるように、可能な限り本人が自ら意思決定できるよう支援し、本人の意思の確認や意思及び選好を推定し、支援を尽くしても本人の意思及び選好の推定が困難な場合には、最後の手段として本人の最善の利益を検討するために事業者の職員が行う支援の行為及び仕組み」（厚生労働省、障害福祉サービスの利用等にあたっての意思決定支援ガイドラインについて、平成29年３月31日）とされています。

障害者基本法第23条「国及び地方公共団体は、障害者の意思決定の支援に配慮しつつ、…」や、障害者総合支援法第42条「指定障害福祉サービス事業者及び指定障害者支援施設等の設置者は、障害者等が自立した日常生活又は社会生活を営むことができるよう、障害者等の意思決定の支援に配慮する…」など法律は、国・自治体や民間事業者に対して障害のある方々への意思決定支援を求めています。

平成26年に日本が批准した障害者の権利に関する条約の第12条「法律の前にひとしく認められる権利」に関して、障害者権利委員会一般的意見第1号（2014年4月11日採択）では、「条約第12条は、障害のあるすべての人が、完全な法的能力を有することを認めている。委員会は、障害のある者としての地位や、（身体機能障害又は感覚機能障害を含む）機能障害の存在が、決して、第12条に規定されている法的能力や権利を否定する理由となってはならないことを再確認する。第12条を侵害するすべての慣習は、障害のある人が他の者との平等を基礎として完全な法的能力を確実に回復できるように、廃止されなければならない。」としています。すなわち、代理決定・代行意思決定は条約違反であり、重い障害のある方々（以下、重症児者）に対しても例外なく、意思決定支援をベースにした取り組みが求められているのです。そして、意思決定支援の基礎にあるのは、コミュニケーション支援です。

2 コミュニケーションは双方向性のやりとり

（1）AAC（Augmentative and Alternative Communication）とは何か？

1970年代に米国で始まった障害者の自立生活運動（Independent Living Movement、IL運動）では、障害のある人の自己決定が尊重されるようになり、そのためのコミュニケーションニーズが高まりました。1980年代に入って、重度障害の人のコミュニケーション技法に関する研究としてAAC（Augmentative and Alternative Communication、拡大代替コミュニケーション）が誕生しました。AACは、言葉による会話から表情や身振り手振りや手話、文字盤や絵文字ボードからコンピュータの活用など手段にこだわらず、個人が現在もつすべての能力を活用してコミュニケーションの成立を目指そうとするものです。

AACという言葉を私が知ったのは、1990年代でした。肢体不自由のある児童生徒の文書作成に活用する道具として、タイプライターから専用ワードプロセッサ（通称「ワープロ」）を経てパーソナルコンピュータへと広がり、さらに写真や音声や動画などマルチメディアパソコンが教育現場に導入されていきました。音声の録音再生装置であるビックマックなどVOCA（Voice Output Communication Aid）の普及もあって、様々な機器を使ったコミュニケーション支援がAACだと誤解していました。

（2）関わり手の知識と理解が大切

重症児者の場合、意思表出は音声の他に目や表情、筋緊張の状態変化などかすかな表出になる場合が多く見られます。そこで、生理的指標（酸素飽和度・心拍数・血圧・体温・脳波・筋電図など）を表出として利用する場合があります。その一つに意識・注意が向けられた際に心拍数が低下していく生理現象は、「期待反応」と呼ばれます。

私が都立特別支援学校の訪問教育担当として大学病院を訪問していた時のできごとです。Ｂさんは小学生で人工呼吸器を装着し、ベッドに寝たきりの状態です。まばたきがあまりできないため、乾燥しないように薬を塗られてガーゼとラップフィルムで目は覆われていました。いわゆる超重症児です。Ｂさんの授業では、担任が童話「あらしのよるに」（作：きむら　ゆういち　絵：あべ弘士　出版社：講談社）を読み聞かせしていました。その授業に同席していた私は、読み聞かせの内容が「この先どんなことが起きるのかな？」と期待した時、Ｂさんの付けたモニターの心拍数が徐々に低下しているのに気づきました。話が終わったところで心拍数は戻りました。「Ｂちゃん、よく話を聞いていたね！」と私が目にした現象を担任に伝え、担任と一緒にＢさんをたくさんほめました。この時に気づいたのは、一時的な心拍数の減少が本人の意識や注意の指標であることを知っているか知らないかで、関わり手（支援者）の関わり方は大きく変わる可能性があって、関わり手の責任は重大だということでした。関わり手が知らない、気づかなければ、Ｂさんは「見えない、聞こえない、何も分からない子ども」で終わっていたのかもしれません。

（３）関わり手の感性と高い感度が大切

Ｃさんは５歳児で、１歳を過ぎた頃に自宅のお風呂で溺れたことによる無酸素性脳症で人工呼吸器が必要な超重症児です。訪問看護ステーションの看護師からＣさんの遊びについて相談を受けて、私はご自宅を訪問しました。

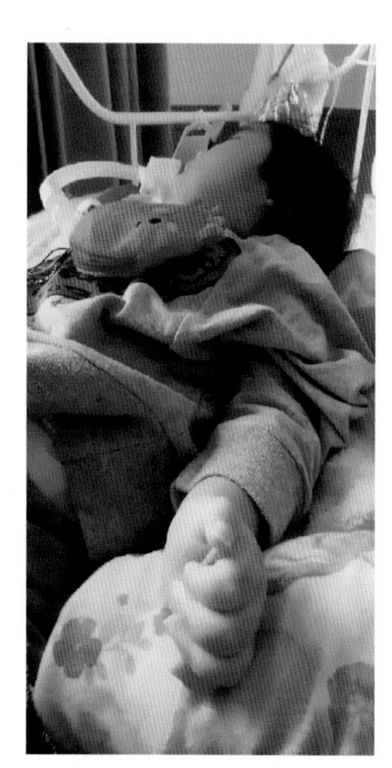

写真２　PPSスイッチ

視線入力意思伝達装置を持参したものの両目の角膜は白濁していたので、使用は困難だと判断し、不随意的でも良いので身体のどこか動く部位があるかを看護師に尋ねました。看護師は、「左手の親指に少し動きが見られる」と教えてくれました。そこで、PPSスイッチ（Piezo Pneumatic Sensor Switch）の空気圧センサーに小さな風船をつけて親指が触れるように左手に握らせ、振動玩具をＣさんの胸に当ててみました（**写真２**）。すると親指でスイッチを押す動きが見られました。そこで看護師が、振動玩具をＣさんのひたいや肩に置いてみたところ、親指の動きが止まりました。そして再び振動玩具を胸に当ててみると、親指が動き出しました。看護師は「胸でブルブルが良かったんだね」とＣさんの意思を見いだし、声をかけていました。

コミュニケーションとは、双方向性のやりとりです。この場合、支援者である看護師の働きかけ（Action）に、Ｃさんが反応したり、しなかったり（Reaction）があり、それを受けて看護師がさらに働きかけるという循環が行われていました。もし、支援者側が重症児者の微弱な反応を見過ごし、とらえられなかったとしたら、双方向性のやりとりは存在しなくなります。Ｃさんの意思を見いだし、それを言語化した訪問看護師の関わる様子を見て、関わり手には感性と高い感度が問われると感じました。

3 ICT 機器を活用したコミュニケーション支援の実際

ここでは、タブレット端末やパソコン等のICT 機器を活用した事例を紹介します。紹介する方々は全員、音声言語は難しく、座位が困難なために日常の姿勢はベッドやストレッチャータイプの車いす上での仰臥位という方々です。

(1) 伝える意欲をはぐくむ道具

Dさんは表情が乏しく、骨折しやすいためにベッドやストレッチャータイプの車いすの仰臥位姿勢で、ほとんど自発的な動きが無いと思われた方でした。

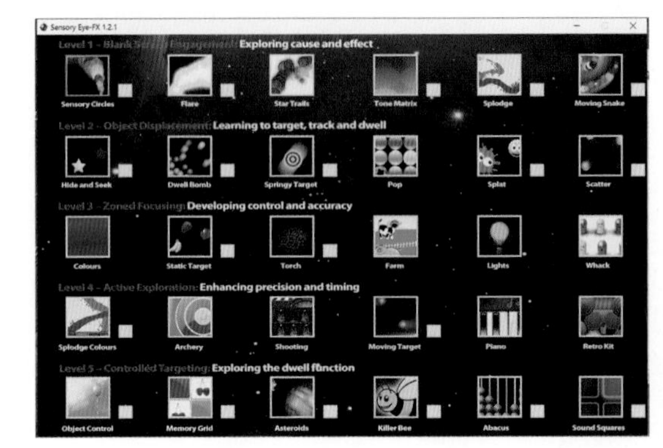

写真3　Sensory Eye FX

平成25 年度に公益財団法人洲崎福祉財団の助成を受けて、当法人では重度障害者用意思伝達装置「マイトビー C15Eye」(以下、マイトビー) を購入しました。マイトビーは、本体ディスプレイ下2カ所のセンサーで見ている者の視線を検出し、ディスプレイ上にあるコミュニケーションボードや Windows 画面、ゲームなどの操作を行うものです。マイトビー自体の視線検出機能の高さに加え、特に「Sensory Eye FX」(**写真3**) というアプリは秀逸です。これはコンピュータ入力 (制御) の初期段階を学ぶためのアプリで、画面を見ていることへの気づきを促すレベル1から、視線でモグラたたきや射的を行うレベル3と4、神経衰弱など視線で画面コントロールを行うレベル5までの合計30種類からなる学習アプリセットです。これまで私自身、他のメーカーの視線入力意思伝達装置を使ったことがありますが、視線とディスプレイ上の位置を補正するためのキャリブレーションという作業が必須で、これができない重症児者の場合、その先に進めませんでした。しかし、このアプリの場合はキャリブレーションが不要です。ゲーム性もあって、まさしく学習アプリです。

「Look to Learn」もゲーム性のあるアプリで、Dさんは眼振があるものの徐々に視線操作がうまくなり、課題をクリアすると笑顔も見られました。実は表情が豊かだったのです。この様子を見て、ご家族は簡易型の視線入力装置とともに「Look to Learn」を購入されました。本人は視線入力を使いたがっていますが、目が真っ赤になるまでやり続けるので、現在は1日40分間など時間を決めて活用しています。

視線入力意思伝達装置を活用するようになって活動意欲が高まったことから、スイッチを使った活動へと広げていきました。右手にPPSスイッチを握らせ、「○×」のブザーが鳴る玩具や、iPadのギターアプリをレシピという機能を使って演奏するなどして、朝の会で積極的に役割を担ってくれています。例えば、童謡「虫のこえ」の「あれまつむしがないている」のメロディをシロフォンで支援者が奏でた後、Dさんが「チンチロチンチロチンチロリン」の部分のギターコードをiPadでならすという音楽セッションを行っています。これは楽器を使った双方向性のやりとりになっています。

（2）創作童話づくりに活用

Eさんは、脳性まひで全身に強い筋緊張が見られます。筋緊張による構音障害が強いものの、幼少期から音声言語で周りの人とコミュニケーションをとってきました。40歳台になって、心理的なストレスから筋緊張が亢進して呼吸状態が悪化し、やむなく喉頭気管分離術が行われました。この手術により声が失われて絶望し、ご両親に毎日のように「死にたい」と話していたそうです。

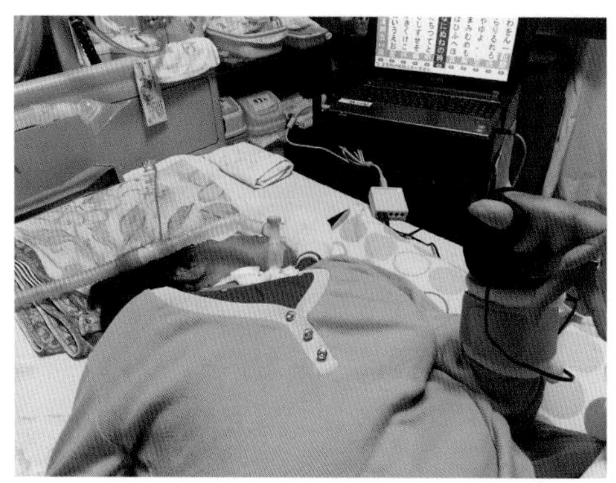

写真４　意思伝達装置「伝の心」の操作

その後、当法人が平成24年度から開始した訪問型の生涯学習「訪問カレッジ」に入学しました。最初に視線入力意思伝達装置を使ってみましたが、仰臥位では強い筋緊張で左目がベッドにめり込むほど顔を左に向けてしまうので、視線入力は難しいと考えました。次に元担任から20年以上前の都立養護学校学生時代に意思伝達装置「パソパル」を使って文章を作成した経験があると聞いて、意思伝達装置「レッツチャット」をスイッチで操作することにしました。最終的に左手にスペックスイッチを握らせて中指でスイッチを押す形で選択できるようになりましたが、スイッチとその使用位置が確定する（これをフィッティングと言います）まで、半年ほどかかりました。

現在は、補装具費支給申請を行い、意思伝達装置「伝の心」を購入して創作童話や学習活動に使用しています（**写真４**）。

（3）作曲や絵画の創作活動への活用

施設に入所中のFさんは都立特別支援学校高等部を卒業する年に、作業療法で学んでいたWindows PCをコントロールするアプリ「オペレートナビ」の入ったパソコンを個人で購入されました。卒業後に訪問カレッジに入学し、本人が学びたいと希望した音楽と美術では、パソコンを活用して学習を行っ

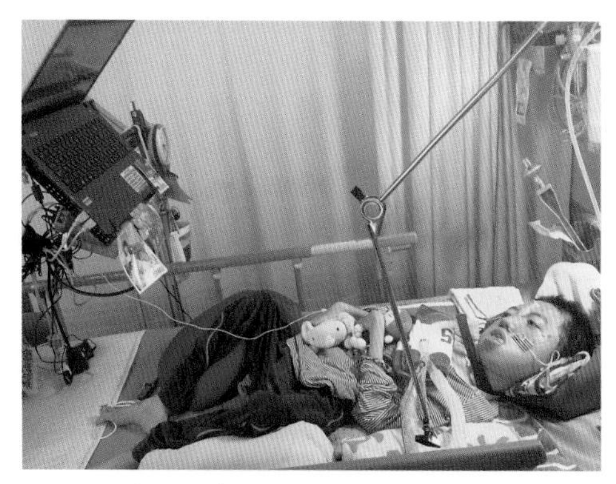

写真５　パソコンで作曲している様子

ています。例えば音楽では、作曲アプリ「Studio Score Editor」を使って、パソコン画面上の五線譜に音符を貼り付けて作曲を行っています（**写真５**）。作曲した曲は、訪問カレッジの文化祭「訪問カレッジ文化フェスタ」等で発表しました。

学校教育 12 年間で学んだ音楽や美術の知識、病院の作業療法で学んだパソコン操作技術、そして作曲やペイントアプリという表現手段の獲得が、現在の創作活動という形で実を結んだのです。

（4）役割につながる活用

iPad に「Bitsboard Flashcards & Games」というアプリがあります。図（絵または写真）、文字、音の３つの構成要素からできたカードセットを一つつくるだけで、学習に活用できる様々なゲームが自動的につくられるアプリです。応用範囲が広いため、障害のある方に関わる保育士、教員、支援員など様々な方々を対象に、教材づくりの研修会を私は行っています。Bitsboard のゲームの一つに「Story Time」があります。保育士さんの研修会の時に、各自の好きな絵本を iPad に取り込んで電子絵本をつくりました。Story Time で再生すると、そのページの読み上げが終わるまで、何度画面をタッチやフリックしてもページは進みません。

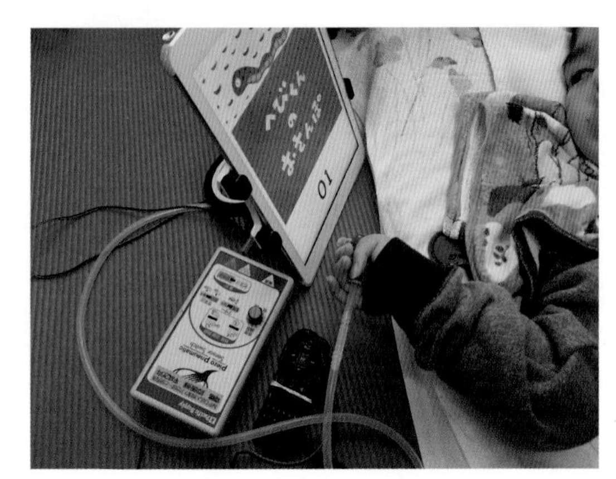

写真６　Bitsboard の操作

G さんは、スイッチを使って iPad で楽器を鳴らしたり、電子絵本をめくって読み上げさせたりするのが大好きです（**写真６**）。そこで、iPad をプロジェクタにつなげてスクリーンに映し出し、他のお友だちに絵本を読み聞かせする役割を担ってもらいました。重い障害があると、常に読み聞かせをしてもらうなど受身の立場に置かれますが、ICT 機器の活用によって読み聞かせを行う役割を担えるようになったのです。

（5）仕事につながる活用

神経難病の H さんは、特別支援学校在学中から透明文字盤の 50 音表を使ったり、外出先では意思伝達装置「レッツチャット」、自宅では意思伝達装置「伝の心（でんのしん）」を使ったりと、コミュニケーション手段や ICT 機器を使い分けて活用してきました。

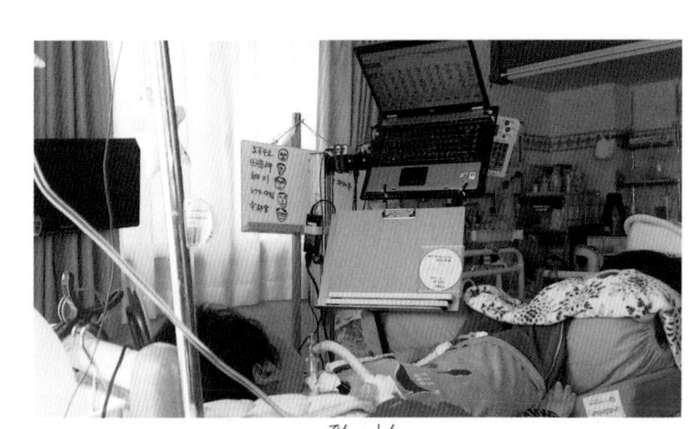

写真７　「伝の心（でんのしん）」の操作

訪問カレッジでの H さんの学習では、文章作成力をつけるために日記代わりに Facebook を使用したり、パワーポイントで沖縄家族旅行の記録を作成したりしました。さらに最近では、ご家族が行っている訪問介護事業所のホームページや利用者への利用希望調査用の表をエクセルで作っています。パソコンは、PPSスイッチを左肩甲骨部に置いたエアクッションで操作しています。画面上の小さなマウスカーソルをエクセルのマス目（セル）に合わせてドラッグして、数字の連続入力などの操作も覚えました（**写真7**）。

コミュニケーション手段として活用していたICT機器を、事務仕事に活用できるように徐々に学んでいます。ゆくゆくは在宅ワークにつながるのを期待しています。

4 ICT機器導入の際の配慮

（1）身体の部分と全体の両方を見ながらスイッチのフィッティングを行う

CさんのPPSスイッチを操作するときの左手の親指、Eさんのスペックスイッチを操作するときの手首の固定とスイッチの取り付け位置など、玩具やICT機器等をスイッチで操作する場合には、できるだけ随意的に動く身体部位を探します。最初は不随意的であっても動いている身体部位を意識して使うように働きかけることで、より随意的に活用できるようになるかもしれないので、身体の動く部位探しは大切です。Eさんの場合、不随意に大きな腕の動きが出てしまうので、腕をベッドに固定することで、随意的な指のスイッチ操作ができるようになりました。

なお、スイッチを本人に適合させるフィッティングの際には、身体の部分だけに注目するのではなく、全身状態にも気を配る必要があります。特に姿勢は大切です。視線入力意思伝達装置を使うために、普段とっていない椅子座位姿勢をとらせて、呼吸や姿勢がつらい状態になってしまっては、コミュニケーションどころではなくなります。

（2）視認性と本人の興味関心への配慮

MRI画像診断技術の進歩で、脳室周囲白質軟化症（PVL）が知られてきました。早産児の脳性まひの主な原因で、運動や認知の障害、視覚等にも影響を与えると言われています。また自閉症スペクトラム障害（ASD）や発達障害の研究から視覚過敏なども指摘されています。それを踏まえると、重症児者のICT機器利用においても見やすさ（視認性）に配慮する必要があります。

一般に、図（見せたい物）と地（背景）の関係では、背景はあまりまぶしくない暗めの色を使い、見せたい物は背景に対してコントラストの高い色が良いと言われます。また、静止している物よりも動いている物の方に、視線は定位しやすいと言われます。

加えて教材を準備するときに私が大切にしているのは、ご本人の好きな物（例えば、TVのアンパンマンをよく見て笑っている等）や関心のある事象（くしゃみを聞くと笑う等）についての事前情報です。本人が見たくなる、関心を示したくなるようなものを事前にご家族等から教えてもらい、そうしたものを活用して提示していく必要があります。

（3）二項関係から三項関係へ

重症児者のご家族の願いとして、しばしば聞かれるのが、「子どもが一人で遊べる玩具・機器が欲しい」という言葉です。家事を行っている間、一人ぼんやりと過ごすよりは、「一人で遊べる物があると良いなあ」と思うのは当然のことかと思います。

子どもが玩具で遊ぶという状況は、コミュニケーション発達の中で、人と物との「二項関係」と言います。コミュニケーション発達の上では、二項関係から三項関係の移行が大切と言われます。子どもが玩具に指さしして「アレ」とか「見て！」と母親（他者）に伝える共同注視や共同注意が三項関係になります（**写真８**）。コミュニケーション支援が必要な方には、玩具・機器を道具として使ってもらう前に、一緒に遊ぶツールという理解が大切で、その経験の共有は本人・支援者双方の喜びにつながると思います。

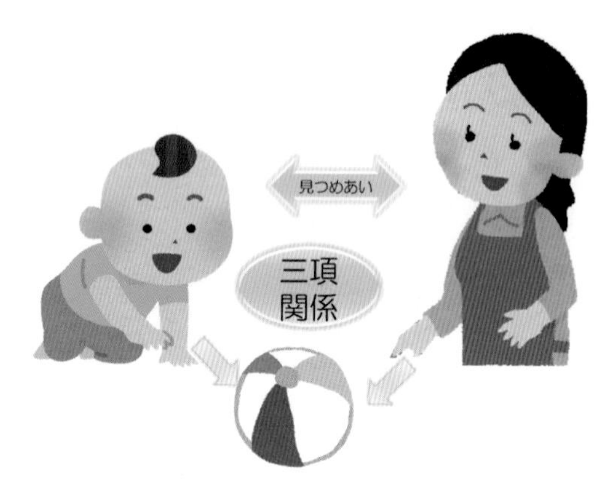

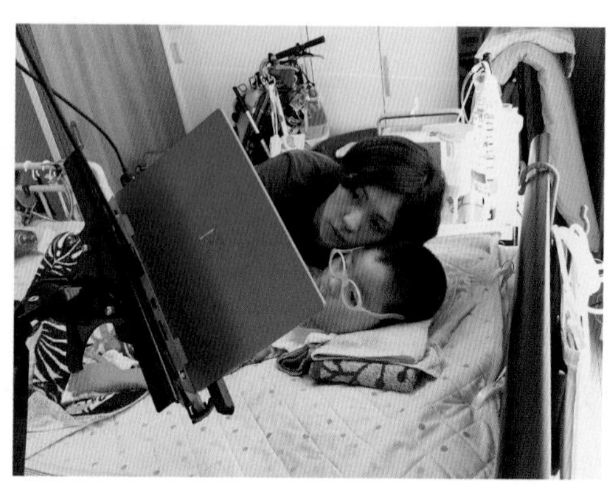

写真８　三項関係

5 コミュニケーション意欲をはぐくむ支援

平成25年5月22日TBS系列で放映された「テレビ未来遺産“いのちの輝きSP”」という番組に福岡県久留米市にお住まいの田中大貴さんが出演されました。大貴さんは、筋肉の疾患のため気管切開をして自立座位はとれませんし、お話も困難です。番組では、地域の小学校に通う大貴さんとクラスの仲間との関わりの様子や成長を追いながら、5年後の17歳になった仲間との再会・交流の様子まで紹介がありました。小学生の大貴くんが自分の手を口元にもって行く仕草を見た友だちは、大貴くんの「風船が欲しい」のサインだと理解してすぐに風船を渡してくれました。また、友だちと一緒に文字を書いている姿に主治医は、「ここまでの能力があると分からなかった」と大貴くんの成長ぶりに驚いていました。そして17歳になった大貴くんは、タブレット端末に友だちの名前やケガをした友だちを気遣う言葉を入力しました。

どんなに障害が重い方でも、自己実現を目指して日々生活しています。自己実現のためには、自分で生き方を選択・決定（自己選択・自己決定）という意思決定を行わなければなりませんが、より良い意思決定を行うために必要な支援が「意思決定支援」です。しかし、周囲の人に向けていくら本人が伝えようという気持ちを持っていても、その意思が周囲の人に理解してもらえない場合、意思を伝えようとすること自体をあきらめてしまうかも知れません。長期間、回避できない嫌悪刺激にさらされ続けると、その刺激から逃れようとする自発的な行動を起こさなくなってしまうことを「学習性無力感」(Learned Helplessness) と言いますが、その状態と同じだと考えられます。支援者は、本人が「学習された無力感」にならないようにコミュニケーション支援を通じて意思決定支援を行う必要があります。大貴さんと周りの友だちの関わりは、音声言語を持たない大貴さんのコミュニケーション意欲を引き出し、開発していったと言えます。

ところで、コミュニケーション支援について私自身、教員時代に苦い経験があります。平成11年に担任した生徒は、脳脊髄炎による中途障害で、意識は回復して会話はできるようになったものの、首から下の機能は失われ、人工呼吸器が必要な状態になりました。本人・保護者の学習上の願いは「病気になる前のように詩や作文や日記が書けるようになりたい」でした。知り合いから株式会社日立製作所の小澤邦昭さんを紹介していただき、平成9年に開発されたばかりの意思伝達装置「伝(でん)の心(しん)」をお借りしました。

> こんぴゅーたーがきた　できるかなあ　わーいできた
> ほっぺで　ぴぴぴぴぴぴぴっと　なっちゃった　おもしろかった

これは頬でタッチセンサーのスイッチを押して、最初に作った生徒の詩です。練習して器械を使いこなせるようになりましたが、しばらくするとあまり使わなくなりました。なぜでしょうか？それは、伝えたい内容・中身がない、そして伝えたい意欲が高まらなかったからです。コミュニケーション手段は身につけても、伝える中身と伝えたいという心を育てていなかったのです。そこであわてて居住地交流などに取り組みました。

近年、学校教育では急速にタブレット端末などが導入されるようになり、教員の中には「児童生徒がうまく器械を使えるようになる」と道具の活用自体を学習目的にしている場合をよく見かけます。しかし、コミュニケーション機器はあくまでも人と人とがやり取りするための手段であり道具です。機器の使い方を教えるだけでなく、伝えたい相手がいて、伝えたい内容・中身があり、伝えたいと意欲的になる豊かな生活や環境が大切です。コミュニケーション支援では、コミュニケーション意欲を育む環境づくりに特に配慮していただきたいと思います。

6 おわりに

重症児者へのコミュニケーション支援についての研修会講師を依頼されることが増えてきました。研修会では、弱視や発達障害の方々が教えてくれた見え方や聞こえ方、理解の仕方などコミュニケーションにおける困難感について、演習を通じて体験してもらい、重症児者の困難感を心で理解してもらっています。

重症児者は意思表出が目や表情、筋緊張の状態変化などかすかな表出のため、支援者は「たぶん見ているんだろうなあ」「たぶん聞こえているんだろうなあ」と本人の実態把握に確信が持てず、「これでいいのだろうか」と常に自問自答することになります。脳波の変化や視線の変化など客観的な評価ができると、「やっぱり見ているんだ」という確信に変わり、「こういう見方・見え方をしているならこういう見せ方をしよう」というように、本人のコミュニケーション支援だけでなく、支援者自身の意欲向上につながるのだと思います。このような好循環によってコミュニケーションを豊かにするためにも、支援者の感性・感度アップは重要なのです。

最後に、研修会に参加された福祉施設職員の方の感想を紹介します。

障害のある方は、うまく伝わらないもどかしさを常々感じていることでしょう。だからこそより良い生活を常に送ることができるように寄り添いあうことが必要なのだと思います。これは支援者が一方的に寄り添っているわけではなく、実は支援者の人生も障害のある方に寄り添われているのだと思います。

【本文中の氏名及び写真の掲載は、ご本人及び保護者の承諾を得ております。】

感覚に働きかける活動の工夫
～重い障害のある人たちに活用できる感覚統合的な視点～

東京保健医療専門職大学 作業療法士　佐々木　清子

1　感覚運動体験を通して得られるもの

（1）自分を知り環境を知ること

人は、誕生とともに、重力という大きな力を受け、重力に打ち勝って手足や頭を挙げ、足に触れながら、子どもたちは自分の体を知っていきます。また、体が左右や前後に動くことで、自分の体の位置を感じ、筋肉を使って体をまっすぐに戻そうとします。このように、触覚、前庭感覚、固有感覚を通して、重力を感じる世界の中で自分の体を知っていきます。

自分の存在を確かにすることで、環境に働きかけ、安心し自信に満ちた生活を送ることができます。子どもたちは、周りにある音や光を感じ、物を手に取り、触れ、動かしてみながら、物の性質を学んでいきます。また、前庭感覚や固有感覚や、触覚を通して、見えているものや聞こえている物の距離、動きなども確認できます。このような体験から、見ただけで、物の質感や形、重さ、どこまで手を伸ばせばよいかなどを理解し、環境を知っていきます。

体に障害があると、手足を持ち上げ、物に触れることや、頭を上げ、物を見ることができません。成長とともに体が変形し、首を動かすことができなくなると、手足で触っていても、見て確認できず、聞いていても、それが何であるかを確認できず、環境にあるものを学ぶことに大きな制限ができてきます。

（2）安心感を育て、表情豊かな生活を与えてくれる

安心感は、母親との絶対的な安心感を作りながら、少しずつ、動きを通して環境に働きかけていく過程の中で育っていきます。障害のある子どもたちが、自分で動くこと、また、援助を受けながらも、自分で周りに働きかける体験が大切なのです。

また、ブランコに乗ったり、砂遊びをしたり、テレビを見たり、音楽を聴いたり、楽器の音色を聞いたりする感覚的遊びは、情動に働きかけ、楽しいものです。ブランコに乗ることで覚醒が上がり、楽しい気分になり、反対に、抱っこしてもらうと眠くなったり、ゆったりとした気持ちになります。覚醒状態は、表情の変化に影響します。障害のある人の中には、覚醒を保ちにくい人が多くみられますので、感覚運動活動を提供することで、周囲に気づき、楽しい生活を支援することができます。

（3）達成感を感じ、自尊心を育てる

自分の手足を動かし、したいことができたときに、達成感を感じます。重度な障害を持っている人たちは、自分の体を動かすことは難しいですが、体や肩を支えてもらいながら、自分の手を動かし、環境に働きかけることができるという体験は、自尊心を育てます。

2 感覚運動活動の実践

約40年前に、初めて重症心身障害児施設を見学し、自分との生活体験の違いを感じました。それまで、作業療法士が病棟に入るのは初めてでしたが、どの人にも豊かな体験ができるよう、作業療法士としてできることをしていこうと、さまざまな取り組みをすすめていきました。

（1）感覚運動活動の合同プログラム

対象者は、四這い移動ができる人や移動が難しい人で、言葉の理解が難しく、発語はなく、表情を読み取りにくい人たち4、5人で構成しました。感覚運動活動を通して、楽しい体験を提供し、豊かな表情や自発的な動きを引き出したいと考えました。対象者の表情を細かく観察できるよう、1対1で対応しました。週1回の頻度で、病棟の一角の広場か、作業療法室で行いました。

トランポリンなどの前庭感覚の活動を中心に取り入れました。対象者の方に、笑顔がみられ、楽しい体験を積むことができ、約40年間、継続できました。その後も、対象者を他病棟に広げ、グループの数も増えました。さらに個々のニーズに応じた合同活動を行いました。そして、病棟職員に作業療法士の役割を認知してもらえるようになり、職員と一緒に活動を進めることもありました。

（2）医療病棟への作業療法の介入を試みる

開始してから約20後に、医療ケアが必要な子どもたちへの感覚運動活動を病棟で行いました。医療病棟の対象者の病棟での生活を姿勢、活動の点から調査し、屋外にでる時も看護師の援助が必要で外出機会が少ないことや、病棟での活動は、絵本の読み聞かせや、音楽鑑賞、テレビ視聴が中心であったことがわかりました。触覚活動や、調理活動、バイオリンの生演奏や月数回の調理活動がありましたが、頻度は少ない状態でした。（**表1**）

表1

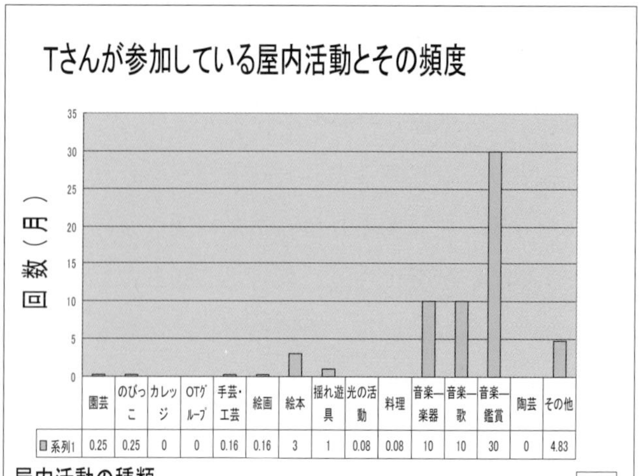

Tさんが参加している屋内活動とその頻度

	園芸	のびっこ	カレッジ	OTグループ	手芸・工芸	絵画	絵本	揺れ遊具	光の活動	料理	音楽—楽器	音楽—歌	音楽—鑑賞	陶芸	その他
系列1	0.25	0.25	0	0	0.16	0.16	3	1	0.08	0.08	10	10	30	0	4.83

生活の様子は、テレビはありまし

たが、それぞれの人が見える場所にはなく、個人用の物でも、ベッドの中では、置く位置が制限され、首の変形がある人は見ることはできない状況でした。そこで、各病棟での余暇活動の設定を見直し、対象者が感じやすい工夫を行いました。医療病棟では視覚活動は現在も継続しています。準備や予算が必要な活動は継続できませんでしたが、取り組みにより、施設内にスヌーズレンルームができ、他病棟でも同じ取り組みがみられるようになっていきました。

3 感覚に働きかけるために必要なこと

これまでの体験から、感覚に働きかけるためには、一人一人に合わせた安全で安定し、快適な姿勢であること、手を使うときには、目と手の協調性が保たれ、自分の体をわずかでも動かし、実感できる体験が必要です。そのためには、活動を通して、対象者の状態を細かく観察しながら対象者の状態を知ることが求められます。

（1）対象者の感覚刺激に対する感じ方の違いを理解する

人は、ブランコに乗るといった揺れる刺激を好きな人と、そうでない人がいます。また、バランスを保つことが苦手な人は、ブランコで揺れることを苦手に思うかもしれません。他の感覚についても、過敏に感じる人、感じにくい人があますので、個々の表情を観察しながら活動を提供します。

また、私たちは、自分の体が動いていても、周りの景色は、同じに見えますが、それは、体が動いても周囲を見ることができる目の機能があるからです。重度な障害がある子どもでは、姿勢を変える動きに合わせて目を動かすことできないために、めまいを感じるときもありますので、体の動きの速さを調節する必要があります。

（2）感覚刺激の提供の仕方を工夫する

①他動的か自発的か、提供方法により感覚の感じ方が違う

自分で髪に触れても敏感に感じませんが、他人に触れられると過敏に感じます。自分で触るのは、動きを予測できるからです。他の感覚でも同様で、粘土を触るときに、すぐに手が動かないからと、提示してすぐに触れさせると敏感に感じる人もいるかもしれないので、表情を見ながら介助します。

②感覚刺激の量、種類によって子どもの感じ方が変わる（覚醒に影響する）

同じ感覚刺激でも遊び方によって、興奮したり、喜びになったりと、子どもの覚醒の状態を変える働きがありますので、提供の仕方に注意します。

例えば、泣いている子どもを同じリズムで小さい揺れで上下に動かすと、泣き止みますが、「たかいたかい」遊びで子どもは笑います。運動は、興奮を鎮静化し、覚醒が低い時には、覚醒を高める働きをすると言われており、覚醒が低い時には、手足を動かすと覚醒は高くなります。その他、回転刺激、速い揺れ、不規則な揺れは、覚醒を高めます。

触覚では、圧を加えながら触れるほうが、「そっと」触る方法よりも、過敏に感じません。また、顔など見えない部分への接触や繰り返しの接触は、敏感に感じますので、介助の際は注意します。水分の多い粘土、かさかさした硬い素材は敏感に感じ、オーガンジーや、毛足の長い柔らかい毛布は、心地よい刺激となります。

視覚では、点滅した光は発作を引き起こしやすいので控えます。明るい刺激よりもやや薄暗いほうが、ゆったりとした気持ちになります。また、同じ刺激が持続することで覚醒が低くなります。聴覚は、変化に富んだ音楽や単調な曲によって覚醒は変わり、味覚も、辛み、濃い味、酸味のあるものは覚醒を高めます。

（3）姿勢に配慮する

①安全で安定し快適な姿勢を作ること

不安定な姿勢では、全身の筋緊張を高めます。どの姿勢にしても、体と椅子やマットの間に隙間がないかをみて、クッションなどを入れます。一般的に、背臥位では、股関節や膝関節を軽く屈曲位にし、体幹の左右の脇にタオルで埋めると安定します。椅子は、体幹は包み込むような形状で、左右に倒れないものが適しています。頭の形にあった枕があると安定します。（**図 1**）

股関節の屈曲が難しい人など関節の動きに制限がある人には、楽に動かす範囲で姿勢を整えます。介助者が同じ姿勢をとり、痛いところはないか、無理な力は働いていないかを一緒に感じることで、姿勢を修正できます。

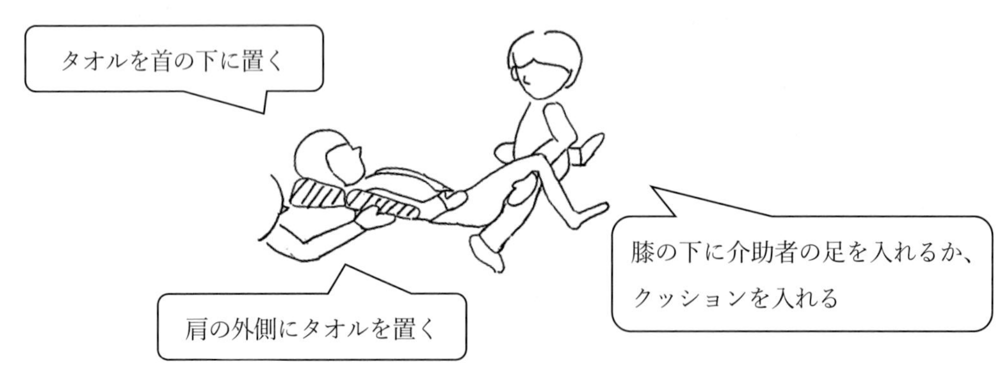

図1　背臥位での安定した姿勢つくり

快適な姿勢とは、呼吸が楽にでき、唾液の嚥下など摂食嚥下においても、安全な姿勢であることです。一人一人の筋緊張や変形や拘縮は異なるので、それぞれの人に合わせて姿勢を考えます。反り返りやすい人、体を丸めてしまう人、緊張が低く体を保てない人などの筋緊張の特徴を理解します。接触する素材は、固い素材は体になじみにくいし、脂肪が少なく人には痛みとして感じ、緊張が高まることもありますので、柔らかい素材が適しています。

②一般的な姿勢の特徴

背臥位では、重力の影響を受け、下顎が引かれ呼吸がしにくく、腕も後方にひかれやすいので、体幹をやや起こした姿勢か側臥位か腹臥位が楽になります。腹臥位は、マットがあれば唾液の排出が可能となり、呼吸しやすい姿勢です。側臥位は、マットがないと頭部や体幹は前後に倒れ、不安定なため反り返りやすいので、マットを使用します。首は、軽度前屈位でむせにくい姿勢をとります。

③筋緊張の特徴に合わせた快適な姿勢

体を丸めて緊張する人では、前に頭部を曲げ、体を丸め、腕を曲げていることが多いので、体の緊張が取れず、快適ではありません。筋緊張が高まらないよう、頭部と体幹は伸びるように、腕は横になるようにすると緊張は減っていきます。ある程度、体を伸ばした姿勢のほうが首の緊張も取れ、手も動かしやすくなります。座位でも同様な姿勢になるので、胴ベルトを装着し、背もたれを後ろに傾け、頭部、枕を高めにして座ると楽になります。うつ伏せにすると体が丸まりを軽減してくれます。側臥位では、丸まった姿勢になりやすいので、マットを体の前と後ろに置くなどの工夫が必要です。（**図2**）

子どもの後ろから胸を開くように体を動かします。
横抱きでも胸を開くように体を動かします。

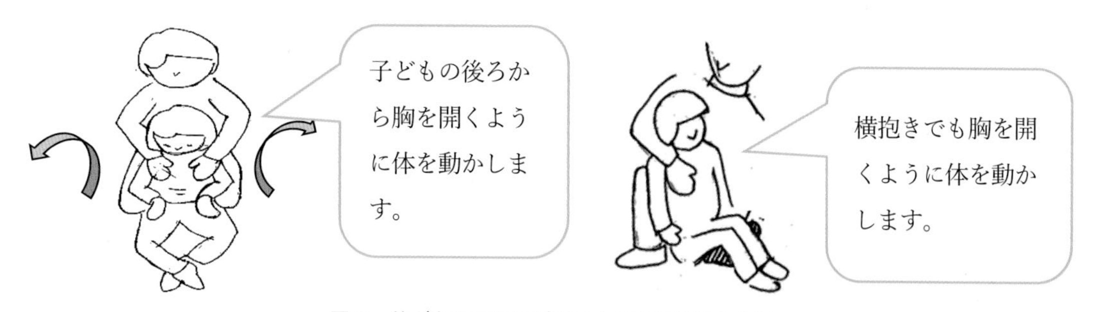

図2　体が丸まる緊張が高い人の座位姿勢の介助

反り返る姿勢は、頭部は後ろに倒れ、体幹は背筋が強く緊張し、両手は後ろになってしまいます。頭部は前に、体幹は左右前後に対称的に、腕は前に出した姿勢にするとゆったりできます。反り返りがあり、緊張が変動する人では、頭部や体を支えることが苦手ですが、手先や足先を使うことが得意なことが多いので、体の中心部をしっかりと支えると手先をうまく使うことができます。車いす座位では、股関節の屈曲を多めに入れ、骨盤ベルトと胴ベルトを装着します。背臥位や側臥位では、体の伸展筋緊張が入るので、座位や腹臥位にします。

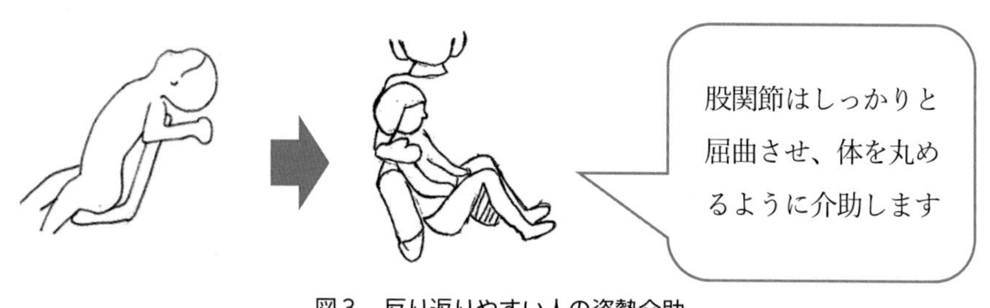

図3　反り返りやすい人の姿勢介助

筋緊張が低い人は、背臥位では、下顎の落ち込みのため、呼吸が閉塞することもあります。座位のほうが、背臥位よりも覚醒が維持されるので、活動しやすいかもしれません。

（4）安全な状態で遊具体験できる介助

大型遊具は動きがあるため、設定した姿勢に動きが加わるので、遊具ごとに対象者にどのような力が加わるかを予測して対応します。1対1対応にし、無理な姿勢、転倒に気を付けます。

①前庭感覚に働きかける工夫

㋐トランポリンでの活動

上下の前庭系の刺激を楽しむことができます。座るとシートが下がるので、座位姿勢では、お尻の下に座布団を数枚しきます。さらに、上下の揺れが加わると、足に無理な力が加わるので、圧迫される足への負荷を見ながら揺れと座布団の厚さを調節します。背臥位では、負荷はかかりにくいですが、頭部が大きく揺れ、前庭刺激を強く感じるので、枕を置き揺れ加減を調整します。数名が同時にのれる大型遊具では、対象者が触れ合って、ケガをしないように配慮します。

㋑オーシャンスイング（大きい板がついたブランコ）

左右、前後の揺れを感じます。三角マットを使用し、頭部の位置は軽度前屈で、唾液によるむせが起きないように、頭の支えを作成しました。頭部は体よりも高くし、股関節は軽く屈曲して、膝も屈曲した位置にして、変形の進行を少なくした姿勢にしました（**写真1**）。うつ伏せマットでも楽しめます。（**図4**）

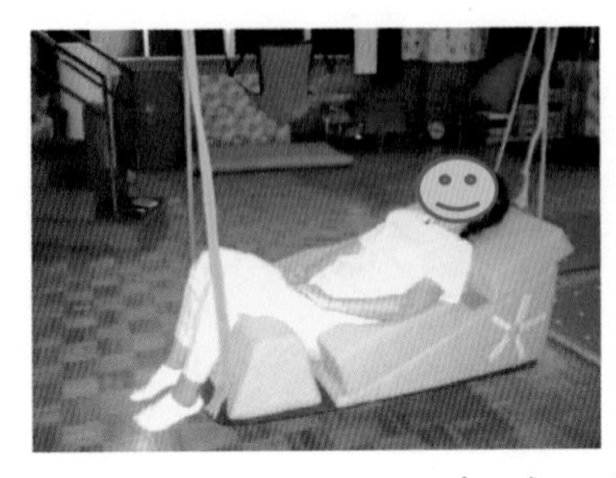

写真1　三角マットでの背臥位

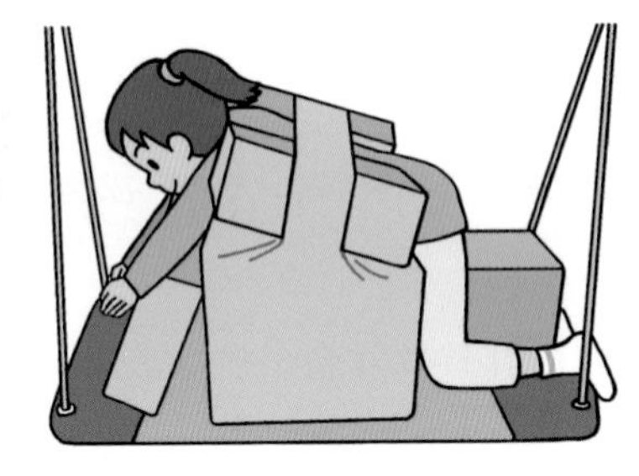

オーシャンスイング

図4　うつ伏せ姿勢

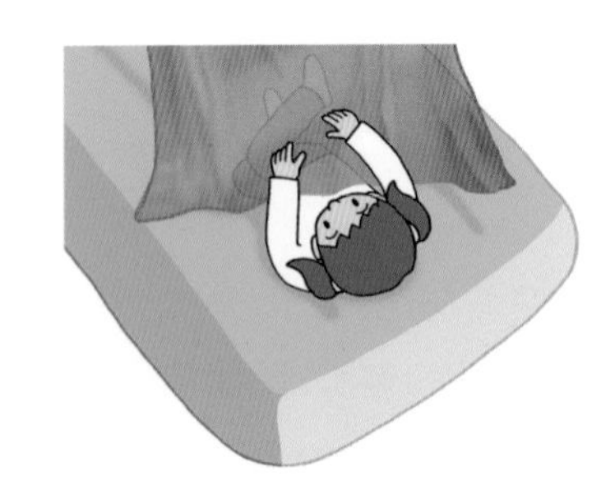

図5　エアトランポリン

㋒エアトランポリンとオーガンジー

左右前後上下に、体が小さく揺れます。空気が入っているので、接触面は柔らかく、心地よい感覚が得られます。座位は不安定なので、うつ伏せか背臥位で乗り、寝ながら上に動くオーガンジーなどを見ることができます。膨らんだ状態で乗せると転がりやすく、介護者の足元も不安定になり危ないため、数名の対象者をのせた状態で空気を入れるようにします（**図5**）。

㋓サイバーホイールでの活動

接触面は柔らかく、回転刺激と左右への小刻みな揺れる刺激が入ります。座位がある程度できるときには、横向きに乗ることができますが、一般に写真のように乗るため、乗せにくいのが欠

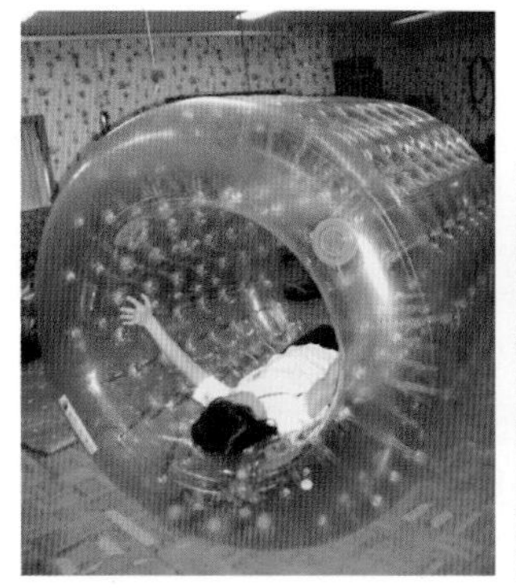
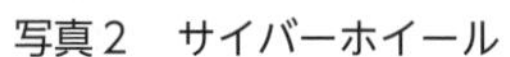
写真２　サイバーホイール

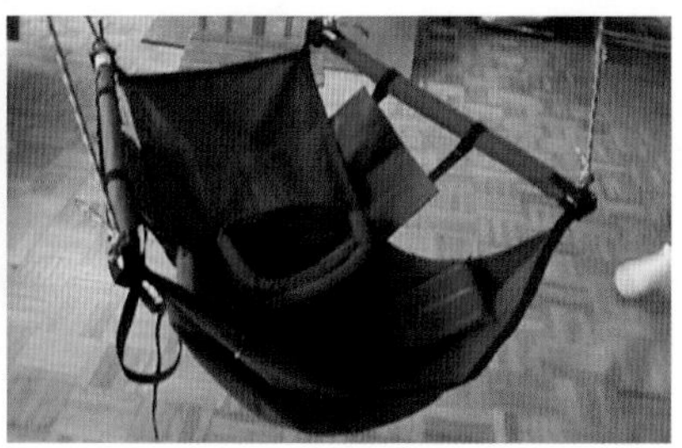
写真３　布製ブランコ

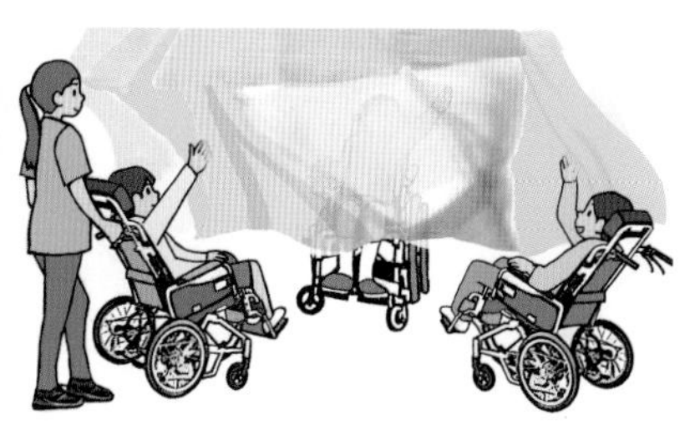
図６　オーガンジーに触れる

点です（**写真２**）。

㋔布製ブランコ

外国製のスカイチェアと呼ばれる布製のブランコを自作しました。布製で体全体が包み込まれるので安心して乗れます。足が床に当たらないよう注意して乗せます（**写真３**）。

㋕車いすでの動き

自由に床を動くことができるので、音楽に合わせてダンスをし、乗った状態で、上から柔らかい布をかけ、手で触れる活動も行えます（**図６**）。

②病棟で使用した遊具や機器、活動の工夫

病棟で使えるようエアマットを病棟内で行い、揺れを楽しめるようにしました（**写真４**）。

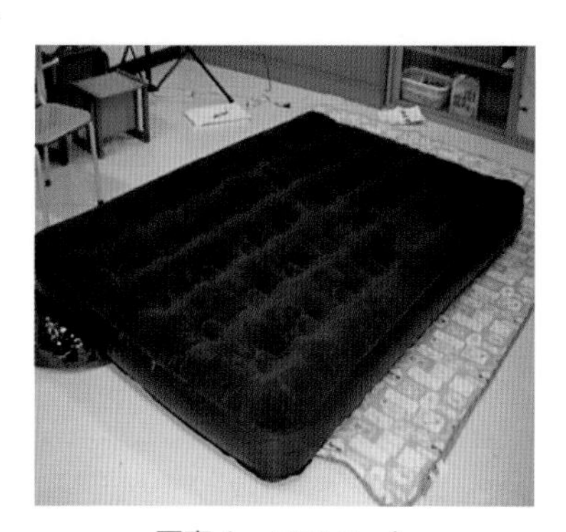
写真４　エアマット

視覚的活動では、首が動かなくても注視が苦手でも楽しめるよう、環境全体に映し出せる映写機やランプ、ミラーボールを利用しました。視覚刺激は、覚醒が低くなりやすいため、提供時間は長くならないようにし、また、音楽や体を動かすなどの別の活動も併用しました（**写真５、６**）。

年一回は、姿勢全体で楽しめる「光と音の水族館」という感覚体験の場を施設の行事として設

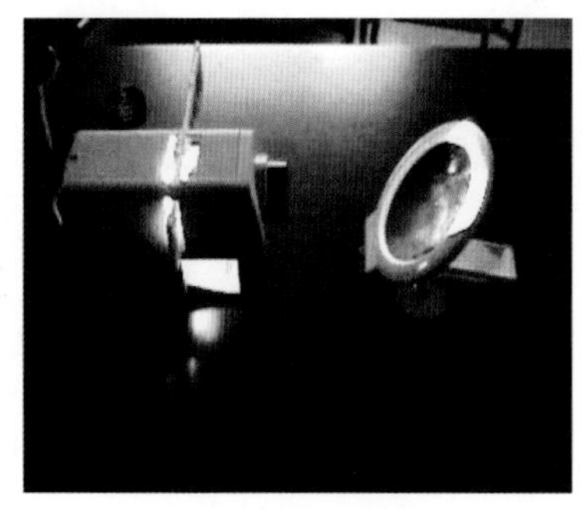
写真５　映写機

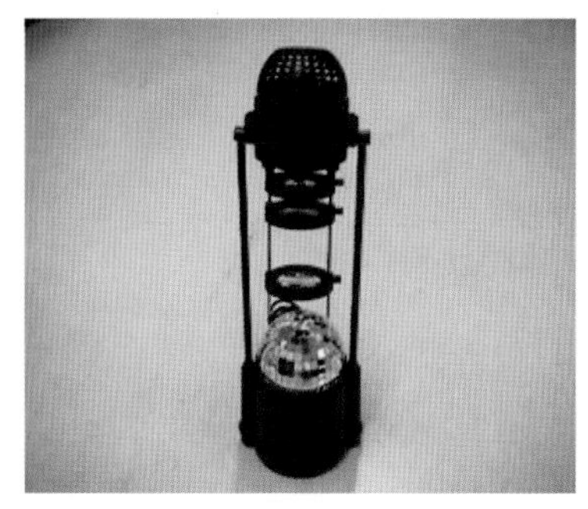
写真６　卓上ミラーボール

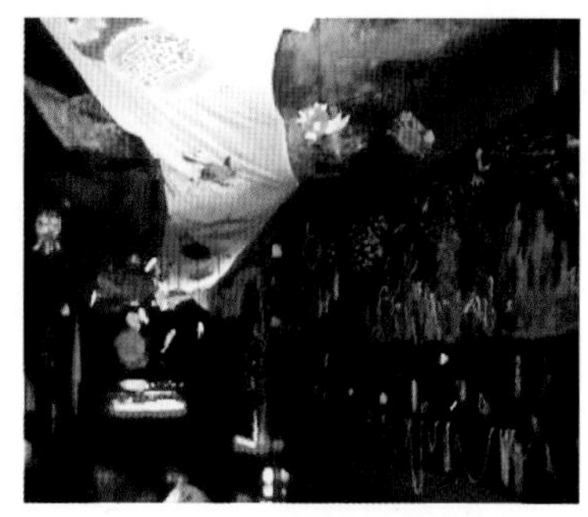
写真７　光と音の水族館

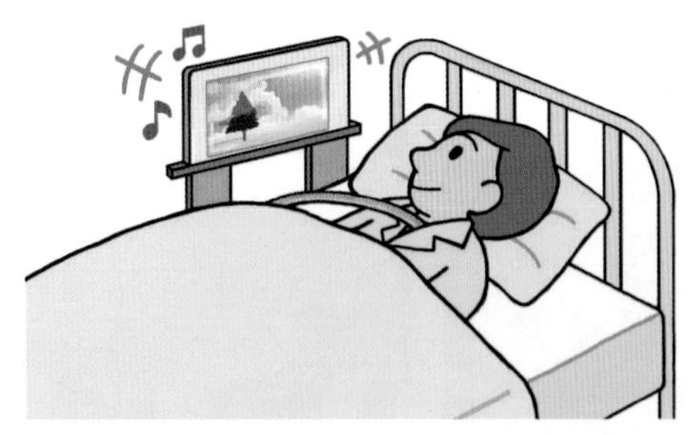

図7　テレビ用台（高くし視線が向くようにした）

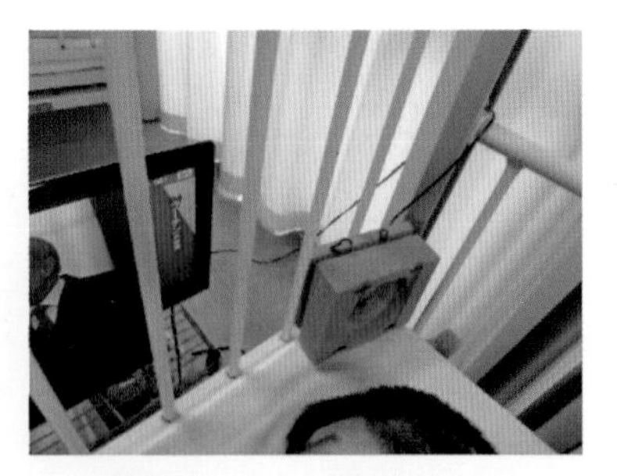

写真8　テレビ用スイッチ

定しました。蛍光塗料で描いた魚や海の絵を25メートルくらいの廊下に掲示し、ブラックライトで照らしました。天井や壁一面に掲示したので、どの位置からも見えます（**写真7**）。

病棟生活では、テレビが見えるように台を作成しました（**図7**）。また、リモコン操作ができる人には、スイッチをベッドに取りつけました（**写真8**）。

聴覚刺激は、多くの人が楽しめる刺激です。気づきやすい刺激である振動覚が楽しめる物やきれいな音色、手で動かすと音が出るものを使うようにしました。**写真9、10**は肩の動きだけで簡単に操作できます。**写真11**は、バチを持つだけで、ベルが回転するので簡単に楽しめます。

触覚的活動では、いろいろな感触のものに触れる体験を行いました（**写真12、13**）。病棟の計画にも、調理や触覚活動が含まれていました。

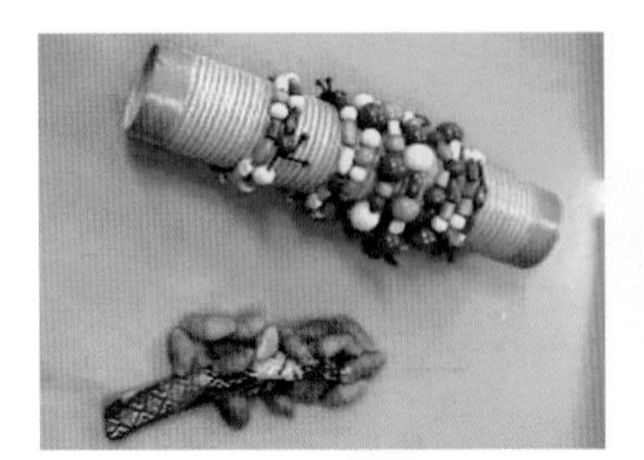

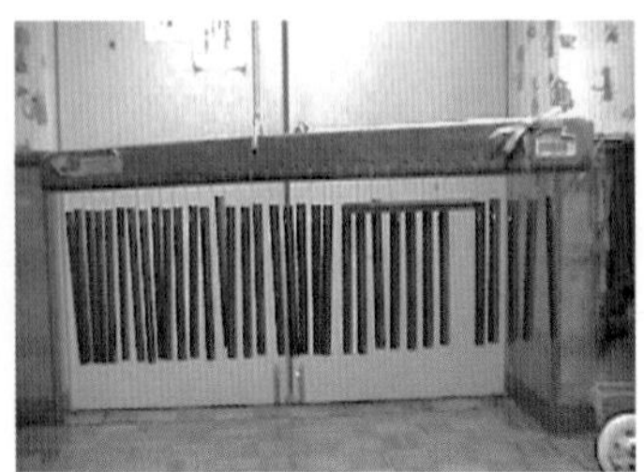

写真9、10　ギロとグランドチャイム

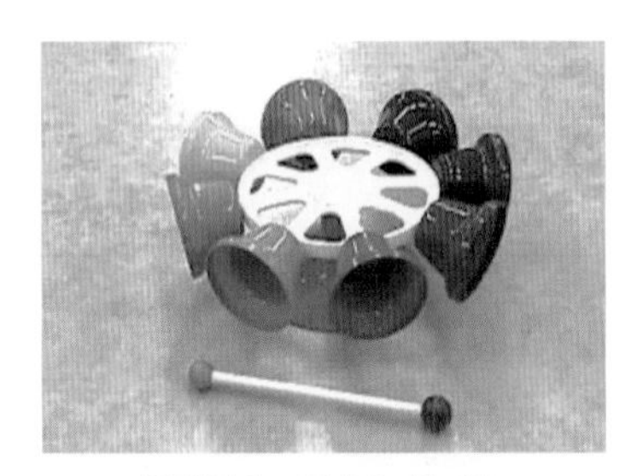

写真11　ラウンドベル

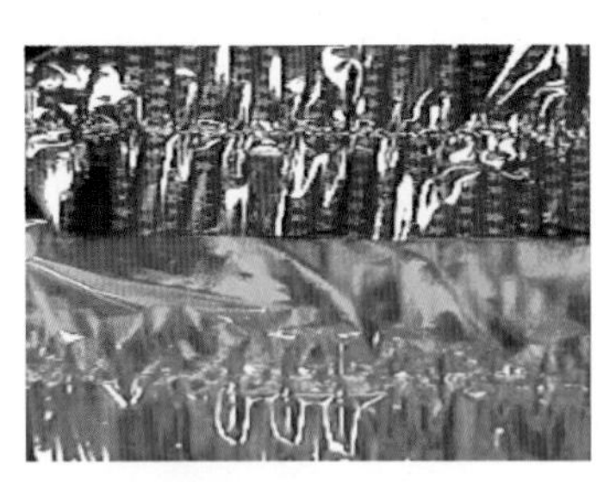

写真12　キラキラした布

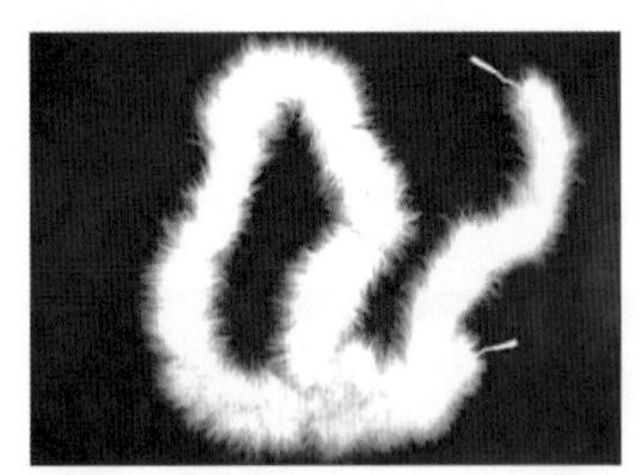

写真13　ムートン

（5）目と手の協調性が保たれる工夫

触覚的活動や製作活動では、頭部の位置を調整し、手元に視線を向けます。

①目と手の協調性が保てる姿勢

手は前に出しやすいのは側臥位や腹臥位です。背臥位も可能ですが、手を上にあげにくいので、介助が必要です。側臥位は、体の前と後ろにマットをおき、対象者の腕を介助すれば、手は前に出しやすくなります。頭部は枕を比較的高めにすれば安定し、全身が対称的な姿勢となります（**図8**）。腹臥位では、マットを使うと両手が前に出しやすく、手元を確認できる姿勢となります（**図10、写真14**）。

製作活動や感触活動では、手を使うため、頭部と手の位置が適切であれば、目と手の協調性を学べます。座位では、頭部の位置を手元に合わせるために、頭部の位置を作業に合わせて適時動かすことができるための頭部をコントロールします。（**図9**）

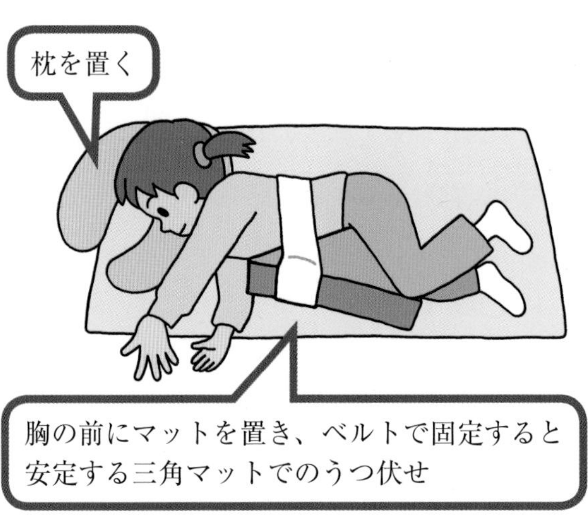

枕を置く
胸の前にマットを置き、ベルトで固定すると安定する三角マットでのうつ伏せ

図8　側臥位姿勢の姿勢介助

親指を顔の側方に当てる。ひとさし指を下顎前方、中指を下顎下方に置く

図9　頭部のコントロール

三角マットでのうつ伏せ

図10　三角マットで姿勢介助

立方体のマット（頭部の支えあり）でのうつ伏せ

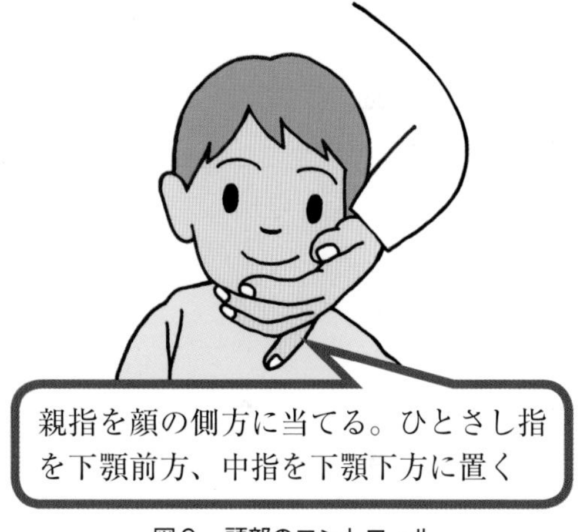

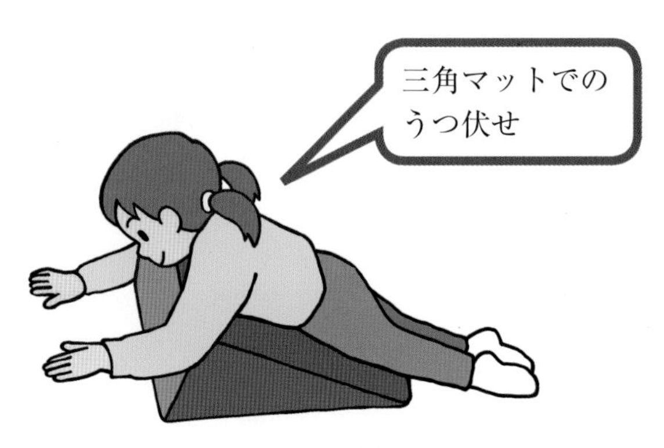

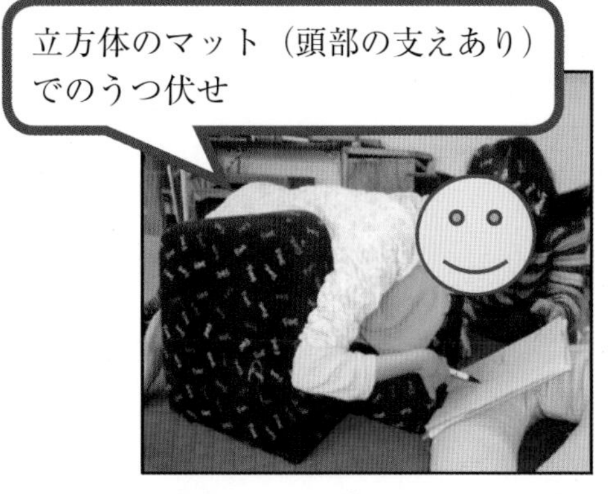

写真14　うつ伏せマットでの活動

②手を使うときの介助の工夫

手を動かせないときでも、座位や側臥位の姿勢を安定させ、肩を介助者が支えれば、手で物を触り操作でき、達成感を感じながら作業を行えます。介助者が子どもの動きを感じ、子どもの動きを待ちながら、介助することが大切です。(**図 11、写真 15**)

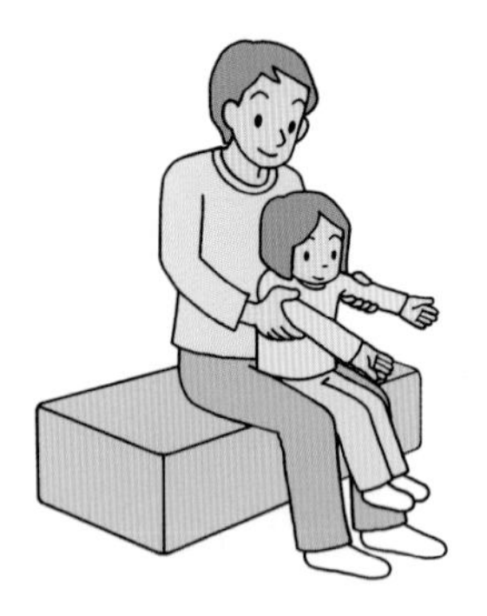

図 11　座位での肩の姿勢介助

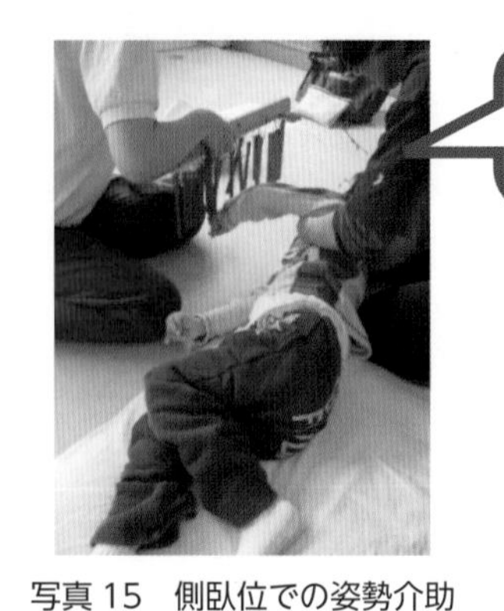

写真 15　側臥位での姿勢介助

③目と手の協調性を体験できる活動の段階づけ

子どもにあった適切なレベルの活動は、喜びとなり、やる気をもたらたします。子どもの能力を知って活動を提供することが大切です。わたしたちも、前庭感覚や固有感覚を中心とした感覚運動活動以外に、製作やゲーム、コミュニケーション活動を含む感覚運動活動を設定していきました。また、他病棟でも様々な活動が行われるようになり、低年齢の子どもたちには、夏休みにはシャボン玉遊びを行いました。

④手を操作するときに感覚に働きかける工夫

対象者の自発性をいかし、対象者が自分でやったと感じることができるよう、便利な道具を使います。また、肩の支えや姿勢の支えは同時に行います。

写真のように握るだけで持てるハサミ、開くのを介助するハサミ（**写真 16、17**)、押すと切れる台つき鋏（**写真 18**）は簡単に切る作業ができます。

持ちやすいペン各種（**写真 19**）は、握り動作ができれば描けます。握りが難しい人には、手の装具つきのペン（**写真 20**）を使います。傾斜を変えられる斜面台（**写真 21**)、紙の位置を調節で見やすくします（**写真 22**)。シャボン玉活動では、電動のシャボン玉、持ち手にスポンジの筒をつけて柄を太くするなどの工夫を行いました。

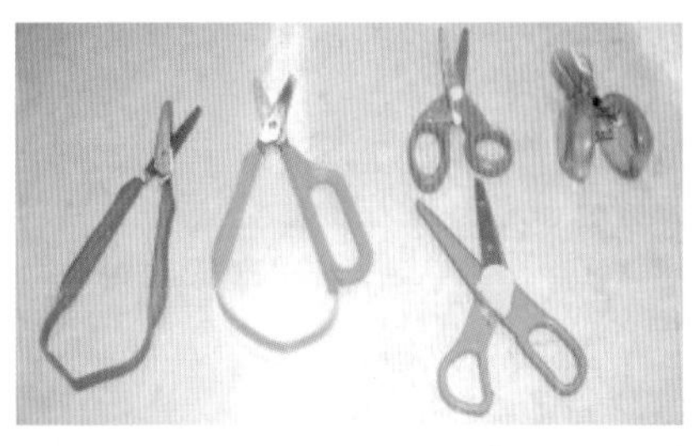

写真 16、17　補助鋏

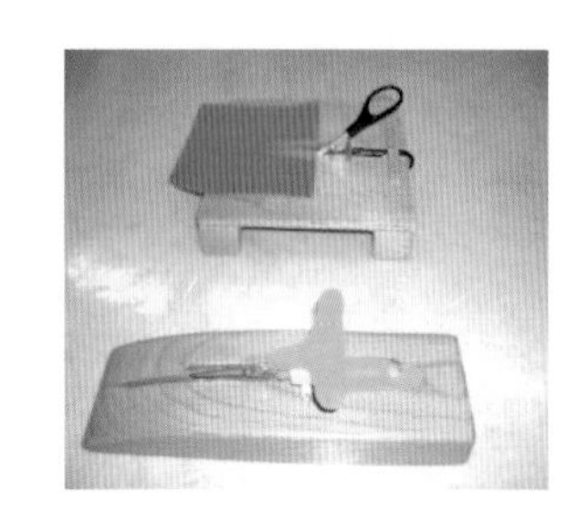

写真 18　押すと切れる台つき鋏

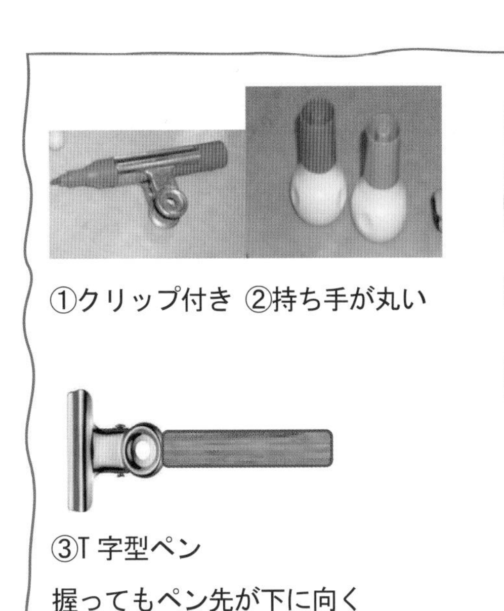

写真 19　持ちやすいペン各種

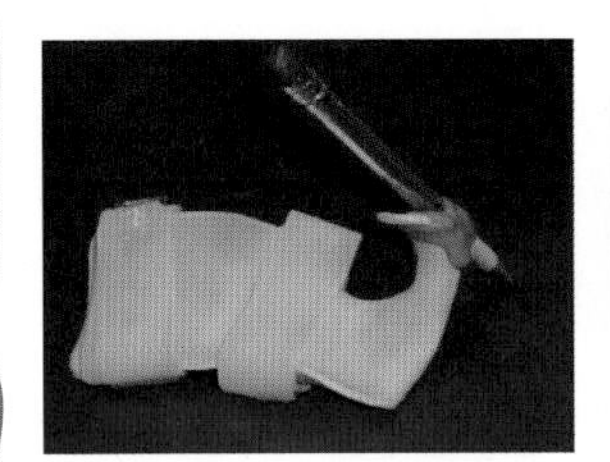

写真 20　手の装具についたペン

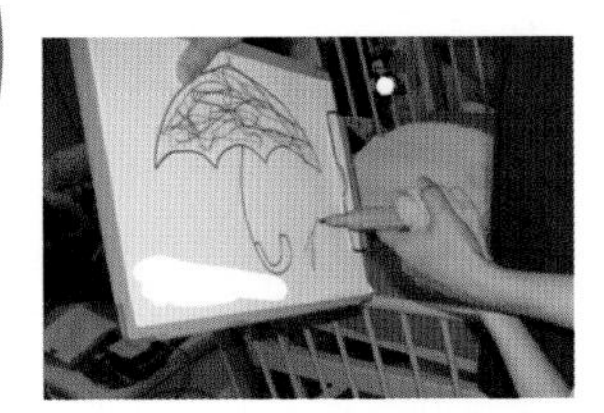

写真 22　紙の位置の調整

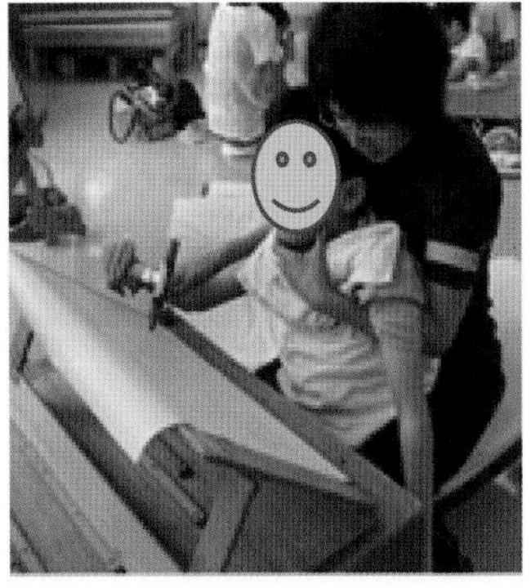

写真 21　斜面台と T 字型ペン

4 おわりに

子どもたちの楽しそうな笑顔のために、子どもたちの表情をくみ取り、子どもたちが感じやすい工夫が大切です。作業療法士は、感覚と運動の視点から支援できるのでぜひ活用してもらいたいと思います。

【参考文献】

・Anita C.Bundy, Shelly J.Lane, Elizabeth A.Murray 著、土田玲子・小西紀一監訳、(2006)『感覚統合とその実践　第 2 版』協同医書出版社
・岩崎清隆（1993）『感覚統合障害研究』Vol 4, No1、日本感覚統合障害研究会
・今川忠男（2004）『発達障害児の新しい領育、子どもと家族とその未来のために』三輪書店
・R.P.Erhadt, 紀伊克昌監訳、井上柴他訳（1997）『視覚機能の発達障害、その評価と援助』医師薬出版株式会社
・土田玲子監修、石井孝引・岡本武巳編集（2013）『感覚統合 Q&A　改訂第 2 版』協同医書出版社

Ⅳ章

療育活動の実際

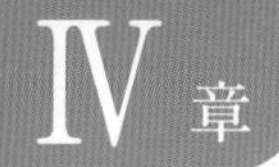

（1）旭川児童院（旭川荘療育・医療センター）の取組 一人一人に寄り添った日中活動を目指して

旭川荘療育・医療センター旭川児童院支援部 支援主幹　本田　勝久

入所施設という生活環境の中では、生活の場と活動の場が明確に区別できにくい状況がありますが、障害の重い重症心身障害児（者）（以下、重症児（者）とする）の生活の豊かさや生きがいを考える時、日中活動の充実は欠かせないものです。そのような思いから当施設ではこれまでできうる限り日中活動の場を提供してきました。重症児（者）も人との関わり中で共感し、様々な反応で自己表現できます。その反応を感じ取り、受け止め、支えていくことが大切な支援であると考えています。活動への参加は自己表現する場を提供することであり、活動の中での反応のひとつひとつが具体的な意思表出です。活動に参加することが意思表出の機会を得ることであり、重症児（者）の存在を尊重する上で、「活動参加」には大きな意味があると考えます。

旭川児童院は昭和42年に開設しましたが、歴史の歩みと共に利用者の状態像も変わってきました。医療の進歩とともにより長く生きられるようになり、障害の重い人も命を育んでいけるようになりました。日中活動も高齢化し、多様化してきた利用者のニーズに合わせるように、一人一人に寄り添った活動を目指して取り組んでいます。ここでは、さまざまな日中活動の中から交流活動、カルチャープラザ、外出活動と行事について紹介します。

1 交流活動

（1）旭川児童院の交流活動の経緯

昭和52年、義務教育を修了した人に趣味や生きがいとしての活動を提供することを目的とした岡山市の社会教育事業の一環として、重症児（者）の生涯学習の場を提供する「青年文化教室」が始まりました。病棟を超えて教室生が集い、自主性と意欲を持って運営され、興味のあること、得意なことを楽しむ機会として実施してきました。平成17年に事業は終了しましたが、「文化交流活動」と名称を改めて活動は継続され、利用者の年齢層が変化していく中で、対象者も増え、日中活動の場としての意味合いが強くなっていきました。

（2）文化交流活動

当施設の日中活動は、病棟内での個別・集団活動と病棟を超えた交流活動があります（**図1**）。交流活動は学校を卒業した18才以上の人達を対象としており、生活の場である病棟とは離れた場所で、病棟以外の人と交流できるいわば社会的な活動の場となることを目指しています。平成

17年に施設の建て替えをした時、1つのフロア全部を文化交流専用ゾーンとして整備し、音響設備のそろった音楽室やスヌーズレン教材を常設した視聴覚室、パソコンやインターネットが使えるカルチャー室、絵画や創作活動のための画材を揃えた造形室などを設けました（**図2**）。

文化交流活動は曜日別に20～30代、40代、50代、60代という4つ活動のグループに分かれ、20人前後の利用者を2～4人の職員が担当します。午前10：30～11：15の45分が1コマで、週に各1回実施しています。主な活動内容は、ボーリングやボッチャ、ビリヤード、すごろく、造形、カラオケなどの活動があります。20～30代の若い世代は元気で動的な活動を中心に行っており、年代が高くなるほど穏やかな静的な活動を中心に行っています（**表1**）。

他に、特別活動として月1回のバンド演奏や自治会、不定期開催のサロンタイムがありますが、これは年代別ではなく希望者が集まり、午後の時間に行っています。

病棟内活動
個別・集団

外出支援
ミニ外出・半日外出
1日外出・バス旅行

交流活動（病棟外）
午前の活動
（年代別）文化交流活動
午後の活動
（種目別）カルチャープラザ
（特別活動）バンド演奏・自治会
サロンタイム

行事
病棟行事・施設行事（センターまつり等）

図1　日中活動の枠組み

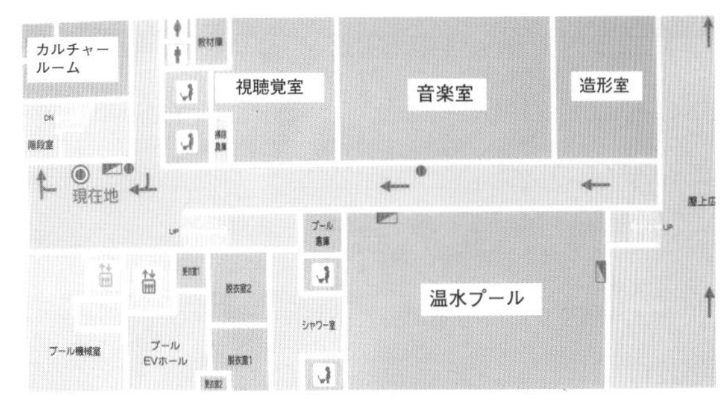

図2　文化交流ゾーン（3号棟4階）

年代別	人数	曜日	主な活動内容
20～30代	23人	水	主に動的活動中心 ボーリング ビリヤード ボッチャ すごろく 造形 カラオケ etc. （担当職員2～4名） 主に静的活動中心
40代	22人	木	
50代	22人	金	
60代	19人	月	

表1　文化交流活動の主な活動内容

図3　20～30代活動（ボーリング）

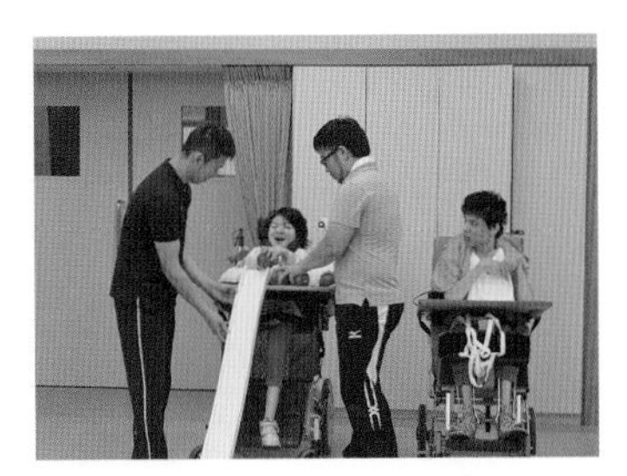

図4　20～30代活動（ボッチャ）

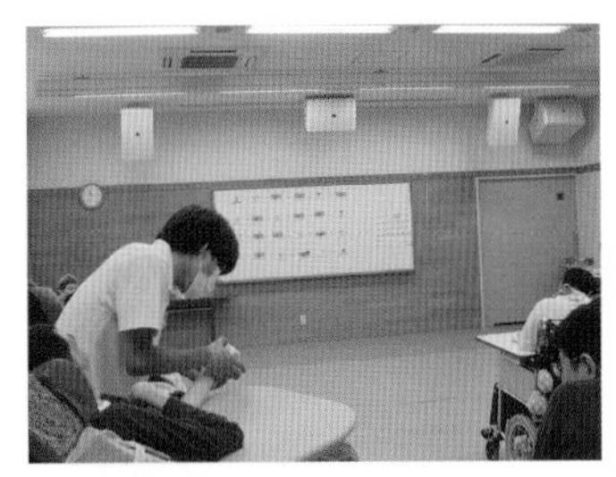

図5　40代活動（すごろく）

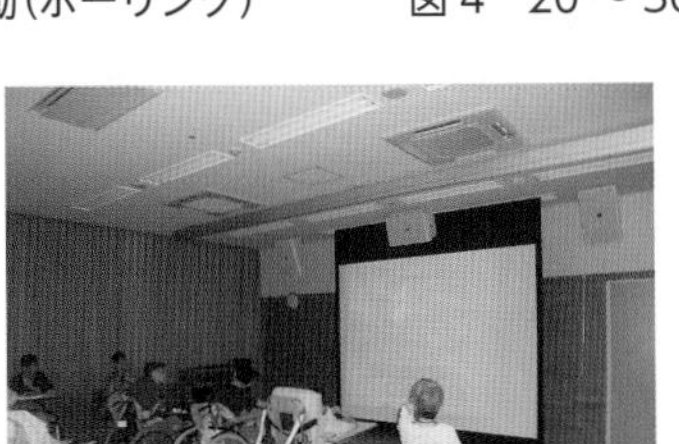

図6　50代活動（カラオケ）

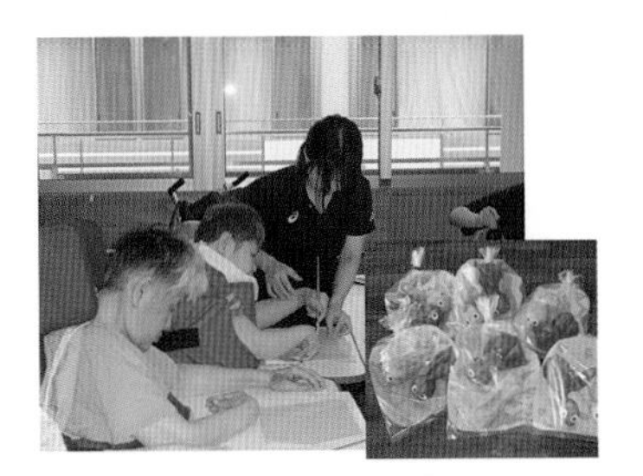

図7　60代活動（金魚鉢創作）

（3）参加者の様子

文化交流活動に参加しているのは全利用者350人のうち85名で、参加者の横地分類を**表2**に示しています。運動機能レベル、知的レベルには幅があり、参加者はそれぞれの表現で活動に参加しています。**表3**は参加の状態を操作性スキルと意思表出レベルで示しています。85人中59人、約7割の人が身体のどこかの部分を使って操作して参加できています。例えば、大きなボールを転がしてペットボトルのピンを倒すボーリングでは、手で押し出す人、足を使って蹴りだす人、頭を少し動かして転がす人など様々な操作があります。随意的に身体を動かず、自身で操作できない人であっても職員が手を添えて転がすと、疑似体験を通して嬉しそうな顔をされ、自分も参加していると感じられます。意思表出レベルで見ると、ことばや発声、意図的な表情や身体の動き等の手段で意思表出ができる人は70人、82％います。明確な意思表出が見られない人は15名となっていますが、リラックスした表情や普段とは異なるようすが見られるなどその人なりの参加をされているのが見て取れています。

表2　文化交流活動参加者の横地分類

	6	5	4	3	2	1	<知能レベル>
E			2				簡単な計算可能
D			2	1		1	簡単な文字・数字の理解可
C		1	7		1	8	簡単な色・数の理解可
B		2	7	3	10	15	簡単な言語理解可
A		2	1	5	2	15	言語理解不可
	戸外歩行可	室内歩行可	室内移動可	座位保持可	寝返り可	寝返り不可	N=85
	<移動機能レベル>						

表4は利用者の活動への参加状況を担当職員が協議し、5段階で評価した結果を示しています。活動前から期待や積極的な参加意欲が見られる人が33人、活動の中に入るとやり取りが楽しめる人が10人、笑顔や快表情が見られる人が24人、リラックスした表情や雰囲気を感じ取れている人が12人。計79人、9割以上の方がポジティブな反応を示されています。

表3　操作性スキルと意思表出レベル

自律的に操作する	一部介助で操作する	全介助で操作する	<意思表出レベル>
13	5	2	ことばで伝える
17	20	9	ことば以外の手段
	4	15	手段を持たない

<操作性スキル>　N=85

表4　文化交流活動への参加状況

年代	参加状況				
	積極的な参加意欲が感じられる	やり取りが楽しめる	快表出が見られる	雰囲気を感じ取れる	変化が表れにくい
２０～３０代	9	2	4	5	2
４０代	7	3	6	4	2
５０代	8	1	9	1	0
６０代	9	4	5	2	2
全年代	33	10	24	12	6

（4）文化交流活動の課題

文化交流活動の課題としては、まず参加人数に制約があることが挙げられます。全ての入所者に病棟外での日中活動の場を提供できるのが理想ですが、重症児（者）施設では日常生活の介助や医療的ケアの比重が大きく、施設全体の日中活動としては病棟内での活動をベースに、可能な範囲で交流活動を行っているのが現状です。交流活動の受け入れ枠は限られており、現状では希望者を最大限に受け入れても20人前後と大きな活動単位となっています。

次に、グループ編成について、年代別のグループ編成にしていることで、カラオケの曲など同世代で共感できる部分がある一方で、本人の状態に応じたグループ編成ができないために、個別的に細かな対応ができにくい所があります。

また、活動場所が病棟と離れた場所にあることは生活の場と活動の場が区別するには良いのですが、医療スタッフが関わりづらくなり、医療ニーズの高い利用者には参加しにくいといった一面があります。

さらに、文化交流活動は学校を卒業した後の日中の活動の場という意味合いがあるのですが、参加は週に1度、1時間程度となり、毎日通っていた学校と比べると、急に外部との交流が少なくなり、生活のギャップが大きいという問題があります。

現行制度の中では、重症児（者）が入所する療養介護施設は、障害者支援施設のように夜間・休日の入所支援と日中時間帯の生活介護が明確に分けられておらず、日中活動に専従できるスタッフを区別することが難しいため、その提供には工夫が必要です。活動への参加は、利用者にとって主体的、能動的な表出を示す機会を得ることができ、充実した生活を送ることにつながり、また、支援者にとっても利用者本人の生きる意思を感じ取る有効な手掛かりを得る機会となります。利用者自身が生活者として自身の生活を選び取る意思決定を支援する上でも、日中活動を充実させていくことを大切に考えています。

2 ボランティアに支えられている活動

（1）ボランティア受け入れの仕組み

当院は開設当初から多くのボランティアの支援を受けてきており、受け入れの仕組みを作ってきました（**図8**）。今では年間延べ約5,000人のボランティアの参加があります。 ボランティア担当職員が窓口となり、月1回の調整会議で行うことで、カルチャープラザや病棟の活動にスムーズにつないでいくことができています。調整会議には各病棟等からボランティア委員が参加します。ボランティアの皆様には車いすを押して散歩に出かたり、病棟活動や病棟行事を楽器演奏等で盛り上げていただくなど利用者と触れ合っていただく以外にも、シーツ交換や衣類補修、おしめたたみなど幅広く活動していただいています。

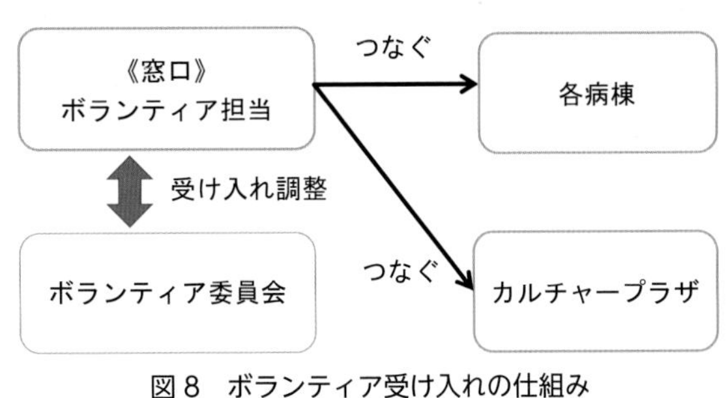

図8　ボランティア受け入れの仕組み

（2）専門家による活動カルチャープラザ

カルチャープラザは各分野の専門家の方にボランティアで担当していただいている活動です（**表5**）。午後14：00～15：00の1コマ60分で、月に各1回実施しています。また、不定期ですが、プロの演奏家による演奏を鑑賞する1コマもあります。

表5　カルチャープラザ

内容	頻度	講師
シンボルツリー	月1回	童画作家
フラワーアレンジメント	月1回	お花の先生
ネイルアート	月1回	ネイリスト
絵本読み聞かせ	月1回	元学校の先生
音楽鑑賞	不定期	プロの演奏者

図9は童画作家の先生の指導で、外来にあるシンボルツリーに、季節に合わせた飾りを制作しています。**図10**はお花の先生やボランティアさんと花を活けています。独自のセンスで淀みなく、お花を生ける利用者さんもいます。**図11**は元学校の先生が大型絵本の読み聞かせをしてくださいます。いずれも参加者は固定しておらず、毎回希望する人を募っています。**図12**はプロのヴァイオリニストによるベッドサイドでの演奏です。本物の音楽の音色は心に響くものがあります。

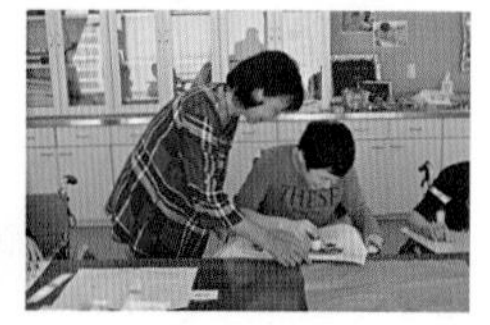

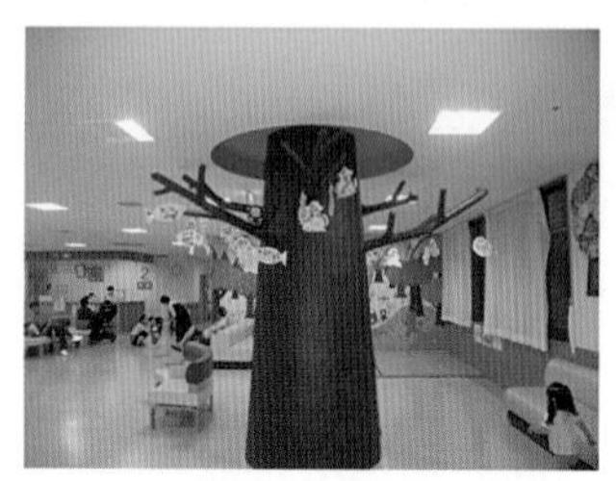

図9　外来フロアのシンボルツリー制作

カルチャープラザでは一般のボランティアの方にも、参加する利用者に寄り添い、手を添えるなどお手伝いをしていただいています。

ボランティアの受け入れは施設が提供できる限られたサービスを補う仕組みとして、とてもありがたいサポートとなっています。更に、入所施設は継続してサービスが受けられるという縦の連携には優位性がありますが、一方で、地域や社会との繋がりという横の連携が希薄であるという点があり、施設内で完結せずにボランティアの方との関わりを通じ、オープンに社会（横）との繋がり広げていくことで、利用者の方々の生活がより豊かになるように努めていきたいと考えています。

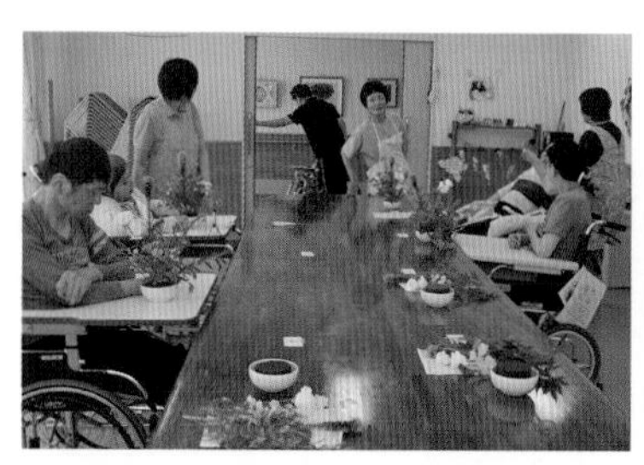

図10　フラワーアレンジメント

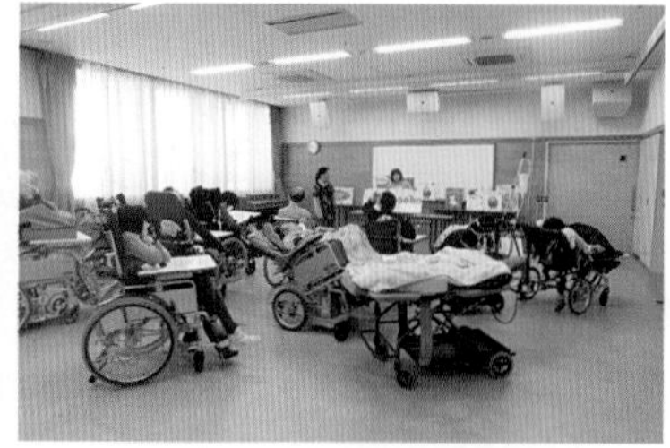

図11　大型絵本の読み聞かせ

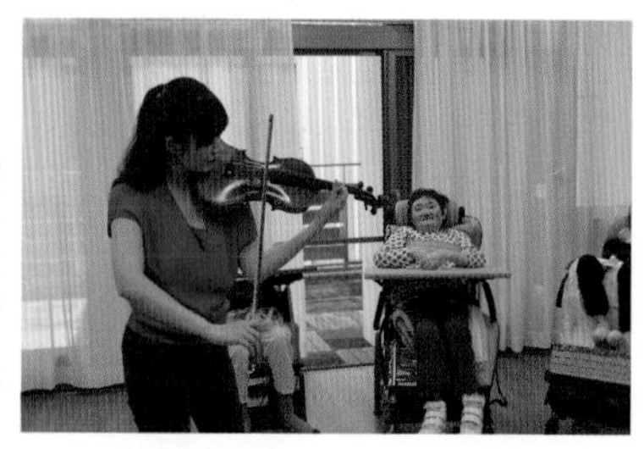

図12　ヴァイオリン演奏

3 一人一人に寄り添った外出・行事

(1) 外出支援

当施設の外出支援には、病棟主体で企画する外出と施設主体で企画する外出があります。病棟主体の企画は概ね2時間程か昼食を挟んだ3時間程度で毎週水曜日4～8人が施設の公用車で出かけます。その他に、病棟毎に週1回、数名ずつ、1時間以内に帰って来られる範囲の外出先で計画するミニ外出があります。時間を短くすることで、通所部門で送迎に使用する公用車を活用できたり、病棟職員以外の事務職員等間接部門のスタッフの協力も得られやすくなり、利用者の外出機会を増やすことにつながりました。

施設主体の外出については、日帰りバス旅行として、以前は大型観光バスを利用し、大勢で一度に同じ所に行っていましたが、利用者の状態像が多様化していく中で、一人一人に合わせた形に変わってきました。全ての利用者が4年に1回参加しますが、行き先によってリフト付き観光バスを利用することもあれば、施設の公用車で出かけることもあります。ご家族にも声をかけ、一緒に参加される方もたくさんおられます。障害の重度さから介助も複雑になり、ご家族自身も高齢となって一緒に外出する機会が少なくなっていることから、一緒に出かけられることでご家族も喜ばれますし、一緒に付き添う職員もご家族の思いを聴くことができるよい機会となっています。

長時間の外出が可能な人はリフト付きの観光バスを使って、片道1時間程度の場所へ昼食を挟んだ1日の外出を楽しみます。岡山市内からですと、倉敷美観地区や瀬戸内海や瀬戸大橋の見えるホテル辺りが丁度1時間で行ける距離です。長時間の移動が難しい人は片道30分以内の短時

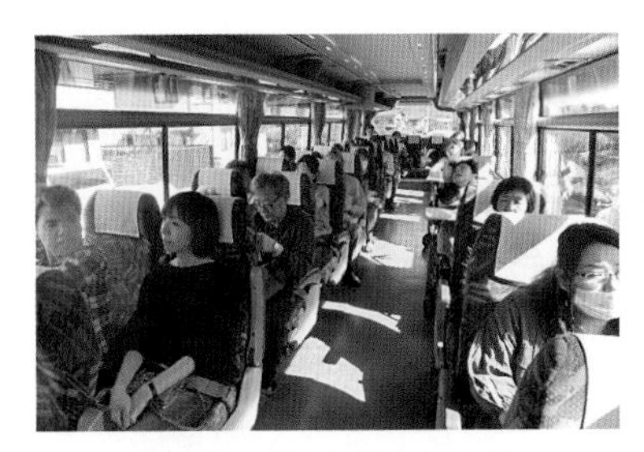

図13　バスで出かけます

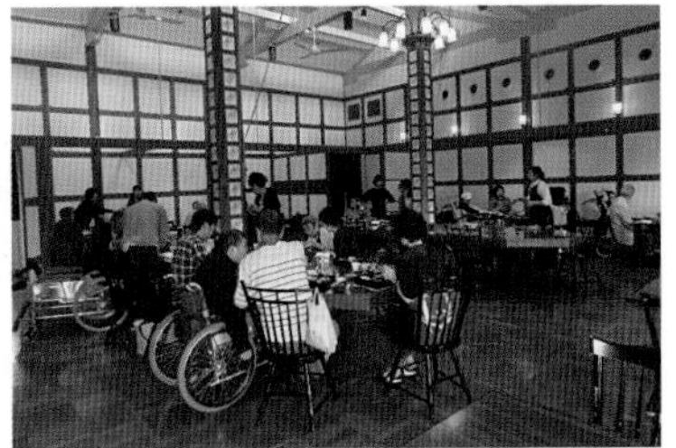

図14　レストランでの楽しいランチタイム

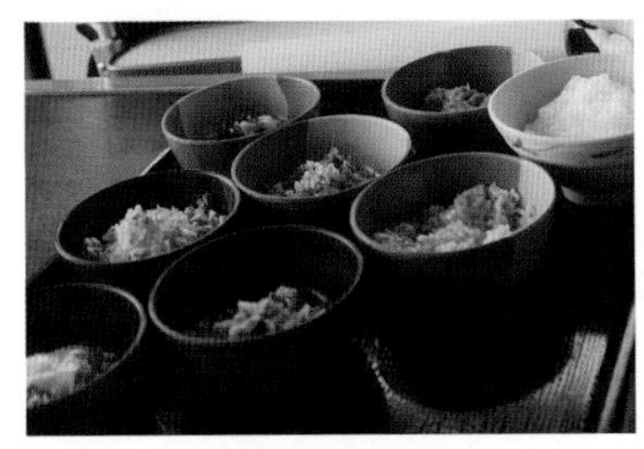

図15　利用者に合わせたメニュー

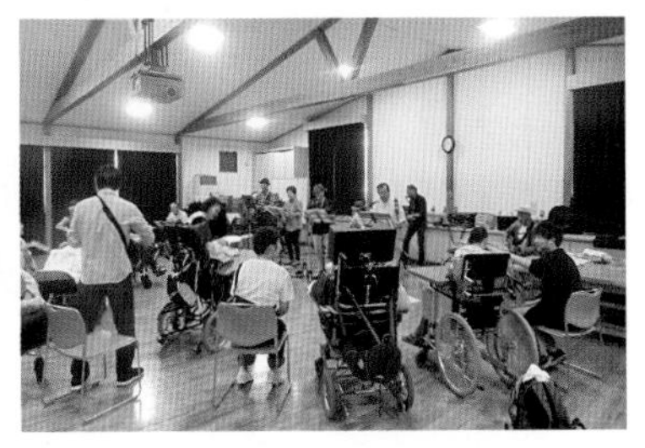

図16　お出かけ先で　森のコンサート

間で行ける所に出かけます。行った先では、ボランティアさんとのダンスや自然の中でミニコンサートなどのイベントを企画し、ゆったりとした時間を楽しんでいます。外出自体が難しい人達には、外出に代わる楽しみとして音楽鑑賞会を開くなど施設内でできることを企画します。「バス旅行」という既存の概念を広げ、利用者の状態像に合わせたスタイルに変化させてきました。

昼食を挟んだ1日の外出では、多くの人が刻み食やミキサー食が必要であり、外出先での食事をどうするかが難しいところでした。同じレストランをリピート利用することで、受け入れ側も個々の利用者に配慮して丁寧に対応していただけるようになりました。また、新たに利用できるレストランを探す内に、車いすでもグループで落ち着いた食事ができる所が広がってきたのはうれしいことです。

（2）行事

行事は病棟主体の行事と施設主体の行事があります。施設主体の行事の中でも秋の療育・医療センターまつりは、毎年3日間に渡って行われる大きな行事です。以前は会期中にいくつかのお楽しみコーナーは設けていましたが、最終日に屋外にステージや模擬店を組んで行う「まつり」がメインになっていました。ところが、屋外や人混みに出かけていくことが難しい利用者も多くなっていました。また、家族やスタッフは一生懸命連れ出そうとしても、実際、利用者本人にとって十分楽しいものになっているのだろうか、ワクワクする時間が過ごせているのだろうかなど考える中で、いろいろな「まつり」の形があっても良いのではないかという考え方に変わってきました。一人ひとりの利用者が本当に楽しめるであろう「まつり」になるよう、複数のメインイベントを3日間の会期中に企画し、一番いいものを選んで参加していただき、家族やスタッフと楽しみを共有するというスタイルに変更しました。

初日は、屋外での参加が難しい人を対象に、秋の自然をテーマに五感で感じ取る体感ゾーンを設けました。カサカサと鳴る落ち葉の林を通り抜け、芋を掘り、秋の虫の声に耳を澄ませ、心に沁みるヴァイオリンの生演奏音色に聴き入りました。2日目は、音楽イベントの日としました。午前は病棟を出ることが難しい人たちへ音楽グループの皆さんが各病棟を訪問し、歌や踊りを届けてくれました。午後は学生の音楽グループが約100名の利用者や家族に演奏を披露してくれてくれました。最終日は屋外で楽しめる人が参加し、ステージショーや模擬店などを楽しみました。

以上、様々な制約のある中での日中活動ではありますが、この岡山の地で、重症児（者）の施設で暮らす人たちが望まれる生活やライフスタイルはどのようなものであるかを、身近で寄り添いながら活動への参加を促す中で対話を深め、問い続けることが我々の支援と考えます。

一方で、限られた施設のサービス量を補うものとして、有償サービスの利用も徐々にではありますが拡がってきています。家族が個別に依頼されて、有料ヘルパーが散歩や食事介助などに関わっている利用者や音楽演奏を定期的に聞かせるサービスの提供を受ける利用者がいます。個人

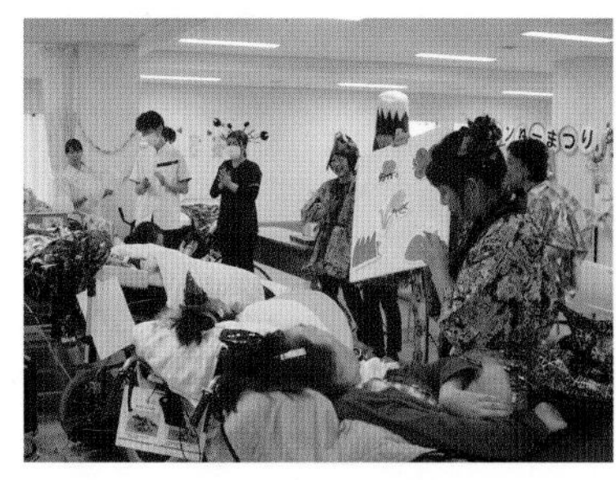

図 17　病棟へ出張　音楽イベント

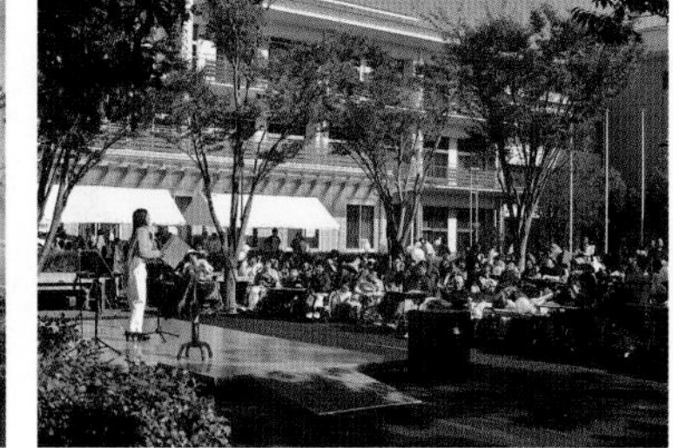

図 18　屋外ステージ　マジックショー

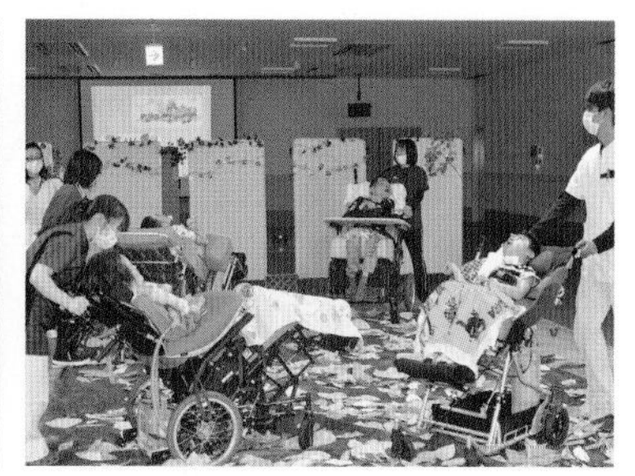

図 19　秋を感じよう　体感コーナー

的に外出を希望して、有償の移送サービスや派遣の看護師、ヘルパーを利用されるケースもあります。現状の施設サービスで、全ての利用者ニーズに応えようとするには限界があり、施設外のサービスを社会資源としてコーディネートし、有効に活用していくことも利用者の豊かな生活を考える上で、今後はより必要になると思われます。

秋津療育園で集積してきた取組の紹介にあたって

秋津療育園は、開設当初（昭和34年）、武蔵野の雑木林の一角にポツンと有り、夜、暗闇の林の中に見える裸電灯、それが秋津療育園の象徴だったと記録されています。一隅の灯りは、遍く世を照らす、世の光として、ご家族の方々の心に寄り添い、障害の重い方々の人生の導き手として、その存在感を世に認められてきたと感じています。

「あの子供たちに楽園をつくろう！」とは、創立者の言葉です。当時、「建物や土地を探すこと、保護を受けるために該当する法律があるのか、差し当たり資金の手当てをどうするのか、考えなければならないこと、調査しなければならいないことは山ほどあった」ほど、課題山積の中で、施設づくりに一念発起した創始者草野熊吉理事長の開拓精神とその勇姿に、励まされています。

以来60数年、秋津療育園には、きめ細かな療育を、長年にわたって堅実に提供し続けた底力があります。療育の専門家として培った知識・技能に基づく連携・協働のチーム力があります。生命と生活が守られ、緩やかな成長・発達をしている園生には、それぞれの豊かな個性がにじみでています。

病棟でアロママッサージに立ち会う機会がありました。アロマのふくよかな香りとマッサージのソフト・タッチの優しい手の動き。マッサージは、言葉にならない言葉で、ていねいに、ゆっくりと、思いや願いを伝え合い、響き合っているようでした。そして、この上なく豊かで、至福の時を過ごしていると思いました。その心地よさと手のぬくもりは、一人一人の心に刻み込まれています。

それぞれの活動には、深い意図や意味があります。前述のように、これまで積み重ねてきた数々の取組を記録として集積しておくことは、大切です。

そこで、この章では、秋津療育園の取組を紹介し、記録集積の第一歩とすることにしました。

表現の仕方について、ひと言申し添えておきます。それは、秋津療育園では、入所している方々について、多くは「園生」と称しています。文章の中で、「園生」「利用者」「入所者」等々様々な書き方をしています。これにつきましては、敢えて統一しませんでした。ご理解の程、よろしくお願いします。

理事長　飯野　順子

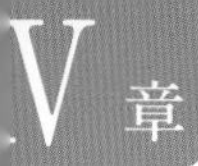

（2）秋津療育園の取組の紹介①サウンドヒーリング

「サウンドヒーリング（SH）」は、音叉ヒーリング・アロマトリートメント・マインドフルネスを融合した取組

療育サービス課　石川　高子

1 「サウンドヒーリング」を始めた背景

「サウンドヒーリング」（SHとして活動）とは一体何でしょうか。これは、秋津療育園（以下、当園とする）で実施しているリラクゼーションを目的とした活動のことです。当園では音叉ヒーリングとアロマオイルによるトリートメントを選任した職員により一対一で行っています。当園は175名（1棟～4棟）の利用者が入所していますが、平均年齢は現在50.4歳（2019年12月）と高齢化しています。日中の過ごし方は、高齢化によるADLやQOLの低下に伴い変化していきます。

また、筋緊張が強くてうまく食事ができないことや、自分の伝えたいことが上手く伝えられず、興奮したり緊張することで、日中活動の参加が思うようにいかない利用者もいます。日中活動でリラクゼーションという目的がなぜ必要なのか、もっと効果的にできる方法はないのかを検討してきました。そのような中、一人の利用者（A氏）との音楽活動で得た興味深い経験が「サウンドヒーリング」のヒントとなり、活動の原点となった訳です。

2010年ごろになります。A氏は、当時25歳の男性で、側彎があり、下肢も交差し、筋緊張が強いため、よく痛みを訴えることがありました。気分的な問題でも筋緊張が強まり、自分で力を抜くことが、難しくなってしまいます。A氏は、食べることが好きで、残さずきれいに食べたい要求が強くありました。ですが、介助する職員との関係や筋緊張の強さから、時間が掛かってしまうという状況でした。時間が掛かると余計に力が入ってしまい、疲れて最後まで食べきれず、結果、機嫌も悪くなり、その後の活動に参加できないということがありました。

この時、私は会って間もなく、信頼関係を築きたいと思っていましたし、A氏がリラックスできることはないか、探していた時でした。そこで、コミュニケーション手段として、音楽を使うこと、また、ツールとしては、トーンチャイムを使うことを考えていました。なぜなら、トーンチャイムの音は緊張をやわらげたり、「音への気づき」として使用することが有効だからです。

まずは、プレイルームから離れ、一対一で音楽遊びを行うことにしたのですが、何度目かでピアノで弾くと必ず笑顔になり、少しですが緊張が緩む「A氏の好きな曲」を見つけることができました。そこで、導入はその曲を使い、楽しい雰囲気づくりを心がけます。

その後、Steven Halpernの「Spectrum　Suite」というCDを使い、トーンチャイム演奏を行うのですが、このCDの特徴は、２拍子または３拍子といった拍子を感じない曲で構成されている点です。各「key」に合わせた曲を聴くことによって、呼吸が深くなり、心拍も下がり、α波がでることにより、リラックスできるという目的で製作されています。聴いていると、自由さや解放感を感じやすい曲です。この特徴を利用し、CDにあるそれぞれの「key」に合わせ、トーンチャイムの音を重ねて演奏していきます。その後に、タッチングを行いますが、この一連の流れをプログラムとして組み立てます。緊張をどの程度まで緩ませて良いかを十分配慮しなければなりません。ですから、ST（言語聴覚士）のアドバイスを受けながら活動を続けました。活動中は笑顔が表れ、体の緊張もゆるみ、楽しむ様子が見られました。この時、私には、A氏が「音楽」というより「音」そのものによってリラックスしているように見えました。

こうした活動を通して培われた関係性が、日常のあらゆる場面でコミュニケーションをスムーズにし、食事介助の時も「緊張なく食事ができる・残さず食べることができる・その後の活動も機嫌よく参加できる」などの結果を作りました。お互いにとって、うれしい変化です。A氏とのこの経験が「音と身体の調整」に、興味を持つことになったきっかけです。環境や音、そしてタッチングの組み合わせには、何かあると考え、そこから、音叉ヒーリングやタッチング、アロマトリートメント、呼吸法さらに、マインドフルネスなどを学び始めました。

2012年、一人の利用者に対しての活動として、一対一で、部屋を変え、音楽を流し、サロンのような環境を整え、音叉ヒーリングとアロマトリートメントを試みます。普段は気分的なこと（周りの音や他の利用者との関係）で興奮し、筋緊張がおこり、リラクゼーションチェアーに座っていられず、フロアーに降りてしまうことが多い方です。この時は、リラックスした状態になり、膝や右側に傾いている頚部の緊張も緩み、なによりもご本人がとても楽そうでした。これはやはり、利用者にとって有効ではないかと思った瞬間です。

しかし、どうしたら利用者175名に対して取り組んでいけるのか、どのように実施すればよいのか。また、棟内で療育として確立していくのには何が必要か、というような課題の解決も必要になります。

そこで、取り組み自体を理解してもらうため、音叉ヒーリングとアロマトリートメントを職員に体験してもらいながら、少人数の利用者への活動を並行してスタートさせ、検証しつつ方法を考えていくことにしました。

2 導入にあたっての経過と対象

（1）経過

1棟内取り組み導入から全棟導入までの経緯

【第Ⅰ期　2012～2014年】

1棟職員への体験と説明を実施しながら2名の利用者への取り組みを開始する。記録を残し評価をしていく。その後、徐々に利用者を増やす

1棟職員からスタッフ4名を選任する。環境設定として棟外の部屋を使用する。室温・音楽・香り等を考慮して実施する。

【第Ⅱ期　2014～2016年】

評価表・トリートメントシート（**図1**）を活用し検証を続ける。

選任したスタッフ4名、利用者8名　月3回実施し、スタッフ以外の職員への体験と説明は続ける。

全棟での実施を目標に、他棟責任職への体験と説明を実施する。

各棟2名（1～4棟）のスタッフを選任し3か月勉強会を実施。

2016年8月から1時間ごとにスタッフを入れ替えて実施する。

1時間交代だと落ち着いた環境にならないという意見があり、11月から入れ替え制をやめ、2時間同じスタッフで実施する。

【第Ⅲ期 2016～2019年】

新スタッフを増員し10名とする。

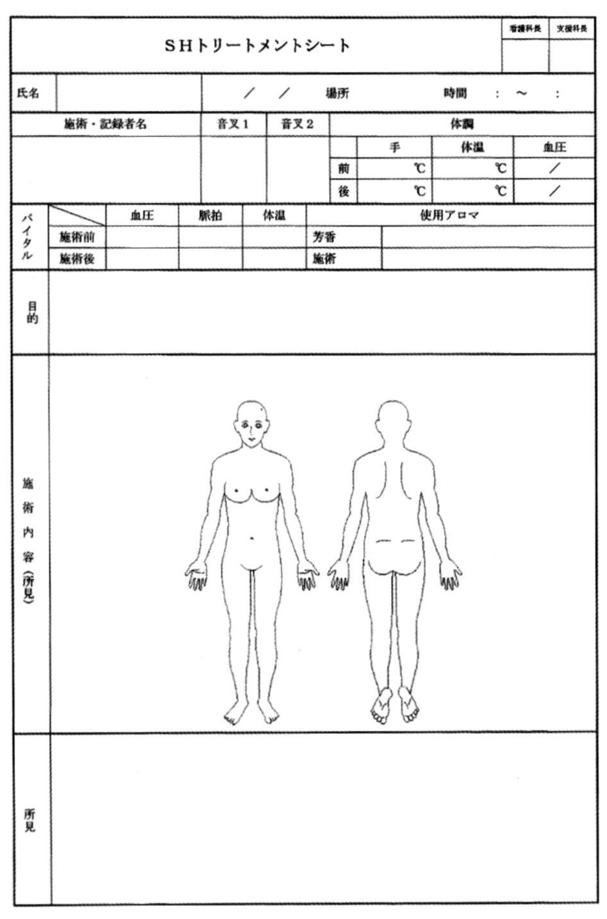

ＳＨトリートメントシート

看護科長	支援科長

氏名		／　／	場所	時間　：～　：

施術・記録者名	音叉1	音叉2	体調			
				手	体温	血圧
			前	℃	℃	／
			後	℃	℃	／

バイタル		血圧	脈拍	体温	使用アロマ	
	施術前				芳香	
	施術後				施術	

目的

施術内容（所見）

所見

図1　トリートメントシート

実施利用者は2019年10月までに137名。

月10回、1回2時間（記録時間等を含む）、スタッフ2名、利用者2名

【第Ⅳ期　2019年～】

終末期を迎える利用者への実施

依頼を受けて実施（緊張があり痛みを訴える利用者からの依頼を受けて）

（2）目的と方法

①目的

・筋緊張や日頃のストレスからくる緊張、心理的な不安、また加齢に伴う機能低下がみられる利用者へのリラクゼーション方法を検討する。
・恒常性維持機能へ働きかけ、身体及び心的な機能の活性化を図る

㋐音叉ヒーリング

音叉ヒーリングとは文字通り音叉を利用します。人間の体の各部位や臓器には特定の周波数が存在し、その周波数は外部からの振動に影響される「共振・共鳴」という考えに基づいています。ドイツの物理学者のマックス・プランク（Max Karl Ernst Ludwig Planck）が「すべては振動でありその影響である。現実には何の物質も存在しない。すべてのものは、振動から構成されている」と言っていますが、固有の振動数を持つある物質に対し、同じ波長を近づけたときに、2つのものは共鳴するという原理を応用した、バイオレゾナンス・メソッドが音叉ヒーリングの原理だと言われています。バイオレゾナンス・メソッドとは、生きた身体、つまり私たちの生態で共鳴現象がおこると、身体をコントロールしている生命エネルギーに変化が起きる（日本バイオレゾナンス学会より）ことを根拠とした治療法です。昨今では、「脳内のある種の神経細胞は、サイン波状の周期的膜電位オシレーション（振動、揺れ）を示す」という研究発表（橋本浩一2016）がありました。

また、日本では「気」という言葉をよく使いますが、日経Goodyのサイトで滝口清昭（たきぐち　きよあき）東京大学生産技術研究所機械・生体系部門特任准教授の「何となく感じる『気配』の正体？『準静電界』とはサメやナマズが持つセンサーが人間にも」という面白い記事があります。

脳波や心電図、筋電図などは、脳や心臓、筋肉に流れる電気信号で、実際に見ることができる。体内で発生する電気信号は、生命活動そのもので、微弱な電気が重な

表1　各部位に合わせて使用しますが、利用者にはＣＤＦＥＧＡの６本を使用しています

恥骨あたり	C　256hz	C#　256.6hz
骨盤	D　266hz	D#　300hz
胃	E　320hz	
心臓	F　341.3hz	F#　355.5hz
甲状腺	G　384hz	G#　400hz
頭部	A　426.7hz	A#　444.4hz
頭頂部	B　480hz	C　512hz

り合い、体の外側ににじみ出て、見えない電気のベールで全身を包み込んでいる。これが準静電界であり「気配」の一部だそうです。「何か感じる」とか「微妙な気圧の変化」を感じる人はいます。目に見えるものだけが、全てではないのですから、身体が発する周波数に対して、音叉ヒーリングの音波がどのように作用するか、さらなる研究をすすめていけば、もっと詳しく解明されていくと思います。当園では、ヒーリング的要素の一つとして取り入れています。

音について、大蔵（2010）は音色について倍音を多く含む音は活性感があり、高いピッチの純音が最も鎮静的であると報告しています。音叉は純音に近い音を発生させることができます。音による鎮静効果という点を考慮し、音叉ヒーリングを取り入れました。**表1**にあるように、各身体部位に合った、特定の周波数の音叉を使用します。

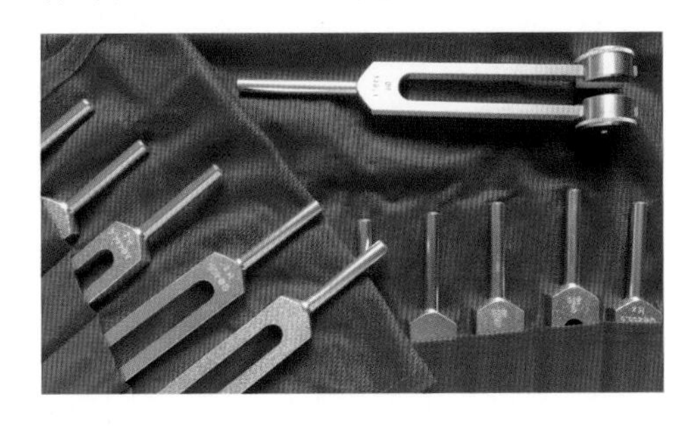

左の写真は当園で実際に使用している音叉です。聴覚的に難しい方へは錘のついた振動を増幅させるタイプを使用しています。

㋑アロマトリートメント

日本でのアロマセラピーは、ほとんどがリラクゼーションを目的にしたものです。日本とは違いフランスでは、アロマは医療行為になります。医師が処方する医薬品です。ですから、リラクゼーションを目的としたアロマトリートメントとはいえ、スタッフはアロマや身体の知識を十分向上させていく必要があります。勉強会のほかに個人的に資格の取得や講習会参加などの個人学習をし、技術力を強化していきます。アロマの持つ効果・効能は、多くのエビデンスがあるので、当園でも以前から使用しておりました。ですが、てんかん発作やアレルギーなどを持つ利用者の状態に応じてブレンドしていくには、知識と経験が必要になります。又、利用者の身体の特性（可動域や緊張の状態など）をリハビリテーション室及び看護科から情報収集し、安全面を十分配慮したうえでの取り組みを目指しています。

㋒マインドフルネス

マインドフルネスとは概念を理解するのが難しいとされていますが、マサチューセッツ工科大学医学部名誉教授のジョン・ガバットジン博士がストレス軽減法プログラムとしてクリニックを開き、様々な効果を検証したことで、心理療法の分野に広く浸透しつつあります。クリニックでのトレーニングは、ヨガ・瞑想法と医学を合わせてメソッド化したものです。ストレス緩和や身体症状の改善のため適用しています。

また、日本では、日本マインドフルネス学会が「今、この瞬間の体験に意図的に意識を向け、評価せずにとらわれのない状態で、ただ観ること」と定義しています。このマインドフルネスの概念を簡単に言いあらわせば、「気づき」ということになるかと思います。自分への「気づき」そして、利用者への「気づき」という点に着目し、サウンドヒーリングにマインドフルネスを導入することにしました。病棟の業務から、せわしなく部屋へ移動し、手順通りに利用者へ音叉とトリートメントをこなしていくスタッフの状態はストレスが多い状態と考えます。その状態で、すぐにはヒーリングには入れないと考えたからです。

また、さほどストレスを受けていないとしても、オートパイロット化してしまうことを避けたかったこともあります。私達スタッフの「想い」や「気分」は取り組み自体を左右させます。ですから、スタッフのマインドフルな状態は一層効果的に利用者の取り組みに反映されるのではないか、という仮説を立て開始することにしました。マインドフルネスをどのように組み込んでいけばよいか、概念を理解すると一言で言ってもスタッフ全員にどのように伝えていくのか、また、どのように統一するのかは難しいところです。そこで、呼吸法から導入し、自分の呼吸や手の感覚などに意識を集中するトレーニングから始めました。

②サウンドヒーリングの手順

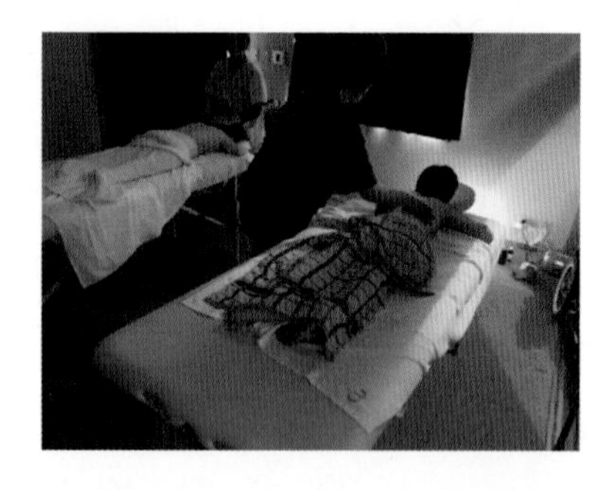

㋐環境設定

室温や間接照明などを設置し、ヒーリング用の音楽を音量に注意しながら流します。芳香浴はトリートメントオイルを考慮に入れ決定します。専用室への移動を行います。利用者はあらかじめ選定はするものの、その日の状態を考慮し、医師、担当看護師のチェックのもと実施されます。

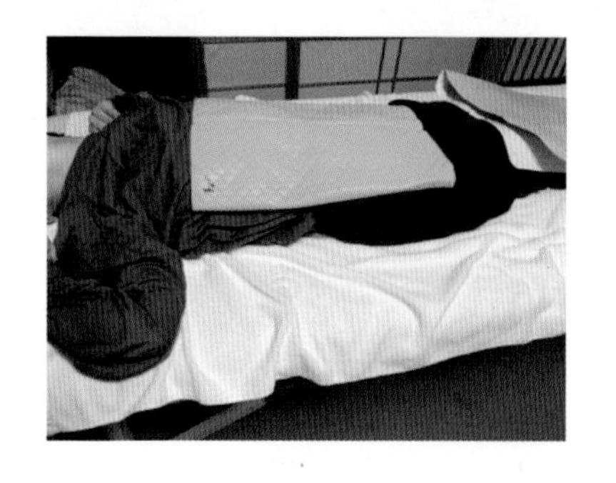

㋑入室・バイタルチェック（利用者・スタッフ共に）・足浴・ホットパック

入室したらバイタルチェックを行います。血圧・体温・心拍など利用者の状態を確認します。その後、衛生面と血行促進のため、足浴を行います。足浴が難しい場合はホットパックで温めます。

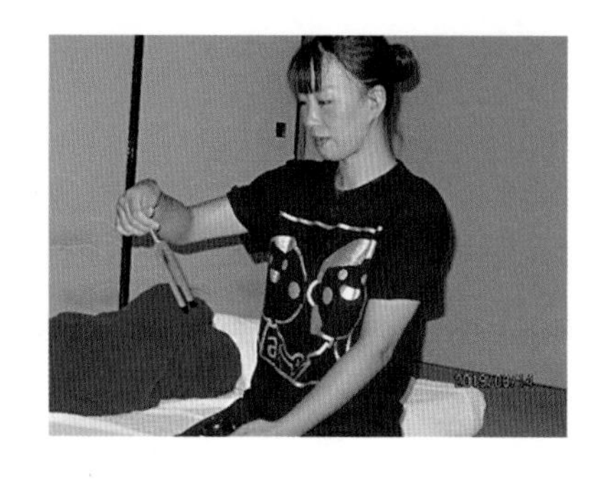

㋒マインドフルネス・音叉（スタッフ）

職員がマインドフルネス（２～３分）と自分への音叉ヒーリングを実施します。自分の状態への気づきをすることで、利用者へのトリートメントの準備を行っていきます。この時間は短いですが、自分自身を整えることで、利用者への集中力が高まります。

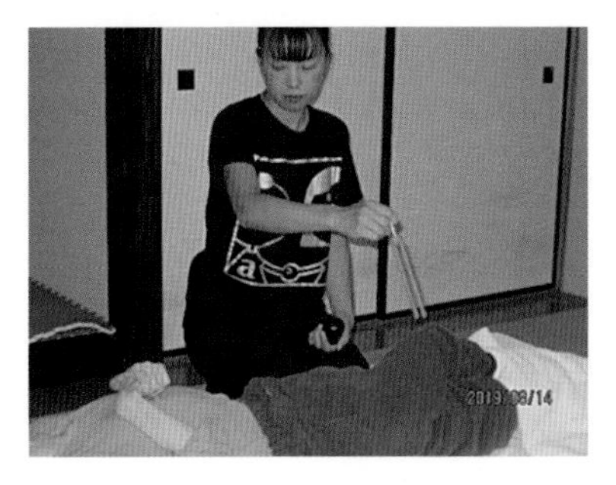

㊀音叉ヒーリング　アロマトリートメント（利用者）

足浴・ホットパックを終了し利用者へ音叉ヒーリングを実施していきます。その後、利用者の目的（浮腫みの軽減や緊張緩和、不穏に対しての鎮静など）に合ったオイルトリートメントを実施します。

㊉バイタルチェック（利用者・スタッフ共に）と記録・終了

記録はトリートメントシート（**図1**）に手書きで、気づいたことを書き込んでいきます。一人ずつファイルし、次回参加時に別のスタッフが担当しても、前回の様子がわかるようにしておきます。

以上が大まかな流れとなります。

（3）事例

①下肢の浮腫が強い40代男性のケース

48歳　男性　横地分類Ｂ４　大島分類６　脳性まひ　てんかん　レノックス症候群　簡単な言葉や身振りを理解する　手足移動が可能　両腕支えての歩行が可能
他害行為がある
【主訴】浮腫軽減と情緒安定

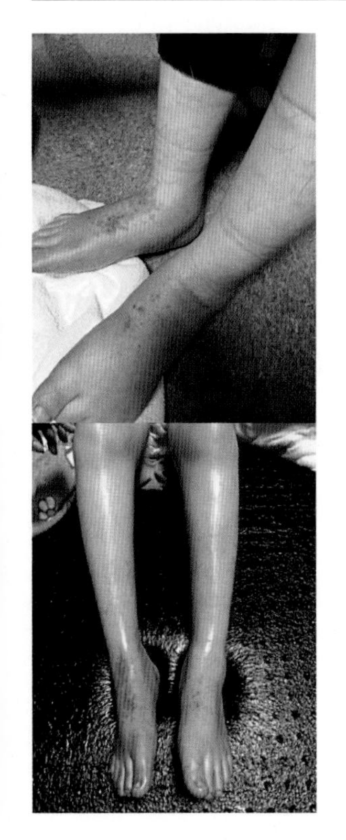

普段プレイルームに一人で居ることが難しく、一対一の見守りが必要な方です。ですので、車いすでの生活が多くなりがちなため、浮腫みやすい傾向にあります。初回、最初の数分間はスタッフへの抵抗がみられましたが、しばらくすると固まっていた膝が緩み、伏臥位でのトリートメントが可能になりました。上の写真はトリートメント実施前の状態です。靴下の跡がつき足背もかなり浮腫んでいるのがわかります。

下肢を中心に背面、腕、手、デコルテをトリートメントしています。スタッフは２名対応で行いました。

【使用オイル】

ココナッツオイル、ラベンダー、ゼラニウム

どちらのオイルも鎮痛作用と鎮静作用を持っています。精油は２%で使用しています。

下の写真はトリートメント終了後の様子です。浮腫みがほとんど目立たなくなりました。その後笑顔で棟へ戻っています。取り組み後、

リハビリが行われましたが、訓練士から「立位を取る際に、加重をかけても嫌がらず、スムーズ且つ長い時間の立位が取れた」と報告されました。この日をはじめその後数回参加しています。サウンドヒーリングに参加することがわかると入室前から穏やかになることが増えました。又、食事介助や日中の生活介助でスタッフとの関係性が変わり、介助しやすかったという報告を聞くことができました。

②筋緊張が強く乗車姿勢が崩れる20代男性のケース

23歳　男性　横地分類B2　大島分類1　脳性まひによる四肢体感機能障害
　てんかん　意図したサインや身振りで表現できる　問いかけに対しては、声を出すことで答えることもある　全身の緊張が強く発汗が多い　緊張が強まると下肢が交差して車椅子に乗ることが難しい
【主訴】主訴は緊張の緩和

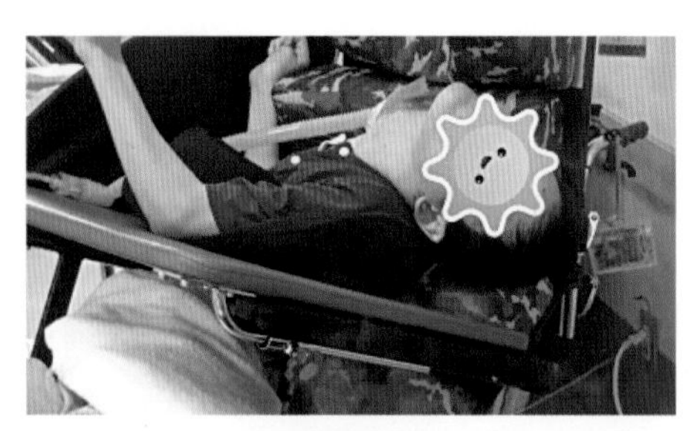

取組参加前

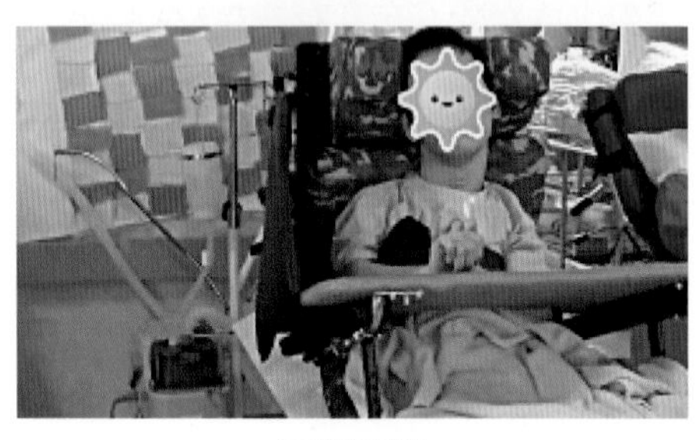

取組参加後

　乗車前に体を緩めるようにしてから乗ってはいるが、暫くすると上半身の姿勢を保持することが困難になります。写真（**取組参加前**）がその時の様子です。

【使用オイル】

　ココナッツオイル、マジョラム、ラベンダー

　精油は２％で使用しています。神経の興奮を抑える作用があるオイルといわれています。取組中では、音叉ヒーリング中に音叉の音を聞こうと集中し、力がストンと抜ける場面がみられました。

　次第に呼吸が深くなり、筋緊張が緩和していき、心拍が110から61へと変化し安定がみられました。終了後棟へ戻り、注入が始まりましたが、いつもと違い、取り組み参加後の写真がわかるように注入中最後まで姿勢を保持することができました。

③暴言や怒りを表す60代女性のケース

61歳　女性　横地分類C4　大島分類6　脳性まひ手足移動可能　日常的な会話は理解する　傾眠傾向　他の利用者への暴言　興奮して怒ることが多い
【主訴】穏やかな時間を過ごす

　普段は決まった場所に行き一人で過ごしていることが多い方です。他の利用者に対して激しく

怒ることや職員との関りにおいても、日により、または人によっては難しい場合があります。最近は、特に傾眠傾向がみられ、活動のレベルが下がってきました。もともと、リラクゼーションの活動自体は嫌いな方ではありませんが、サウンドヒーリングへの参加は、本人に参加するかどうかを確認してから決めています。最初のうちは躊躇する場合もありましたが、今では「また来たい。次はいつ？」と積極的な態度がみられるようになりました。関係性の良くない利用者と一緒でも、サウンドヒーリング中は不穏になることも興奮することも見られず、共にトリートメントを受けその場を共有することができていました。

【使用オイル】ココナッツオイル、ラベンダー、ブレンドオイル（ドテラ社製）

精油は２％で使用しています。

④自傷行為のある60代女性のケース

65歳　女性　横地分類B5　大島分類11　知的障害、結核性髄膜炎後遺症、変形性膝関節症 日常会話はかなり理解できるが職員により聞こえないふりをしたりする　穏やかな気質ではあるが自傷行為があり常に傷の処置をしている 【主訴】自傷行為の軽減　穏やかな時間を過ごす

温和で会話ができるため、取組自体に問題はなく参加することはできる方です。しかし、自分の要求が通らない場合や周りがうるさいなどの状況で、自傷行為が始まります。サウンドヒーリングにおいては、自分の意志で参加しています。この利用者にとっては、自傷行為そのものを無くしたいという目標はありますが、無くすということが直接的な目的にはなっていませんでした。というのは「生活の中で、２時間のヒーリングを十分に味わってもらいたい、自分だけの時間・空間を楽しんでもらいたい」というスタッフ側の思いが大きく働いていた気がします。その思いは、サウンドヒーリング中のスタッフとの関りに大きく影響していました。どういうことかというと、まるでサロンでくつろぐ客と従業員という関係のような感じでした。これは、利用者がスタッフをそのような状況に作用させていったのだと思います。

【使用アロマ】ココナッツオイル、ラベンダー、ゼラニウム、またはオレンジ

精油は２％で使用しています。鎮静作用として精油を用いています。

3 結果と考察

サウンドヒーリングを実施するうえで、私たちスタッフは自ら音叉ヒーリングを受け、マインドフルネスによりさらに自分自身に「気づく」瞬間を捉えます。取組実施後のバイタルを見ると、血圧・心拍が下がっています。又、手の表面温度を測定した結果（**図2**）、平均すると開始時に36.42℃だった温度が終了後、記録時には36.90℃となっています。途中トリートメント最中は

38.6℃まで上がりました。これはトリートメントによる摩擦や手を使っていることから当然ではありますが、アロマオイルを浸透させるには適した状態であると言えます。それに対し、体温変化は開始時36.40℃に対し終了後、記録時は36.48℃となり、0.08℃とほとんど変わりがありませんでした。なかには開始時より体温が下がるケースが数回みられましたが、その時でも手の温度は上がっていました。

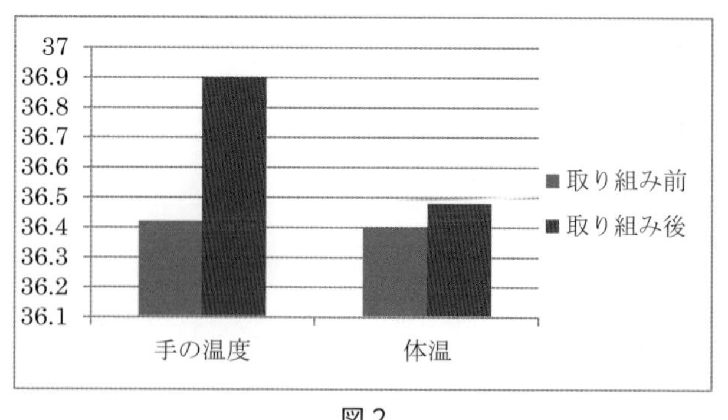

図2

他に血圧の変化も見られました。取り組み前に高血圧とされる数値だけを取り出してみたところ、平均値は最高血圧143、最低88でしたが、取り組み後は最高血圧122、最低78と変化しています。それ以外の血圧でも最高血圧は下がる傾向がみられました。しかしながら、最高血圧が98、最低血圧66、などの低めの血圧は逆に最高血圧127、最低血圧70という変化がみられ、どちらの場合も血圧が安定したということだとわかります。以上は、部屋の温度や時間の特定、気温などにおいての条件に正確に一致していた検証ではありませんが、スタッフがサウンドヒーリング中においてアロマトリートメントしやすい状態になっていたのではないかと思います。又、もともと興味を持っているスタッフを集めてきましたが、全員がサウンドヒーリングを楽しみにしています。そのことでスキルも上がっていると思われます。

【スタッフへのインタビュー】

・音叉、マインドフルネスを自身が受けることで、良い状態で利用者に接することができる気がします。トリートメントの手技も安定し、利用者への気づきが多くなったように思えます。
・音叉ヒーリングを実施することで、利用者がより早くその場の環境に順応する時がありました。スタッフを見つけ自分の肩にスタッフの手を置き、トリートメントしてほしいとアピールしてくる様子を見るとき、私達が取り組んできたこのサウンドヒーリングは利用者にとって必要とされていると思えてきます。
・直接的な目的（浮腫軽減など）は取組中に緩和されていますが、サウンドヒーリング中に培われた利用者との関係が、日常的な場面においての関係性に影響し変化したのだと思います。ご飯の介助がしやすくなったんです。
・上手くいったと思える時と思えないときがわかるようになります。その時の自分の状態がわかるようになりました。

トリートメントやタッチングでは「幸せホルモン」と呼ばれるオキシトシンが分泌されます。このホルモンは不安な気持ちやストレスを緩和させるといわれています。

これはトリートメントする方もされる方も双方に分泌されます。このような身体的な変化も関

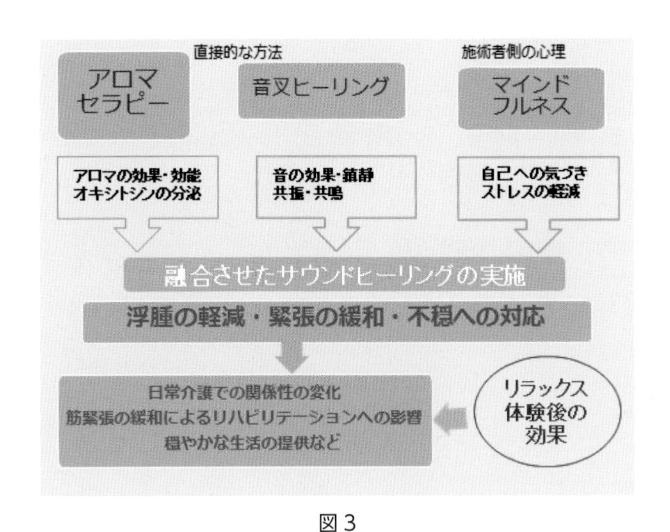

図3

係しています。スタッフ自身がサウンドヒーリングを受けたいと言うのと同じぐらい、行いたいということをよく聞きます。トリートメントを実施することで、スタッフのストレス自体が軽減しているのだと言えます。

サウンドヒーリングは、音叉ヒーリングでの音による鎮静効果とアロマトリートメントによるアロマ自体の効果・効能だけでなく、マインドフルネスを実施したスタッフの変容が影響して、利用者へのリラクゼーションを目的とした様々な目標の達成につながります（**図3**）。私たちは治療家ではありません。ですが病理的に短縮した筋組織が力を出すことがなく、伸びて元の長さに戻ろうとはしないことなどを、理解している必要はあると思います。ですので、リハビリテーション室との情報交換、時には指導をうけることが大切なことだと思っています。それと同時に普段の様子や医療的な処置を含めた健康面での変化など利用者を総合的にとらえながらサウンドヒーリングを実施しています。

2012年から入所者175名全員を対象に考え実施してきたサウンドヒーリングですが、すべての利用者に行えるわけではありません。医療度の高い利用者や終末期の利用者への提供も始まりつつありますが、難しい課題でもあります。その中で、サウンドヒーリングの可能性は広がってきたように感じます。最初の目的である浮腫の軽減や筋緊張の緩和、あるいは不穏時への対応という直接的な目的以外にも、その後の変化として、リハビリの受けやすさや介助のしやすさ、利用者の積極的参加などの複次的な効果があらわれました。同じ利用者でもその時その時によって結果も違います。確かに、エビデンスの面では課題が多くのこされてはいます。ですが、私達はすべての利用者にとって心地よい時間としての「サウンドヒーリング」を体験してほしい、少しでも安らぐ時を感じてほしいという想いを利用者に伝えられるよう取り組んできました。

2019年度からは、終末期を迎えた利用者への実施や依頼を受けての定期的な実施、また利用者の家族や一般の方々へのハンドトリートメントも実施することができました。今後もより良い「サウンドヒーリング」としての活動を目指し、可能性を広げ、進めていきます。

【参考資料】

・J. ガバットジン（2007）『マインドフルネスストレス軽減法』北大路書房
・大蔵康義（2010）『人は音・音楽をどのように聴いているのか　統計による実証と楽曲リスト』国書刊行会
・シャーリー・プライス / レン・プライス著　川口健夫 / 川口香世子訳（2009）『プロフェッショナルのためのアロマテラ

ピー』フレグランスジャーナル社
・苫米地英人（2017）『音楽と洗脳：美しき和音の正体』徳間書店
・John Beaulieu (2010)『HUMAN TUNING Sound Healing With Tuning Forks』BioSonic Enterprises, Ltd
・池埜聡「マインドフルネスがもたらすソーシャルワーク援助関係への影響」人間福祉学研究、10（1），91-116, 2017
・八木田和弘「体内時計のバイオロジー」京府医大誌　120（11）、845～852、2011
・James H. Clay, David M. Pounds 著，大谷素明監訳（2009）『クリニカルマッサージ―ひと目でわかる筋解剖学と触診・治療の基本テクニック』医道の日本社
・ミッチェル・ゲイナー著、上野 圭一・菅原 はるみ訳（2000）『音はなぜ癒すのか―響きあうからだ、いのち、たましい』無名舎
・橋本 浩一「神経細胞膜の resonance 特性に関わるイオンチャネルを解明」広島大学大学院医歯薬保健学研究院 基礎生命科学部門 医学分野 神経生理学

（2）秋津療育園の取組②セラピールーム　癒しの時間を求めて

通園センター看護師　山添　弘子・通園センターチーフ　中林　希

1　はじめに

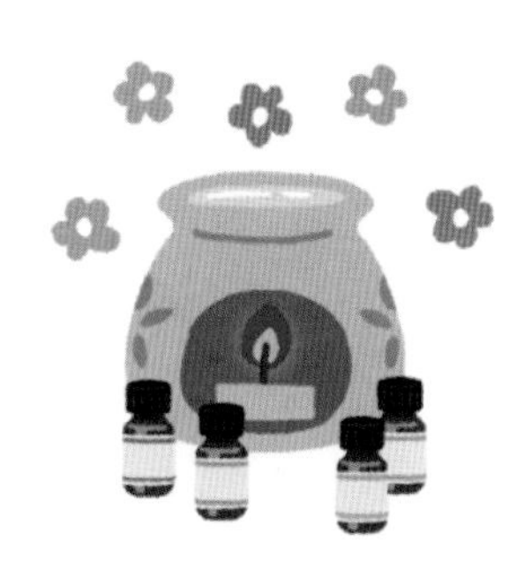

セラピールームは、アロマセラピーの資格を持つ職員とリフレクソロジーの資格を持つ職員が専門性を生かそうと始めた取り組みです。その時々に応じて花や果実などの香りの精油をブレンドしたオイルでマッサージを行い、緊張緩和を目的に始めました。初めは４つの棟から園生を選抜して行い、静かな場所を求めて、病棟から離れた厚生室（畳部屋）を使用しました。職員、園生共に慣れるまでには時間を要しましたが、徐々にリラックスするようになりました。変化としては、笑顔を見せてくれたり、入眠する園生も出てきました。

４年目からは対象園生を全園生に切り替え、誰でも参加出来るようにしました。取り組み場所も各棟の病室に変えたことで、よりリラックスした状態で参加することが出来ました。静かな空間をつくるために、病室の光を調節したり、アロマポットで芳香したり、ヒーリング･ミュージックを流したりと、環境設定に心掛けました。

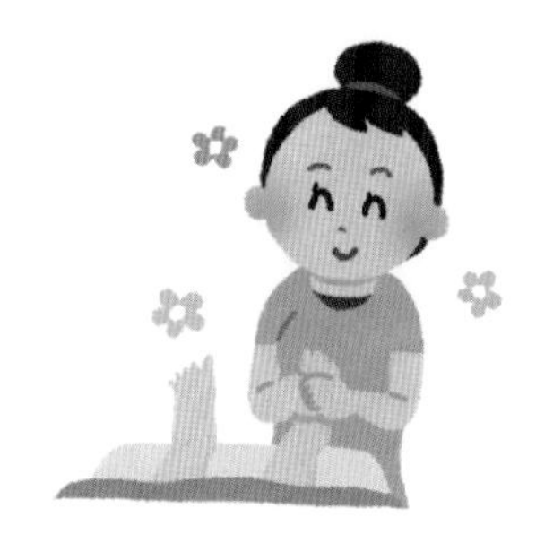

８年目からは各棟体制に変わり、より多くの園生が参加できるようになりました。対象園生を拡げたと同時に資格を持つ職員以外でも取り組みに参加できるようにと勉強会を開催し、施術できる職員を増やしました。今では各棟に担当者が配置され、園生にとって、心身の癒しの時間となっています。

2　リフレクソロジーとは　タッチングの効果

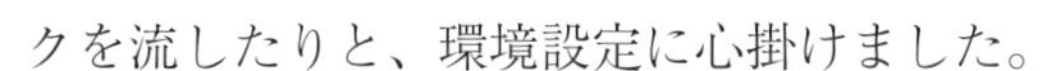

リフレクソロジーとは、身体の各部分に反応する足の反射作用を利用した療法で、手と指による足底への刺激を身体の各部へ反射させ、身体の恒常性を保たせようとするものです。病気はその人の考え、行動の結果となって現れます。身体はすばらしい機械で、何千ものパーツが協調的に働いて、最善のレベルで機能するように働いているのです。ネガティブな態度や不規則なライフスタイル、偏った食事、ストレスなどはその機能を損ないます。リラックスした状態にある時、身体は自律的に整えようと働きます。リフレクソロジーは心身をリラックスさせるのに、大変効

果があります。そして、リラックスするなどポジティブな影響は、体内の循環を良くします。

その結果、体内の毒素と不純物を排泄し、身体を浄化します。そのことにより、神経伝達は改善され、エネルギーも活性化され、身体全体の均衡は最良な状態になっていくのです。しかしこれは、どの療法にも言える事ですが、リフレクソロジーもマジックや万能薬ではありません。そして、治療でもありません。

リフレクソロジーは体の自然治癒力を活性化したり、正常に身体を機能させるために必要な均衡を再構築したりすることを助けます。

西洋では“リフレクソロジー”東洋では“足反射療法”と、言葉は違いますが、「足の裏には臓器の反射区があり、そこを刺激することによって対応している臓器を活性化させる」という考え方には違いがありません。私が学んだのは、西洋式のリフレクソロジーです。

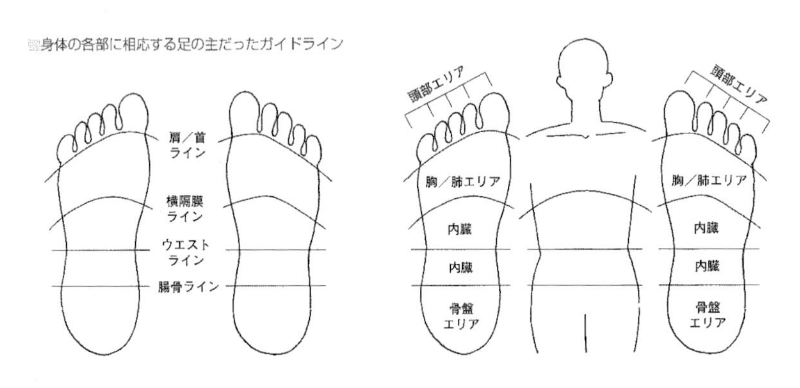

身体の各部に相応する足の主だったガイドライン

＜リフレクソロジーから期待される効果＞

リフレクソロジーを行うことによって、以下のような効果が期待できます。

①ストレスを軽減し、深いリラックスをもたらす

西洋式のリフレクソロジーでは強い刺激は加えません。あくまでもクライアントが心地よいと感じられる刺激を加えるので、リラックスを促し、ストレスを軽減することができます。

②血液やリンパの循環を良くする

身体の末端を刺激することによって、血液やリンパ液の循環が促進されます。

③体内の老廃物の排出を促進する

血液やリンパ液は身体の隅々に栄養や酸素を運び、老廃物を末端から運び去る働きをします。血行やリンパの流れが促進されるということは、末端に溜まっている老廃物の排出を促進すると言えます。

④自律神経系を整え、全体のバランスをとり、活力を高める

健康な状態では身体のバランスがとれていて、臓器はスムーズに働き、エネルギーも滞りなく循環していますが、健康を崩した場合はこの逆の状態が起こります。そして、身体は健康な状態に戻ろうとし、働きはじめます。これを自然治癒力と言い、リフレクソロジーは、自然治癒力を引き出す手伝いをします。

3 運営年表

当初から現在まで、下表のように取り組んできています。

実施期間	内容
H23 年度 ～ H25 年度	☆ 4 つの棟より、各棟園生 2 名選出　1 回の取り組みで 4 名参加 （2 か月で対象者 8 名の施術が終了する） ☆ H24 年度は職員 2 名増加となり、6 名となる。 ※各棟の担当者が揃い、情報収集がしやすくなる
H26 年度	☆ 1 回の取り組みを前後半に分けて施術実施 ☆前後半で 8 名となり、参加回数が増える ☆感染症対策の為、冬季期間（11 月～ 2 月）は各病棟で実施する ※冬季の実施内容 ・11 月　病棟閉鎖棟があり、取り組み出来ず、クラフトづくりを実施 ・12 月　4 棟で実施　参加園生 2 名の他、5 名の希望園生が体験 ・ 1 月　1 棟で実施　参加園生 1 名の他、8 名の希望園生が体験 ・ 2 月　3 棟で実施　参加園生 2 名の他、6 名の希望園生が体験 ☆クラフト作りは施術中心になったので、ほぼできなくなる
H27 年度 ～ H29 年度	☆全園生が対象となり各棟で実施となる ☆ 3 ヶ月ごとに各棟をまわる　（予定） 4 月～ 6 月：1 棟　　7 月～ 9 月：2 棟 10 月～ 12 月：3 棟　　1 月～ 3 月：4 棟 ☆ベッド上での施術を開始 ※施術予定棟が病棟閉鎖等あった場合は、感染症対策により実施棟を変更したり職員の立ち入りを控えたりと対応
H30 年度～	☆担当者変更の為、4、5 月に勉強会を実施し、6 月から開始 ☆各棟体制で取り組みを実施 ※各棟で取り組み日を決めて参加園生選出・準備・片付けを実施

4 実際に行った手順

（1）H23 年から開始　　※ H25 年度まで以下の内容で実施

4 月～　準備期間として職員のみで話し合い開始

9 月～　緊張の強い園生を各棟から 2 名　計 8 名を選出、実践開始となる

取り組み場所は静かな場所を求めて病棟を離れて厚生室（畳部屋）を使用

※ 1 回の施術者は各 4 名　　施術時間は 15 分程度

目　的：自律神経のバランスを整え、免疫力をあげる

病棟内でも香りを楽しみ、生活のゆとりを生み出す

毎月 1 回　第 3 水曜日に 13 時～ 15 時　厚生室で実施

園生参加は13：30～14：30　前後は準備・片付け・記録

担当職員：4名

（アロマセラピーの知識・資格をもつ職員3名、リフレクソロジー資格取得者1名）

実施内容：精油自体の効能に加え、マッサージで身体を温め、リラックスさせる

精油を用いたクラフト作りをする

実施方法：		
13：00～	準備	
13：30～	園生迎え入れ	
	パッチテスト　（使用するオイルを10分間）	
	血圧測定　（開始前）	
	手・足浴→マッサージ	
	血圧測定　（終了後）	
14：30～	片づけ・記録	クラフトづくり

（2）H26年度に見直し

4月～10月は厚生室で実施　11月～2月は各棟または厚生室で実施

目　的：足浴、マッサージを行い、リラックス効果を図る

精油の香りを楽しみ、生活にゆとりを生み出す。

毎月1回　第3水曜日に13時～15時　厚生室で実施

冬期は各病棟または厚生室で実施（状況に応じて）

担当職員：6名　（各棟に配置される）

実施内容：精油自体の効能に加え、マッサージで身体を温め、リラックスさせる

精油を用いたクラフト（製品）作りをする

実施方法：4月～10月

13：00～13：15　　準備

13：15～14：00　　施術①　1．3棟　4名

→送迎・記録

14：00～14：45　　施術②　2．4棟　4名

14：45～15：00　　片づけ・記録

※施術内容：パッチテスト　手足浴→マッサージ

マッサージ前後の血圧測定を実施

冬季11月～2月

11月：1棟　12月：2棟　1月：3棟　2月：4棟で各棟の病室で実施

対象園生の他、希望園生にも実施し、体験してもらう

※手足浴をジェル状のホットパックに変更する。保温力が上がる

（3）H27年度～H29年度

全園生が対象となり、各棟３か月おきに実施する

４月～６月：１棟　　７月～９月：２棟　10月～12月：３棟　１月～３月：４棟

目　的：足浴、マッサージを行い、リラックス効果を図る

精油の香りを楽しみ、生活にゆとりを生み出す

毎月１回　第３水曜日に13時～15時

担当職員：６名　（各棟に配置される）

実施内容：13：00 ～ 13：15　　準備

13：15 ～ 14：00　　施術①

→送迎・記録

14：00 ～ 14：45　　施術②

14：45 ～ 15：00　　片づけ・記録

※施術内容：パッチテスト　ホットパック→マッサージ

マッサージ前後の血圧測定を実施

※各棟の病室を使い、取り組みを実施

※１回の施術で２～３名の園生が参加

（4）H30年度～

各棟体制での取り組みとなる

各担当者で日程、取り組み内容、参加人数等を決める

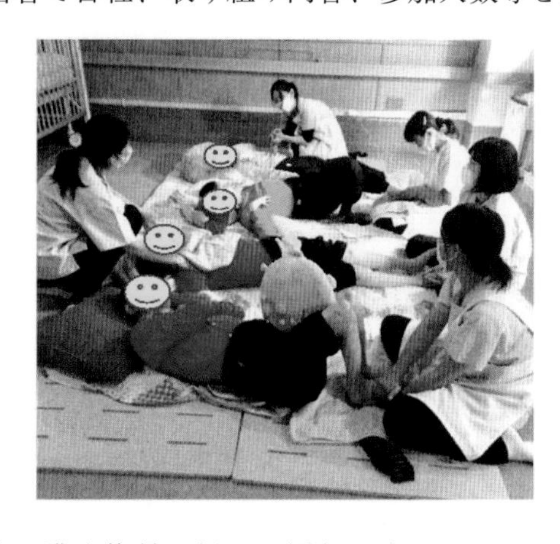

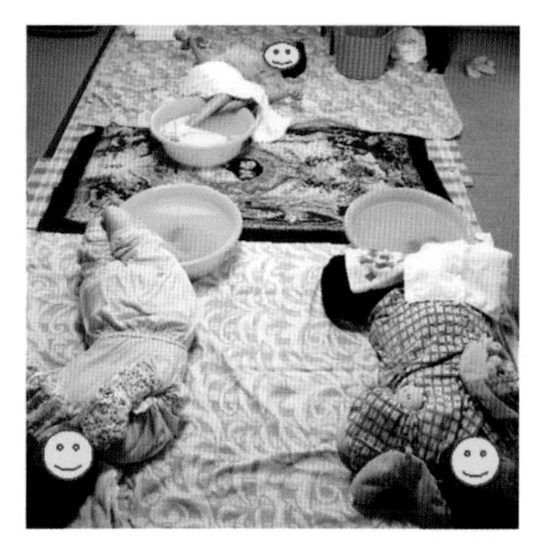

※初年度の購入物品は以下の通りです。

購入物品：精油６種（ラベンダー、ティートゥリー、ローズウッド、ユーカリ、ベルガモット、グレープフルーツ）

ベースオイル（スイートアーモンドオイル、ホホバオイル）

足浴用のたらい

<クラフトづくりで必要な物品>

スプレーボトル、無水エタノール、ボール、ゴムベラ、ビーカー、遮光瓶、ミツロウ、シアバター、石鹸基材等

H24年度からは、精油の無くなり具合を見て、年度ごとに注文して購入。精油は開封すると柑橘系は6か月、それ以外は1年以内に使い切ることが望ましいので、春と秋で年2回物品請求をしていました。クラフトの物品は終了した26年度以降、購入をやめました。

5 記録用紙

取り組み当初は資料①の計画書と資料②の報告書を使用し、記録を残しました。

資料①の計画書には、

・参加園生を事前に決め、当日の体調を考慮したうえで参加します。そのため、参加人数より多めに候補者を出しました。

資料②の報告書には、

・血圧測定欄を作り、施術前後の血圧値を記入していきました。

・環境設定欄には取り組み時に使用した精油名を記入し、毎回同じ精油を使わないように配慮しました。

・今後に向けてその都度、上がった課題点や改善点を欄に記入して、より良い取り組みになるように努めました。

セラピールーム

計画書

療育部長	担当L	担当者

取り組み内容	セラピールーム ～アロマ&リフレクソロジー～
日時	平成 29 年 月 日 水曜日
時間	13 : 00 ～ 15 : 00 3棟は13:15～15:15とする
場所	各棟または厚生室
参加園生	棟選出園生（当日の体調によって決定）
担当職員	
取り組み内容（目的・過程・諸条件・準備品等）	
目的: ・ホットパック、マッサージを行い、リラックス効果を図る。 ・精油の香りを楽しみ、生活のゆとりを生みだす。 ・園生の様子・変化を記録に残し、今後につなげる。	
過程: 13:00～ 準備・園生の状態把握・簡易パッチテスト実施 13:15～ 施術 ホットパック→マッサージ →送迎・記録・準備・園生の状態把握 →数名ずつ実施し、交替制とする 14:45～ 片付け・記録	
準備品：精油・タオル（大・中）・マッサージオイル・デジカメ・レジャーシート・CD・ラジカセ・ 病棟借用：血圧計・吸引器（必要病棟）・ホットパック・アロマポット	

資料1

セラピールーム

実施報告書

療育部長	担当L	担当者

取り組み内容	セラピールーム		天気 ・気温 ℃
実施年月日	年 月 日 曜日	責任者	
場所	厚生室又は各病棟	時間	: ～ :

全体の結果と今後の課題
計画通り・変更あり：
活動内容：
1. 足浴:
2. マッサージ:
環境設定：

内容＼園生氏名／担当職員						
開始前	BP 良好・発作あり 入眠・不穏・緊張	BP 良好・発作あり 入眠・不穏・緊張	BP 良好・発作あり 入眠・不穏・緊張	BP 良好・発作あり 入眠・不穏・緊張	BP 良好・発作あり 入眠・不穏・緊張	BP 良好・発作あり 入眠・不穏・緊張
開始（お集まり）（ 分）	×・○	×・○	×・○	×・○	×・○	×・○
（ 分）	×・○	×・○	×・○	×・○	×・○	×・○
（ 分）	×・○	×・○	×・○	×・○	×・○	×・○
（ 分）	×・○	×・○	×・○	×・○	×・○	×・○
（ 分）	×・○	×・○	×・○	×・○	×・○	×・○
（ 分）	×・○	×・○	×・○	×・○	×・○	×・○
終了後	BP 良好・発作あり 入眠・不穏・緊張	BP 良好・発作あり 入眠・不穏・緊張	BP 良好・発作あり 入眠・不穏・緊張	BP 良好・発作あり 入眠・不穏・緊張	BP 良好・発作あり 入眠・不穏・緊張	BP 良好・発作あり 入眠・不穏・緊張
特記						

目的の達成： できた ・ できなかった：

今後に向けて：

資料2

取り組み当日の園生の様子が分かるように、右記の資料③を活用して、情報収集をしました。参加園生のいる病棟職員に前夜から当日朝までの様子や特記事項を記入してもらい、施術する上で参考にしていきました。

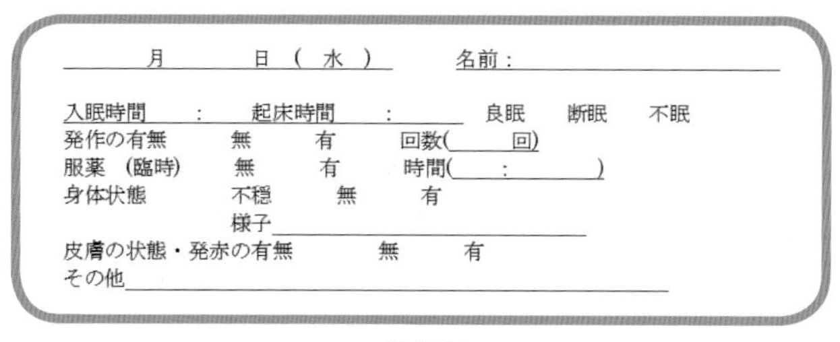

月　日（水）　名前：

入眠時間　：　起床時間　：　良眠　断眠　不眠
発作の有無　無　有　回数(　回)
服薬（臨時）　無　有　時間(　：　)
身体状態　不穏　無　有
様子
皮膚の状態・発赤の有無　無　有
その他

資料３

取り組み終了後には下記の資料④に取り組み時の様子を記入し、次回の取り組みの参考にしました。マッサージ部位を記入し、どのような反応があったのかを記録に残しました。また、取り組み時の様子が在籍病棟に伝わるように、その都度渡して情報共有に努めました。

H　年度 ／　棟	セラピールーム取り組み実践記録		科長	主任
氏名	BP	取り組みの様子（結果・考察・所感・今後の課題）		
	前　後	1、		
1開 始				
2ホットパック				
3マッサージ（部位：　）				
3マッサージ（部位：　）			記録者	
3マッサージ（部位：　）				
4終了				
	前　後	1、		
1開 始				
2ホットパック				
3マッサージ（部位：　）				
3マッサージ（部位：　）			記録者	
3マッサージ（部位：　）				
4終了				

資料４

6 アロマセラピーと精油とは？

アロマとは芳香、セラピーとは療法の意味です。アロマセラピーは精油を使って心身のトラブルを穏やかに回復し、健康や美容に役立てていく自然療法です。精油は植物の花、木や葉、果皮などから水蒸気蒸留法や圧搾法などにより抽出された香りの成分であり、様々な薬理効果と治療特性を現わすものです。精油の吸収にはいくつかの経路がありますが、次の３つが主な経路になります。

経路①嗅覚から脳を通して「いい香り」と感じる（好きな香りが一番）

→自律神経＆ホルモンのバランスが良くなる→免疫力アップします。

経路②精油は香りの分子の大きさがとても小さく皮膚を通過し、毛細血管から全身に行き渡ります。

経路③鼻や口から吸入した精油が気管を通って肺胞に渡り、血流中に入り、全身に行き渡ります。

精油の保存方法として、開封した精油は冷所保存がお勧めです。理想的な保存温度は５℃～10℃の間とされています。冷蔵庫内では野菜室がいいでしょう。

7 今回の取り組みで使用した精油の紹介

（1）精油の選択

子どもや乳児に使える安全で穏やかな精油を使い、特に指定がない場合、少ない精油（１～２種類）をベースオイルに１～２％以下に希釈するのが目安です。ローズマリー、ユーカリ（ブルーガム）、ラベンダー（スパイク）など、てんかん発作を誘発する精油は避けます。

例：ベースオイル 10ml に精油１滴➞ 0.5％

２滴➞１％

（2）精油の薬理効果と効能

①オレンジ：消毒、鎮静、抗炎症、抗うつ、解熱、制吐、消化、駆風、慢性の下痢、便秘などの薬理効果があります。元気があふれてくる香りで、悩んでいる時、神経質になっている時、悲しい時などにその場の空気を明るくします。不眠症（子どもの寝つき）や神経緊張、ストレス緩和、風邪、インフルエンザなどにも効果があります。皮膚刺激に注意です。

②グレープフルーツ：消毒、抗うつ、防菌、消化器系機能促進、高揚、倦怠感緩和、浄化、利尿などの薬理効果があります。嗅いだ人の視床下部より、幸福な気分にさせてくれるエンケファリンというホルモンが分泌されるため、ストレスやうつ、神経疲労を緩和し、たいへん幸せな気分にさせてくれます。消化器系ではその人にあったバランスを整えます。セルライト、筋肉疲労やコリ、風邪、インフルエンザなどに効果があります。

③ベルガモット：消毒、抗菌、鎮静と高揚、鎮痛、抗うつ、駆風、鎮痙、解熱、外傷治癒などの薬理効果があります。不安や心配事がある時の気分を楽にし、怒りやフラストレーションストレスなどの緊張を和らげます。不眠症の緩和にも役立ち、消臭効果もあります。

④ラベンダー：消毒、抗ウイルス、殺菌、抗菌、駆虫、消炎、抗うつ、鎮静、鎮痛、鎮痙、傷癒、消臭、頭痛、強心、止血などの薬理効果があります。ストレスが多くイライラする人、不安症、神経過敏、緊張する人によく効きます。ガンの鎮痛緩和にも使います。風邪、インフルエンザにも効果があり、肌に直接つけられます。

⑤ティートゥリー：消毒、抗菌、抗ウイルス、抗真菌、消炎、鎮痛、外傷治癒、殺虫などの薬理効果があります。免疫機能促進など免疫システムに及ぼす効果とバクテリアウイルスなどに対する抗菌作用が認められています。病院のように人の多い場所にこの香りを流しておくと、ウイルスやバクテリアなど様々な病原菌の繁殖を防いでくれます。インフルエンザが流行る時期にはティートゥリーを芳香することをお勧めします。肌に直接つけられますが敏感肌の人は注

意が必要です。

⑥ゼラニウム：消毒、抗菌、抗真菌、抗感染、鎮痛、抗炎症、鎮痙、抗うつなどの薬理効果があります。女性的な感覚と関わりがあるため、感情を押し殺してしまいがちな人をリラックスすることに繋げます。更年期障害や月経前症候群に効果があります。また、熱を冷まし、気や血液の循環を流す作用があり、リンパの滞留やホルモンバランスによる冷え性を改善します。抗炎症作用が優れているので、皮膚の不調改善に役立ちます。

⑦ローズウッド：消毒、抗細菌、抗アレルギー、免疫活性、強壮、血行促進、頭痛の緩和、中枢神経抑制、細胞再生などの薬理効果があります。身体に対して強力な癒し＝疲労回復が期待できます。抗菌、抗真菌、抗ウイルスなどにも優れ、呼吸器系・泌尿器系・婦人科系の感染症にもいいと言われています。精神的に疲れてしまっている時、気持ちを楽にしてバランスを取り戻させてくれる香りです。

⑧レモン：消毒、殺菌、抗菌、うっ血除去、抗ウイルス、抗病原菌、抗貧血、抗炎症、解熱、動脈硬化防止、便秘の改善などの薬理効果があります。浄化と解毒が基本的な作用です。リンパの流れをよくするので、セルライトや高脂血症や動脈硬化、高血圧を防ぎます。風邪の予防や殺菌作用にもいいです。精神的な生き詰まりを解消するリフレッシュ効果、集中力増加などの働きがあります。

⑨ユーカリ・ラディアタ：ケトン類を含まないので、より穏やかで安全に子どもや高齢者に使えます。沢山の作用がありますが、メインは呼吸器系に働きかける事です。肺の痰を除去したり、風邪の初期症状の緩和や気管支炎に有効です。呼吸を楽にする作用から憂鬱さをなくし、生き生きとすることを促します。花粉症の時期には症状を抑えてくれます。メンタル面では、リフレッシュ効果、集中増加などの働きがあります。

8 クラフト作り

（1）H23 年度に作ったクラフト

①手作り石鹸：シダーウッドとローズウッドを入れて作製

→感染症対策で中止　※園生には使わず、職員に配布

②消臭抗菌スプレーを各棟に配布：ティートゥリーとレモンを入れて作製

（2）H24 年度に作ったクラフト

①サシェ（香り袋）各園生、好む香りを

H・U さん：ローズウッド・ティートゥリー　Y・H さん：オレンジ

②マウスウオッシュ：レモン＋オレンジ＋ベルガモット＋ユーカリ

③ハンド用ジェル：レモン＋ティートゥリー

④虫よけ用ルームスプレー：ゼラニウム

⑤シャンプー：ラベンダー

⑥風邪予防スプレー：レモン＋ユーカリ＋ティートゥリー

⑦石鹸作り：ローズウッド＋ベルガモット

（3）25年度に作ったクラフト　※配布先を拡大する

①ハンドクリーム：シアバターとラベンダー

②ゴキブリ除けアロマ：ハッカ油

③入浴剤：ラベンダー、ゼラニウム、ローズウッド、ユーカリ

※クラフト作りは、園生の施術時間を確保するため、26年から中止とする。病棟閉鎖等で時間にゆとりがある時に作ろうかと相談するものの、その後作製することは無くなりました。

9 特に人気のあったクラフト　レシピ紹介

（1）ルームスプレー

①抗菌スプレー

精製水を45ml＋無水エタノール5ml.に対して、精油10滴で１％濃度のスプレーが出来ます。ティートゥリー３滴＋レモン４滴＋ユーカリ（ラディアータ）３滴入れます。

②リラックススプレー

上記同様の水に精油（オレンジ４滴＋ラベンダー３滴＋ティートゥリー３滴）

＜注意点＞

・使用前には良く振ること。

・空気中に拡散するため、人には向けずにスプレーする。

・１か月以内に使い切ること。

＜感想＞

抗菌スプレー・リラックススプレーは各棟に配布しました。感染症対策として、冬の時期に配ると病室内に噴霧する職員が多く見られ、何度も、注文されました。

（2）防虫（ゴキブリ）：重曹に精油（ハッカ油やペパーミント各５～10滴程度）を入れて混ぜる。精油を混ぜた重曹をお茶パックに入れて完成

使用方法：トイレやシンク下に置いて下さい。そのまま置きっぱなしでOKです。

＜感想＞

栄養管理室と中央管理室に配布　ゴキブリが姿を消したと大喜びされた。

リクエストされたものの、使用した精油が担当職員の私物だったため、１回で終了。

10 体験談　インタビュー記事

（1）K・Tさんの略歴は、以下の通りです。

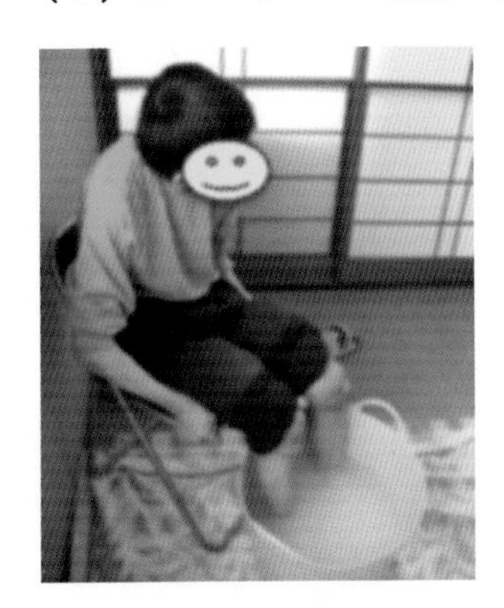

男性

取り組み開始時の年齢：55歳

病名：知的障害　脳性麻痺

聴力障害　B型肝炎

横地分類：C 4　大島分類：6

身体について：筋緊張が強く、筋肉痛・睡眠障害がややみられる。

腰痛、首肩コリあり

（2）取り組み時の様子・状況報告

①別室訪室時より穏やかな表情　　足浴10分程実施

その後、両下肢・両上肢・背部のマッサージを施行

背部のマッサージ時は身体の力が抜けていた

足浴の精油：オレンジとレモン

マッサージオイル：スイートアーモンドオイルにゼラニウムとレモン

体勢：足浴時は椅子を使用　マッサージ時はうつ伏せで施術

血圧：開始前　　130／95　　　施術後　　110／71

②取り組み前から楽しみにしている様子

別室訪室時から意欲的に参加し、手足浴は自ら実施

両上肢・両下肢のマッサージを施行すると、徐々に力が抜けていた

終了後、動き出すときはゆっくりと動くように促し、脱力は見られず

足浴の精油：ティートゥリーとラベンダー

マッサージオイル：スイートアーモンドオイルにユーカリとレモン

血圧：開始前　77／62　　　　施術後　　118／63

③夜間不眠で参加するも、うれしそうな表情を見せる

痛いところを確認すると腰と右肩を触れて職員に知らせる

背部と腰部をマッサージすると筋肉が徐々にほぐれ、呼吸がゆっくりしてきた

本人に楽になったか確認すると、手を挙げて笑顔で答える（意思表示あり）

足浴の精油：ラベンダー

マッサージオイル：スイートアーモンドオイルにローズウッド

血圧：開始前　128／79　　　　施術後　　112／83

④開始時、リラックスして“マッサージしますよ”の声掛けに、握手で答える

腰部と下肢にホットパックをあてて温める

両足と背中をマッサージする　　マッサージにて緊張がとれる

両足マッサージ中に背中のマッサージのリクエストあり

終了すると再び職員と握手をする

マッサージオイル：スイートアーモンドオイルにティートゥリー

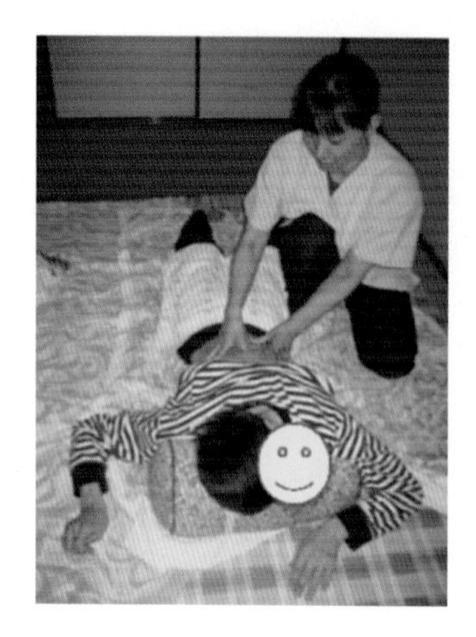

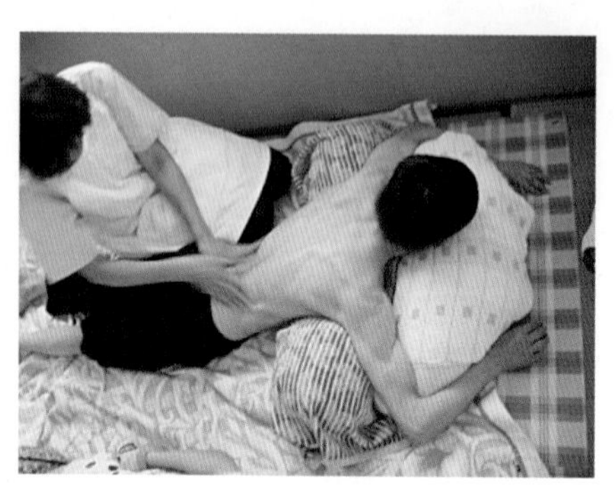

初年度より参加しているＫ・Ｔさんにアンケートを使って、協力して頂きました。

※４の“だるさ”について：好転反応として、人によって様々な反応が出ます。

本人がどのような感覚を持ったのかを確認するために質問しました。

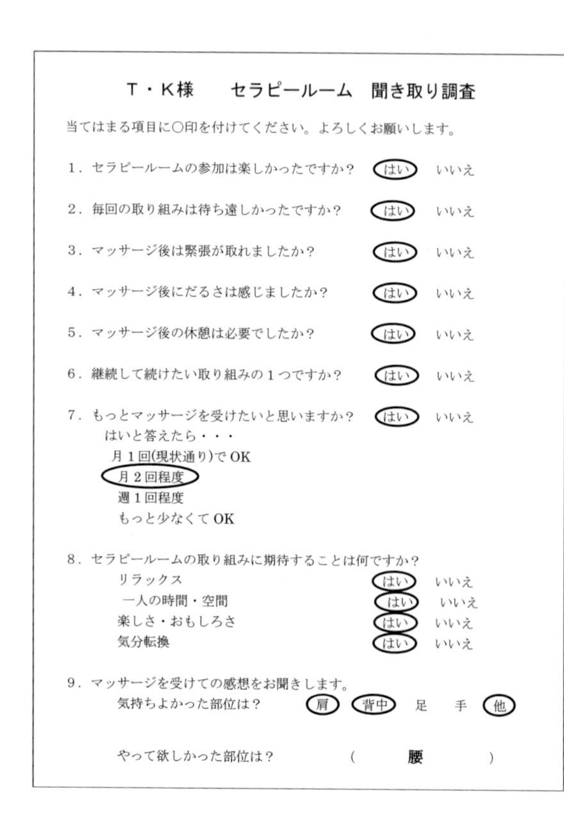

Ｔ・Ｋ様　　セラピールーム　聞き取り調査

当てはまる項目に〇印を付けてください。よろしくお願いします。

1．セラピールームの参加は楽しかったですか？　はい　いいえ

2．毎回の取り組みは待ち遠しかったですか？　はい　いいえ

3．マッサージ後は緊張が取れましたか？　はい　いいえ

4．マッサージ後にだるさは感じましたか？　はい　いいえ

5．マッサージ後の休憩は必要でしたか？　はい　いいえ

6．継続して続けたい取り組みの１つですか？　はい　いいえ

7．もっとマッサージを受けたいと思いますか？　はい　いいえ

はいと答えたら・・・

月１回(現状通り)でOK

月２回程度

週１回程度

もっと少なくてOK

8．セラピールームの取り組みに期待することは何ですか？

リラックス　はい　いいえ

一人の時間・空間　はい　いいえ

楽しさ・おもしろさ　はい　いいえ

気分転換　はい　いいえ

9．マッサージを受けての感想をお聞きします。

気持ちよかった部位は？　肩　背中　足　手　他

やって欲しかった部位は？　（　腰　）

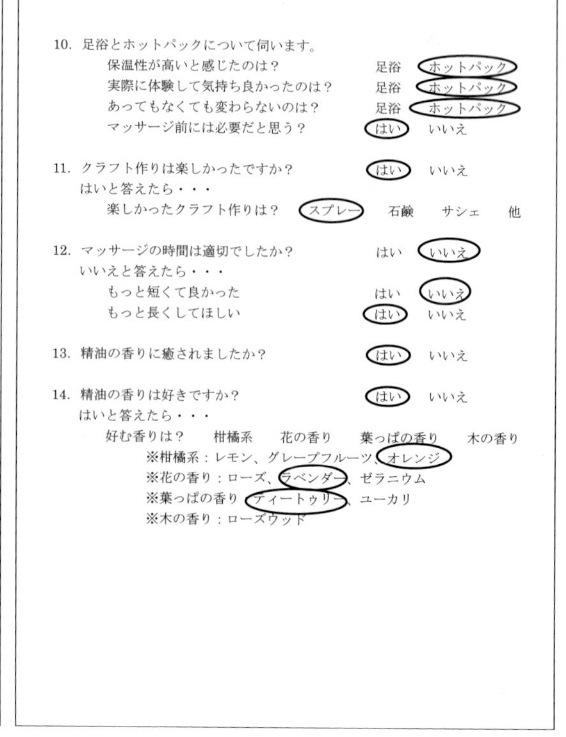

10．足浴とホットパックについて伺います。

保温性が高いと感じたのは？　足浴　ホットパック

実際に体験して気持ち良かったのは？　足浴　ホットパック

あってもなくても変わらないのは？　足浴　ホットパック

マッサージ前には必要だと思う？　はい　いいえ

11．クラフト作りは楽しかったですか？　はい　いいえ

はいと答えたら・・・

楽しかったクラフト作りは？　スプレー　石鹸　サシェ　他

12．マッサージの時間は適切でしたか？　はい　いいえ

いいえと答えたら・・・

もっと短くて良かった　はい　いいえ

もっと長くしてほしい　はい　いいえ

13．精油の香りに癒されましたか？　はい　いいえ

14．精油の香りは好きですか？　はい　いいえ

はいと答えたら・・・

好む香りは？　柑橘系　花の香り　葉っぱの香り　木の香り

※柑橘系：レモン、グレープフルーツ、オレンジ

※花の香り：ローズ、ラベンダー、ゼラニウム

※葉っぱの香り：ティートゥリー、ユーカリ

※木の香り：ローズウッド

11 おわりに

セラピールームでマッサージをする中でも、忘れられない出来事があります。
それは、いつも拘縮して“くの字”に曲がっていたTさん（T・Tさん　現30歳　男性）の上肢が一時的にも、しばらくの間、伸展したことです。その時のTさんの表情はとても穏やかでした。Tさんは体調不良によりレベル低下してから、それまで伸びて動いていた上肢が口元の近くまで、くの字に拘縮したまま動かなくなりました。

マッサージの後、表情も上肢もTさん本来の姿に戻ったことが大変嬉しい瞬間でした。アロマセラピーの記憶を呼び覚ましたり、身体に働きかける薬理効果とタッチングの癒し効果でTさんがリラックスでき、筋緊張緩和につながったと実感しています。そして、多くの園生が心身ともにリラックスし施術の途中で眠ってしまう姿に、セラピーチームを立ち上げて良かったと心から感じています。マッサージしている私達も感動と癒しになったことは間違いありませんし、クラフトで癒された職員も多くいました。

このように、アロマセラピーやリフレクソロジー、リンパマッサージの素晴らしさを様々な場面で実践できるのですが、感染症対策の面など様々な状況や職員としての忙しい業務の中で、思うままに施術することが困難でありました。また会話によって効果や反応を聞き取ることが難しい園生が多く、他の代替療法もそうであると思いますが、科学的なエビデンスや際立つ効果を証明することは難しいことが課題です。しかし、施設の中で一生を過ごす園生たちの緊張を解き、人間が本来持つ自然治癒力を引き出し、ホッとできるセラピールームの時間を、試行錯誤しながらでも、今後もより良い方向に継続していくつもりです。そして、園生の身体と心にやさしく触れ、語りかけてこそ、言葉以上に感じることができる表情や身体の反応、心の声があり、そこに大きな意義を感じとることができると私達は考えています。

セラピールームの導入に理解を示して下さった医師や関係者の方々と、忙しい業務の中で施術の時間を下さったスタッフの皆様に、心から感謝いたします。

【参考文献】

- アロマセラピーやリフレクソロジーを学んだ際に使用した教材
  （JREC認定リフレクソロジスト養成講座　レギュラーライセンス対応講座テキスト）
  （オリエンタル・アロマセラピー・カレッジ　IFA認定コーステキスト）
- ジョアンナ・ホア著、鈴木宏子訳（2010）『プロフェショナルアロマセラピー』ガイアブックス
- 川口香世子、ホリスティックサイエンス学術協議会（2008）『アロマセラピーの現場より―癒しから介護まで』フレグランスジャーナル社

（2）秋津療育園の取組の紹介③ライフステージに応じた活動 発達支援活動（たんぽぽくらぶ）

（前）児童指導員　髙野　羽衣香

1 はじめに

「発達支援とは、障害のある子どもが自尊心や主体性を育てながら、発達上の課題を達成させ、成人期に豊かで充実した自分自身のための人生を送ることができるようにする支援である」と言われています（全国児童発達支援協議会（2016）『発達支援の指針』より）。

ライフステージに応じた支援のなかで、子どもの時期、つまり幼児期・学童期の支援は、人間としての基盤をつくる上で重要です。近年では、AD/HD（注意欠陥多動性障害）や学習障害などの「発達障害」は社会的にも広く知られ、わたしも学生時代に学ぶ機会が多くありました。しかし、「重症児の発達支援」というと、これという方法・教科書のようなものはあまり見かけないように感じます。おそらくそれは、重症児は一人ひとり障害の程度が大きく異なり、理解能力・表現能力にも個人差があるために、「個別性を重視した支援」「一人ひとりに合った支援」という表現にまとめられてしまい、具体的な支援が埋もれてしまっているからだと思います。実際は全国それぞれの施設でも、試行錯誤しながら、重症児の発達支援に取り組んでいるはずです。そのような具体的な支援一つひとつを明らかにし、『発信』することができれば、もっと重症児の発達支援は発展していくと思います。わたし自身、保育士として、児童指導員として、実際に現場で発達支援活動をつくりあげていく立場にたち、ふとそのようなことを考え始めたときに、今回、このような執筆の機会を頂きました。当園で実施している発達支援活動の内容を発信することで、少しでも同じ立場でがんばっている支援者の皆さんの参考になれば幸いです。

2 発達支援活動（たんぽぽくらぶ）のスタート

秋津療育園では、学齢期の重症児の入園が増えたことにより、2017年度から週１回の発達支援活動を開始しました。当園では、発達支援活動の名称を「たんぽぽくらぶ」と呼んでいます。たんぽぽのように土深く根をはり、力強く成長して花を咲かせ、最後には綿ぼうしとなって空高く飛んでいけるように…という願いを込めました。

はじめの一年間は保育士だけでなく、介護職員も混ざりながら、感触遊び・音楽遊び・制作などさまざまな内容で活動を実施しました。しかし、楽しい活動を作り出すことはできていても、それが果たして「発達支援」になっているのだろうか？いろんな職員が、同じ目線で支援や評価することができるのだろうか？など…当初は考えなくてはいけないことが山積みでした。

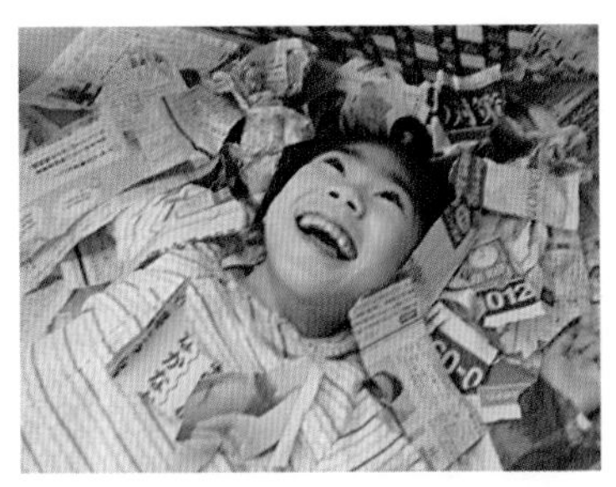
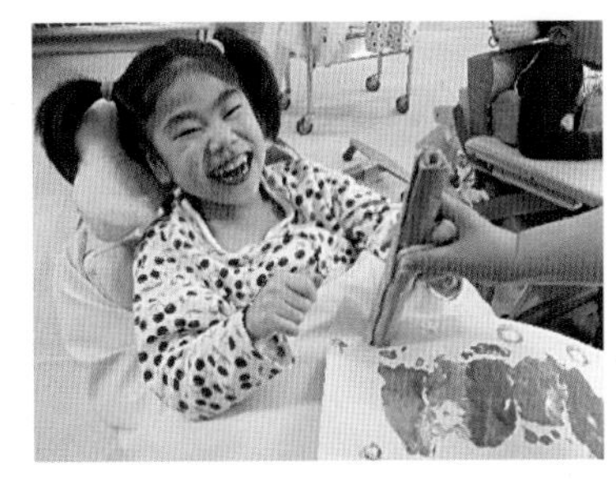

2017年度（初年度）の活動の様子（新聞紙びりびり遊び・はらぺこあおむし制作）

また、初年度の活動を通して、わたし自身、保育士としての専門性の弱さ・足りなさを痛感しました。一般的にどのような段階でからだ・こころの発達がすすんでいくのか？そうした発達の知識を一から学びなおすことで、少しずつ「なるほど！」と納得できることが増え、重症児の発達支援に対するエネルギーも湧いてきました。翌年の2018年度には、発達分野を学んでいるリハビリテーション職員にも協力してもらい、発達支援活動の基盤ができあがりました。初年度の活動からの反省点を生かし、目標設定や評価表の作成など、実施に向けた準備に力を入れました。

3 たんぽぽくらぶ　実施に向けた準備

（1）オーダーメイドの目標設定

身体面・心理面・成育歴などの情報を整理し、一人ひとりに合った長期・短期目標を設定しました。おそらく、この目標設定が発達支援の中で、一番難しいのではないかと思います。どのような視点で、どのような根拠や情報から一人ひとりにあった目標を設定すればよいか、わたし自身も当初は全く分かりませんでした。そこで最も重要となったのは、支援者の発達理解です。当たり前ですが、目標を軸にして活動を進めていくため、この目標が本人に合っていないと子どもたちの力を伸ばすことができません。ここではすべてを紹介できませんが、目標設定に役立ったポイントをいくつかお伝えします。

①発達の初期段階を知る

当園の子どもたちは、大島分類Ⅰ・横地分類A1～2であり、遠城寺式・乳幼児分析的発達検査でも運動・社会性・言語の項目すべて1歳未満という結果でした。しかし、同じ結果でも一人ひとりには違いがあるように見えました。「重症児は発達のきわめて初期段階にある」とよく言われますが、この「初期段階」とは、一体どのような段階なのかを具体的に理解する必要がありました。発達の初期段階とは、外界の情報を正確に捉えるための視・聴知覚という感覚がまだ十分に育っておらず、その代わりに揺れや回転などを感じる前庭・固有感覚が多用される段階である、と言われています。感覚器官の受容しやすさには、以下のような順序性があり、視覚からの受容が最も難しいとされています。目を使うこと、耳を使うことは、初期段階のなかでも、高いレベルにあると言えるのです。

前庭感覚・固有感覚（揺れや回転など）＞触感覚＞聴覚≫視覚

図　感覚器官の受容のしやすさ

また、運動は粗大運動から微細運動へ、身体全体の大きな動きから指先を使う等の小さな運動へ発達していきます。この一般的な発達プロセスに当てはめながら重症児を見ていくと、分類や発達検査では表すことのできない、細かな発達段階が見えてくるようになります。その上で、身体の麻痺や視覚・聴覚障害など、障害によって分かりにくくなっている部分はどこかを探り、発達バランスの違いを見つけます。このように、『初期段階』をクローズアップすることで、一人ひとりの発達段階が明らかになってきます。

②つまずきの原因を探る

重症児の場合、単に能力的に「できない」のではなく、その動作を阻害しているものが根底にある可能性があります。例えば、「対象を握ることが難しい」状態にあるＡさん・Ｂさんそれぞれのつまずきの原因を探ってみました。

＜「対象を握ることが難しい」つまずきの原因＞

Ａさん：緊張が強いため、手の力のコントロールが難しい

⇒活動前にマッサージをし、まずは手の力を抜くことから始める

Ｂさん：手に過敏があるため、反射的に手を引っ込めてしまう

⇒過敏のない部分から触れ、物でなく人の手で触れることから始める

上記のように、重症児の多くは筋緊張や感覚の過敏性があります。まずは、こうした理由が隠れているかもしれない、ということを理解することが必要です。また、実際の活動では、上記⇒のようなアプローチを行ないました。つまずきの原因を探ることで、どの部分にどのようなアプローチをすれば良いのかも分かってきます。もし、筋緊張や過敏を軽減できれば、触感覚が育ったり、目と手の協応運動ができるようなったり、さまざまな可能性が広がっていきます。

③「もう少しでできる」に着目

①②の項目を踏まえて、具体的に目標を考えてみます。目標設定は「できることを伸ばす」「できないことをできるようにする」等、さまざまな視点・考えがあります。しかし、あらゆる器官の発達が絡み合って、全体の発達が進んでいくことを理解していれば、できることのみに着目するのは適切ではありません。一方、できないことをできるようにするには、重症児にとって多くの時間を必要とし、大きな目標になりがちです。そこで、当園では「もう少しでできそうなこと」に着目しました。毎回確実ではないけれど、ときどきできる動作や様子があれば、それを目標にし、毎回できるようにアプローチするのです。実際にできたときの情報から、どのような場面ででき

るのか、目標達成のヒントを探ることができます。短期目標は２～３か月・長期目標は１年単位で達成できるような、小さな目標を立てられると、重症児の細かな発達に対応した活動ができると思います。

（２）評価表作成（チェック項目式）

評価表は、チェック項目を用い、以下の３点を重視して作成しました。

①目標の達成度が分かる
②同じ基準で誰でも評価できる
③反応をもれなく記録できる

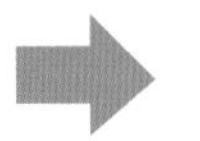

・目標につながる動作を段階的に項目化する
・目で見て分かる表現にする
・項目以外の反応は記述で記録する

まずは、どのようなステップを経て達成へつながるのかを考え、動作を段階的に項目分けして評価できるようにしました。評価表の赤枠にあるように、「声は出ないが口を開けた」「片手で触れることができた」等、「発声」「両手で触れる」までは到達していないものの、本人が頑張ってやろうとした部分を評価できるようにしました。このように目標につながる動作を段階的に項目化することで、目標の達成度が分かりやすくなります。

評価においてよく問題視されるのが、何をもってその動作が『できた』になるのかということです。どうしても評価者の認識の違いや主観が入ってしまうことが多いとされています。そこで、評価表の黄枠にあるように、手を挙げる動作において「自発的にできる」「介助があればできる」等の場合分けをし、項目内容をより具体的にしました。目で見て誰もが分かるような表現にし、同じ基準で評価できるようにしました。

また、完全にチェック項目だけの評価表にしてしまうと、項目以外の反応を記録することができません。そこで、評価表の青枠にあるように、「本人の様子」として記述式の記録スペースを設けています。目標に直接つながる反応ではなくとも、新たにみられた動き・反応があれば、記録できるようにしています。発達はある一部分だけが伸びていくわけではなく、いくつかの部分の発達が合わさり、初めてポンッ！とできるようになることがあります。そのため、子

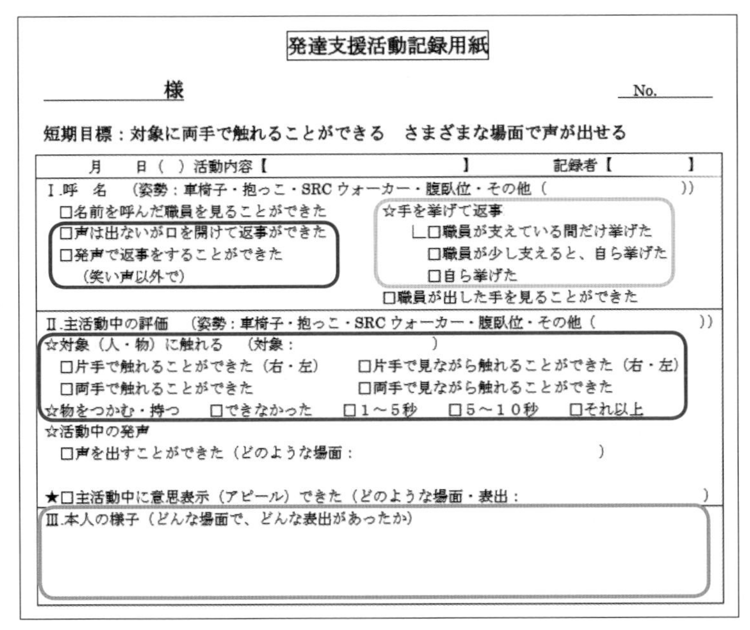

発達支援活動記録用紙

様　　　　No.

短期目標：対象に両手で触れることができる　さまざまな場面で声が出せる

月　日（ ）活動内容【　　　　】　記録者【　　　】

Ⅰ.呼　名　（姿勢：車椅子・抱っこ・SRC ウォーカー・腹臥位・その他（　　　））
□名前を呼んだ職員を見ることができた
□声は出ないが口を開けて返事ができた
□発声で返事をすることができた
（笑い声以外で）
☆手を挙げて返事
└□職員が支えている間だけ挙げた
□職員が少し支えると、自ら挙げた
□自ら挙げた
□職員が出した手を見ることができた

Ⅱ.主活動中の評価　（姿勢：車椅子・抱っこ・SRC ウォーカー・腹臥位・その他（　　　））
☆対象（人・物）に触れる　（対象：　　　）
□片手で触れることができた（右・左）　□片手で見ながら触れることができた（右・左）
□両手で触れることができた　□両手で見ながら触れることができた
☆物をつかむ・持つ　□できなかった　□１～５秒　□５～１０秒　□それ以上
☆活動中の発声
□声を出すことができた（どのような場面：　　　）
★□主活動中に意思表示（アピール）できた（どのような場面・表出：　　　）

Ⅲ.本人の様子（どんな場面で、どんな表出があったか）

図　実際に使用している評価表

どもたちのさまざまな反応をもれなく記入できるような評価表にする必要があります。この部分が伸びたから、この動作ができるようになったのか！と、後から気付くこともあります。

4 たんぽぽくらぶ　活動実践

たんぽぽくらぶ活動は毎週土曜日に１時間程度実施しています。平日は学校の授業や訓練があるため、土曜日に設定しています。当初は、子どもたち３名でしたが、現在では６名に増え、午前と午後の２グループに分けて実施しています。発達段階を踏まえ、アイデアを取り入れた柔軟なアプローチができるよう、保育士が専任となって参加し、継続的な支援ができるようにしています。

＜活動プログラム＞
①始まりの歌「♪いまからはじまる」（『マジカルあそびうた』より）
　呼名・あいさつ
②主活動　あそびうた（個別遊び）
③主活動　あそびうた（グループ遊び）
④終わりの歌「♪ゆっくりゆっくり」

①始まりの歌（④終わりの歌）

毎回同じ曲を流すことで、今では活動の始まりと終わりが分かるようになってきました。開始前にうとうと眠ってしまっていた子も、始まりの歌が流れると目を開き、音に気付いて笑顔になることもありました。また、主活動で楽しそうに活発な動きを見せていた子も、終わりの歌を流すと音に耳を澄ませるように、身体の動きをピタッと止めて聴き入ることもありました。このように音楽を使ってルーティン化すると、より活動にメリハリをつけることができます。

呼名・あいさつ

たんぽぽくらぶ活動では、呼名・あいさつの時間を大切にしています。まず職員側の紹介とあいさつを行ない、誰と一緒に活動するのか、今日のパートナーを発表します。子どもたちの呼名・あいさつでは、一人ひとりの目標に合わせた方法や、得意とする方法であいさつをします。例えば、A さんは握手、B さんはハイタッチ、C さんは発声であいさつができるように頑張っています。この呼名・あいさつの場面は、一人ひとりが主役になる大切な時間です。重症児は表出するまでに時間がかかるため、わたしたち職員は反応があるまで『じっくり待つ』ことを心掛けています。日によっては、呼名・あいさつだけで活動時間の半分を使うこともありますが、返事ができたときは、「時間をかけて良かったな」と感じています。上手にあいさつできたら、最大限に褒めて、がんばったことを本人にも分かるようにしています。

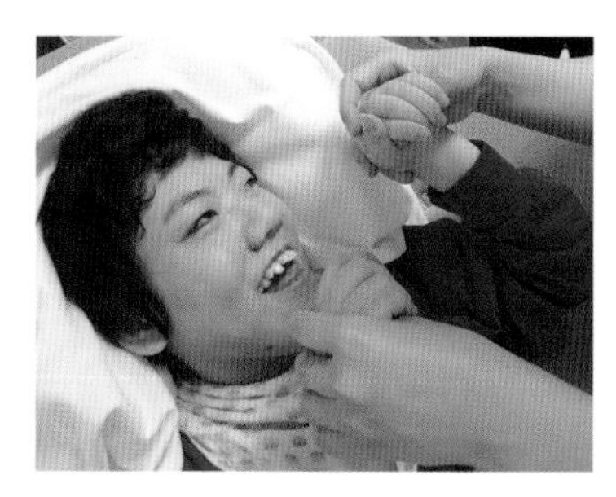
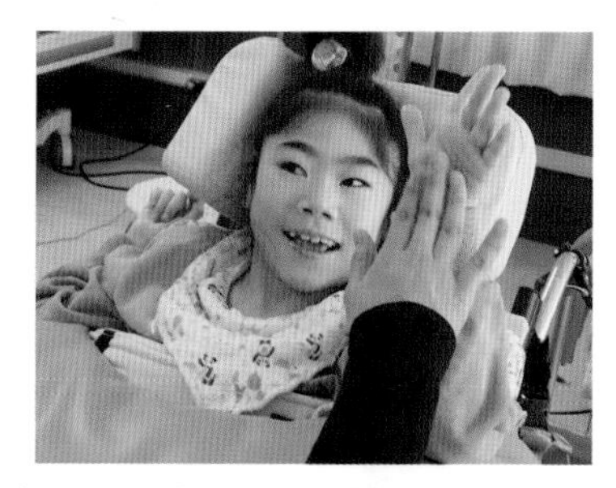
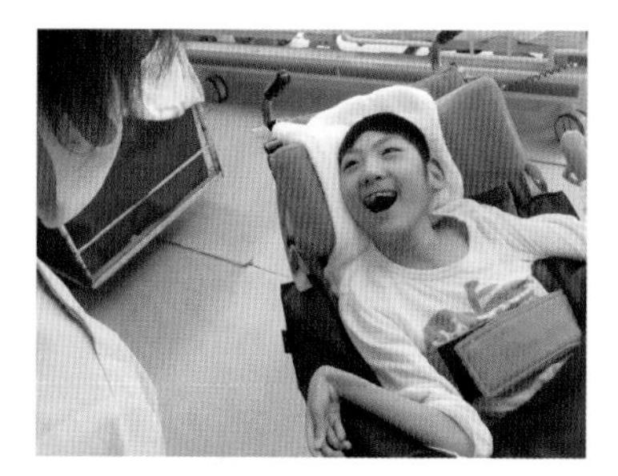

一人ひとりに合わせた　呼名・あいさつの様子

②主活動（個別遊び）

主活動では、現在「マジカルあそびうた」というCDを使用し、ボディタッチ中心のあそびうたを行なっています。今までの活動では「♪とけいがついている（時計)」「♪はなれない（ヘビ)」「♪もちもちぺったん(お餅)」という３曲を実際に使用しました(カッコ内は歌詞に登場するもの)。どの曲もメロディやリズム、歌詞がシンプルで分かりやすい為、子どもたちも何回か聞くと覚えるようになり、曲の決まったフレーズで笑い出す様子もみられます。CDには楽譜とあそび方解説（ボディタッチの一例）が載っています。それらを参考にしながら、たんぽぽくらぶ活動では身体のいろんな部分に触れる遊びにアレンジしたり、子どもたちが時計役・ヘビ役・お餅役となって遊べるようにアレンジしています。

また、ボディタッチだけではなく、うたに登場する時計・ヘビ・お餅を『教具』として作り、うたのイメージを膨らませると共に、見たり・触れたりして遊べるようにしています。教具という対象物があることで、一人ひとりの目標とする動きをより引き出すことができます。例えば、今まで作成した時計・ヘビ・お餅は全て赤・青・黄色の３色で作られており、視力が弱くても気付きやすく、見つめる・追視するなどの動きを引き出します。また、新聞紙・綿・タオル生地のヘビ、風船の中にビーズ・小麦粉粘土・消臭ビーズを入れてつくったお餅など、素材の工夫もしています。好きな素材を選んで皆で発表し合ったり、「タオルのヘビを探して！」「小麦粉もちを探して！」というようにクイズ形式にして遊んだりと、教具があることで遊び方の幅も広がります。

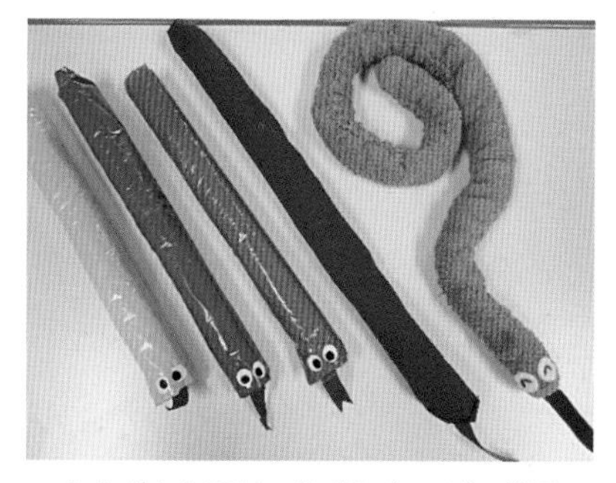

さまざまな素材で作成したヘビの教具

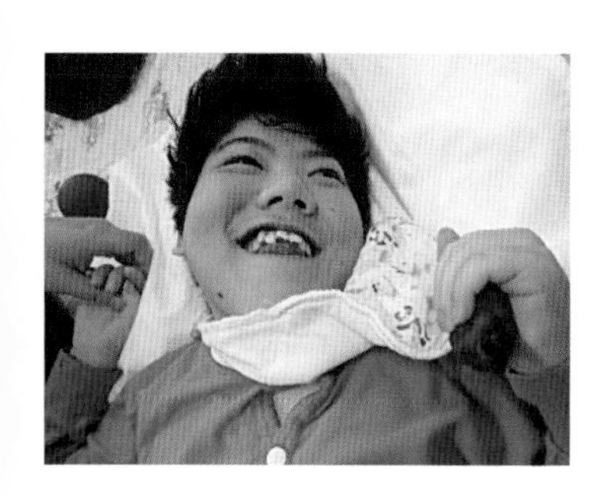
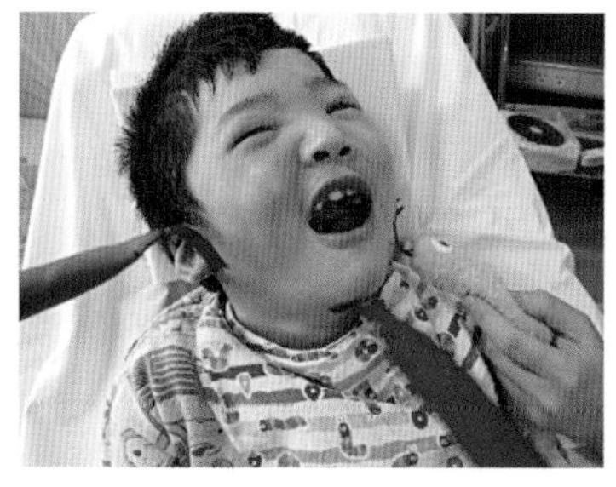
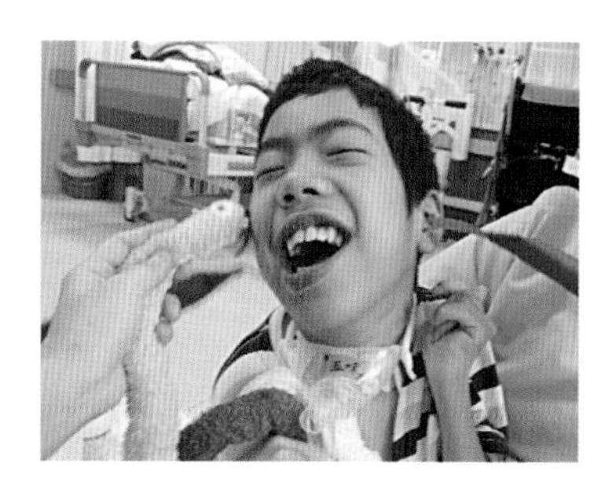

教具を使って遊んでいる様子

③主活動（グループ遊び）

主活動の最後に行なうのはグループ遊びです。子どもたち同士で触れ合い遊びをすることで、お友達を意識することにつながります。お友達に向かって自ら手を伸ばしたり、視線を向けたり、声をかけたりする様子がみられます。このグループ遊びを通して呼名の順番待ちができるようになったり、お友達のことを応援できるようになってきました。

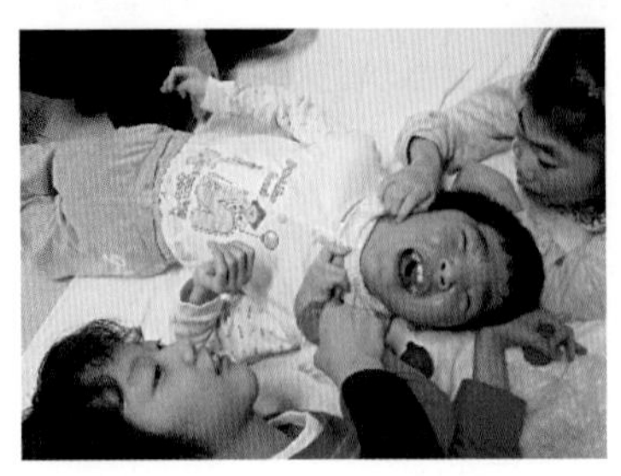
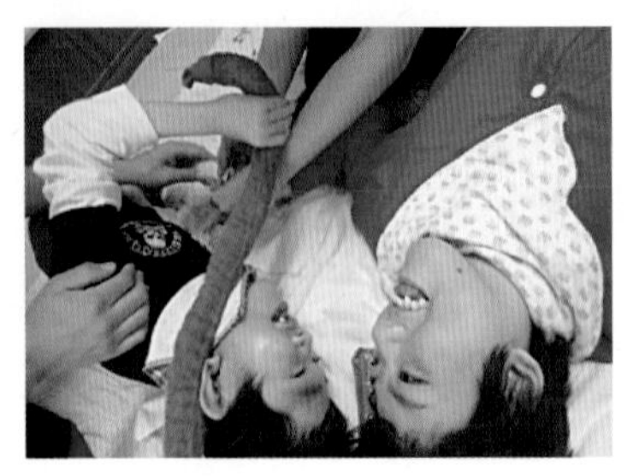

みんなで触れ合って遊んでいる様子

5 記録・評価・見直し

（1）活動毎の記録・評価

活動前には必ず前回の評価表の記録を確認し、今回の活動でいかすこと・改善することはないか確認しています。例えば、前回の活動で「マッサージをすると緊張がほぐれ、顔や手足を動かしやすいようだった」という記録があれば、今回は「始まりの歌の時にマッサージを行ない、身体をほぐそう」というように、工夫して取り組むことができます。このように、評価はその日の活動の結果を記すだけのものではなく、次につなげていくための記録として書かなくてはなりません。そのため、どのような状況で、どのような反応をみせたのか、具体的に記入することが必要とされます。また、「楽しそう・好きそう・嫌そうだった」等、主観が入りやすい表現のみの記録は避け、何をもってそのように判断できるのかを記すことも重要です。例えば、「実際の様子」と「考察」をしっかりわけて記録できるようにします。

（例）「笑顔だった・自分から手を伸ばした」⇒楽しい・好きなのだろうか？
　　　「眉間にしわを寄せた・手から離した」⇒苦手なのだろうか？

（2）反省会の実施

活動の最後には、参加職員全員で反省会を行ないます。ここでは、子どもたちの様子が目標に対してどうだったかを確認し合い、活動全体の流れや時間配分、遊び方はどうだったか等を話し合います。毎回の活動後に必ず実施することで、目標の達成度も週単位で評価することができます。また、リハビリテーション職員が参加しているときは「この姿勢にするとより見やすくなる」「ここを支えてあげると力が入りやすくなる」など、リハビリテーションの視点から活動のヒントを得られることもあり、次の活動へつなぐ大切な時間になっています。

（3）4か月ごとの評価・見直し

目標達成した際は、随時、次の段階へステップアップできるようにしています。また、4か月ごとに必ず全員の評価を実施しています。これもリハビリテーション職員と協同で行ない、チェック項目の達成回数や記述の記録から得た情報をもとに話し合っています。保育士の視点だけでなく、リハビリテーションの視点が加わることで、多角的に評価することができるようになりました。また、より客観的に評価するためにも、複数人の目でみることが大切です。そして、この評価・見直しをもとに、再び次の活動へと支援が積み重ねられていきます。重症児は発達の速度がゆっくりであるため、長期的な視点で、継続的に観察していくことが求められます。現在、活動開始から3年がたちますが、少しずつ、確実に、子どもたちの『変容』が見られてきています。

6 おわりに

今回、この本を作成するにあたって、「重症児の発達支援では『変化』ではなく『変容』が大切」という理事長からの言葉がありました。

> 変化とは…外面的な姿や形が変わること
> 変容とは…内部が変わった結果、外に現れた様子が変わること

じっくり子どもたちの様子をみると確かに『変容』という表現が当てはまっていると感じました。発達にはタテの発達、ヨコの発達があります。タテの発達は能力の高次化といわれ、例えば腕を動かせるようになり、手を動かせるようになり、指先を動かせるようになる、というイメージです。一方、ヨコの発達は、手を動かす等の能力は同じレベルにあっても、その触れる対象が職員からお友達・モノ…など幅が広がっていくイメージです。このヨコの発達にあるように、能力は変わらずとも、安心できる職員から、お友達という対象に触れることができるようになったのは、お友達に興味を持ったり、意識できるようになった背景があると考えられます。そうした目には見えない内部の発達をしっかりと見つけ、伸ばしてあげることが重要であると、この言葉によって気付かされました。

今後のたんぽぽくらぶ活動では、活動内だけで完結するのではなく、日常生活でもその『変容』がみられるように、活動以外にも還元していくことが必要だと感じています。子どもたちの『今』しかない大切な期間を支援し、将来の可能性を最大限に広げていけるように、わたしたちも日々学んでいくことが必要です。さいごに、わたし自身参考になった書籍・文献を紹介します。重症児の発達支援が、今後もっと発展していきますように。

参考文献

・宇佐川浩（2007）『障害児の発達臨床１　感覚と運動の高次化からみた子ども理解』学苑社
・宇佐川浩（2007）『障害児の発達臨床２　感覚と運動の高次化による発達臨床の実際』学苑社
・浅倉次男監修（2017）『重症心身障害児のトータルケア　新しい発達支援の方向性を求めて　改訂第２版』へるす出版

(2) 秋津療育園の取組の紹介③ライフステージに応じた活動「欅大学」

リハビリテーション室

1 はじめに

秋津療育園には小平特別支援学校施設内訪問学級（以下こぶし学級）があり、学童期の園生はこぶし学級に在籍しています。彼らは学校の他、病棟での日中活動や発達支援グループへの参加、個別での取り組み、リハビリテーションなど様々な活動を行います。

しかし高等部卒業後、他の園生と同じ生活へと移行することにより、日中の活動は大きく変化します。当園は 19 ～ 29 歳までの、いわゆる青年期の園生が少なく、園生の平均年齢が 50 歳と年々高齢化しています。そのため、日中の活動についても個別性に特化した活動は充実する一方、同年代でのグループ活動や趣味的サークル活動などは縮小する傾向にありました。それまで積み重ねてきた経験を生かすような場がなく、青年期のニーズに応えることが難しい状況でした。そこで案に挙がったのが、「学びたい、体験したい」という若いエネルギーを発揮させることができ、段階を踏んで壮年期に備え、社会性を身につけることができる活動、つまり大学活動でした。

2 大学名と活動の目的

大学名はこぶし学級からのつながりを考え「欅大学」としました。名付けた理由としては、今まで栄養（＝学び）、そしてこれからの栄養を自分のものとし、大きく成長することを願って「欅」を選択しました。

欅大学では今まで過ごしてきたこぶし学級とこれからの病棟生活における日中活動とをつなぐ役割となるよう次のような目的を立てました。

①様々な姿勢で活動に参加する中で、自ら動く機会を作る

②園生が主体的に活動に参加し、学習する機会を作る

③同年代の仲間を意識し、集団の中で自己を表現する

3 対象

大学活動検討時、学校卒業後の青年期（19 ～ 29 歳まで）にあたる利用者は 13 名いました（**表 1**）。

全員を対象にすることを考えていましたが、13名の園生のうち、A～Jまでの10名は1棟を利用、K・Lの2名は2棟、Nは4棟を利用しています。1棟は医療的ケアの必要性が高い方が利用する棟であり、10名のうち4名が気管切開をし、他の4名は気管切開はしていませんが、吸引や酸素の使用など何らかの呼吸管理をしています。感染症対策のため、複数の棟の園生が年間を通して交流することは難しい状況でした。そこでまず1棟の10名を対象に2018年9月に大学活動を開始し、2019年9月に2・4棟の園生 3名を2期生として活動を開始していくことになりました。

表1 対象者一覧（2018年9月時点）

	性別	横地分類 改定大島分類	年齢	利用棟
A	男性	A-1	29	1棟
B	男性	A-1	29	1棟
C	男性	A-1	28	1棟
D	女性	A-1	28	1棟
E	男性	A-1	24	1棟
F	男性	A-1	23	1棟
G	男性	A-1	23	1棟
H	男性	A-1	22	1棟
I	女性	A-1	22	1棟
J	女性	A-1	20	1棟
K	女性	A3	28	2棟
L	男性	A2	27	2棟
M	男性	A2	19	4棟

4 職員構成と役割

関わる職員は支援員（保育士や介護福祉士、社会福祉士など）2名、訓練士3名で構成しました。活動中、支援員と訓練士は1：1で姿勢介助や活動の援助を行います。各職種の具体的な役割は**表2**の通りです。

表2 参加職員と具体的な役割

支援員	参加する利用者の選出、活動場所の準備、活動に使う物品の準備、活動時の介助・援助、活動内容の相談
訓練士	活動場所の準備、敷物やポジショニングに使うクッション類などの用意、活動時の介助・援助、活動内容や活動時の姿勢や参加方法の検討

5 活動内容と援助方法

活動時間は体力を考慮し1時間とし、頻度は一人あたり月に1回としました。1回の活動内容は**表3**の通りです。

表3　活動内容

5分	始めの会（挨拶、持ち物確認、目標の確認など）
15分	準備体操、口腔機能訓練
10分	姿勢変換（活動に合った姿勢をとる）
20分	活動
10分	終わりの会（その日に取り組んだことの発表、成績表記入、挨拶）

それぞれの園生の個人目標も設定しました。個人目標はリハビリテーション室の担当職員が評価したものを、病棟職員と話し合い設定しました。**図1**は個人目標の1例です。

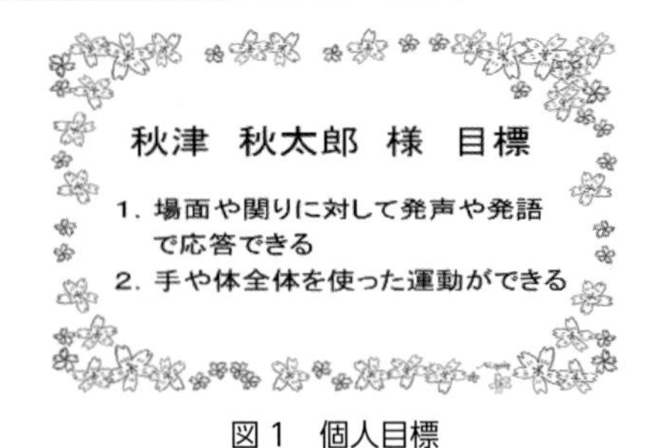

図1　個人目標

（1）始めの会

チャイムの音を使用し、開始が意識できるようにしています。呼名もやりたい人からやるなど主体性を促すようにしています。初めて参加した職員でも流れがわかるように、その日担当する園生と一緒に本日の授業内容や個人目標を確認します。

（2）準備体操

活動の導入部分です。床上で背臥位や側臥位で行い全身に触られることを通してボディイメージを高め、その後の活動で自発的な運動を引き出します。運動の中で握手など園生同士で触れ合うことで、他者の存在への興味を高めます。また発声などがしやすいよう口腔マッサージも行います。

（3）姿勢変換・活動

姿勢変換では、車椅子や抱っこ座位、クッションチェア座位など、活動が行いやすい姿勢をとります。「授業活動」では、年間シラバスに応じた授業を行い、個別練習の後に利用者同士で発表する機会を設けました。

（4）終わりの会

その日に取り組んだこと、成果など発表し成績表を記入します。最後は再びチャイムを利用し終了が意識できるようにしています。

6 授業内容（資料1参照）

どのような活動を提供するかについては、様々な意見がありました。これまでの活動は、環境や場面設定を行った上で、繰り返して行うことで先の予測をしやすくし、因果関係理解を支援する、という考え方のもと構成されていました。そのため大学活動においても、「同じ内容を数か月かけて行うことが望ましいのでは」という意見が多い中、一人の支援員の言った次のような一言が、活動の指針となりました。

「新しい内容を学習する学童期の子どもならそうかもしれない。しかし青年期（特別支援学校卒業後）の利用者は、すでに色々なことを経験し、本人なりに適応してきている。その適応能力をもって参加するのなら、内容を変えてもいいのではないか」

この指針に基づき、一つのテーマ（専攻科目：2018 年度は音楽、2019 年度は芸術、2020 年度は文学）について、1 年を通して様々な角度から取り組む構成としました。
2018 年度のテーマは音楽で**表 4** の授業内容を実施しました。実際の様子は以下の通りです。

表4　2018 年度授業内容（音楽専攻）

授業内容
入学式（園長挨拶、学生証授与、オリエンテーション） 音楽鑑賞（ピアノ・リコーダー演奏）
映像音楽鑑賞（世界の音楽）
大学テーマソングの詞を作ろう
音楽に合わせて声を出そう、体を動かそう
大学テーマソングを歌おう、覚えよう
修了式リハーサル
修了式（校歌の発表・演奏）

・入学式

園長先生の挨拶や学生証の授与を行いました。1 人 1 人学生証（**図 2**）を受け取ることで、大学生になったことの意識付けを行いました。お祝いの会としてピアノやリコーダーの演奏を聴いたりしました。入学式の後にオリエンテーションを行い、個人目標の確認、授業内容の説明、毎回の評価や成績評価の方法を説明しました。

秋津療育園　欅大学　学生証
欅
Keyaki Univ.
入学年度　平成30年度
学籍番号　2018010
氏　　名　秋津　秋太郎
生年月日　H7年7月22日
専攻科目
秋津療育園

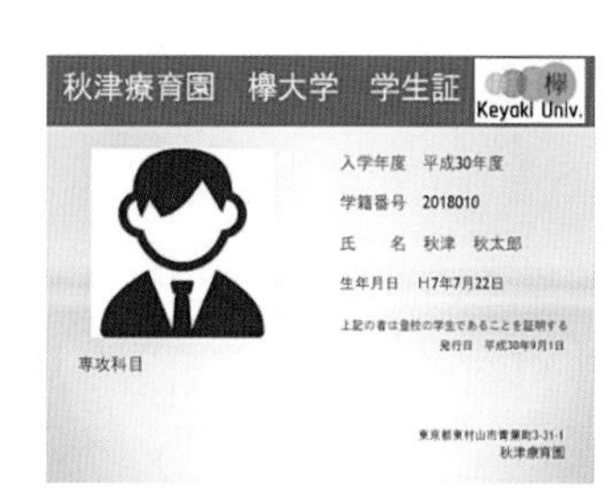

図 2　学生証

・映像音楽鑑賞（世界の音楽）

国旗のカードを選択する、カードについた紐を引っ張るという動作を通して手指の動きを引き出しました。側臥位や車いす座位など姿勢を整えることで手元への注目がしやすいようにしました。自分で選んだ音楽や映像に注目を促し、選んだ音楽が好きか嫌いかなどの表出を促しました。

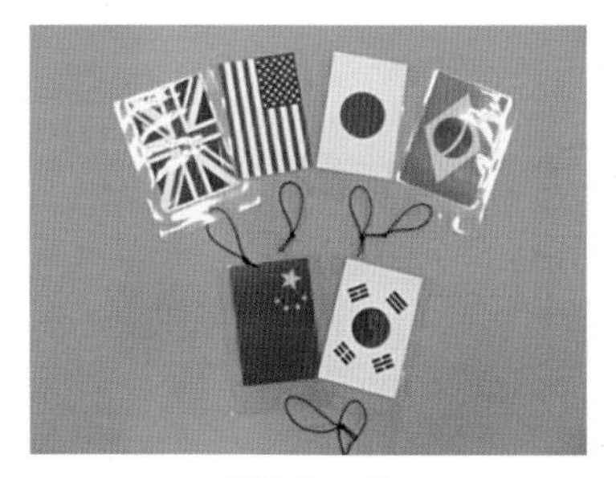

国のカード

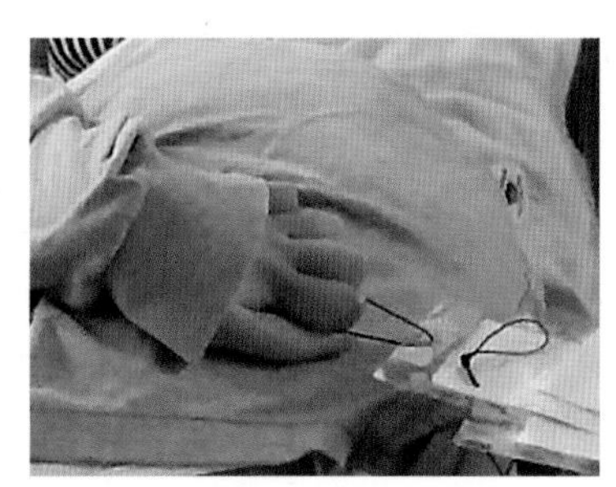

紐を引っ張って選ぶ様子

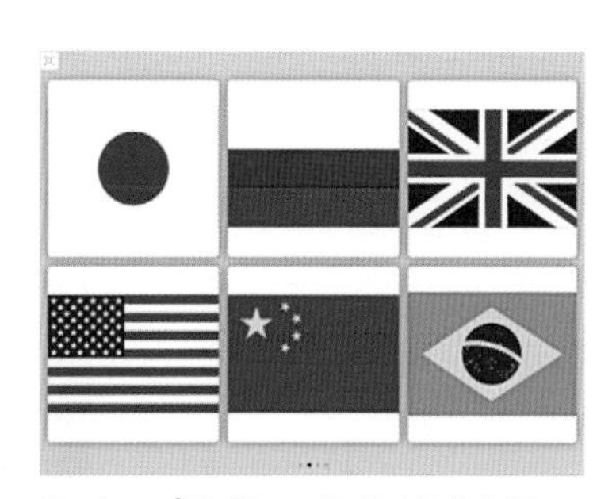

iPad アプリ「DropTalk HD」を用い、国旗マークを押すと音楽が流れるようにプログラムした

・大学のテーマソングの詞を作ろう

サイコロを用い、手や足の大きな動きを引き出しました。一人ずつサイコロを転が出た目の数を**表 5** に当てはめ、歌詞を決めました。声かけで場面の理解を促し、他者への注目や要求や注意喚起など表出を引き出しました。

表 5

	だれが	どんなきもち	いつ	だれと	なにをしたから	どこで
1	ぼく	うれしい	いま		新しいことを学べる	欅大学で
2	わたし	わくわく	これから		思いっきり動ける	
3	ぼくたち	がんばりたい	いつも	きみ	一緒に遊べる	
4	わたしたち	元気になる	一年中	あなた	大きな声で歌える	
5		笑顔になる	ずっと	みんな	夢が叶った	
6		ドキドキする	季節・行事	ともだち	気持ちを伝えられる	

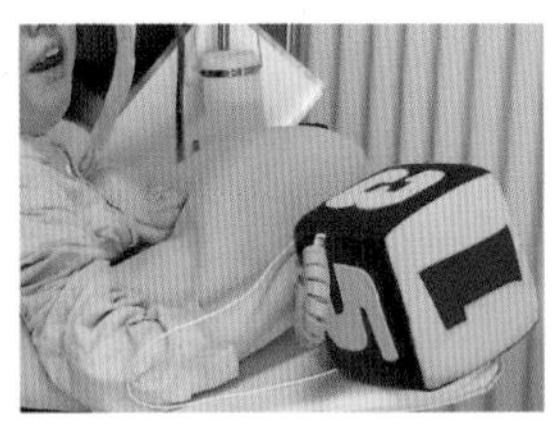

テーブルから落とす

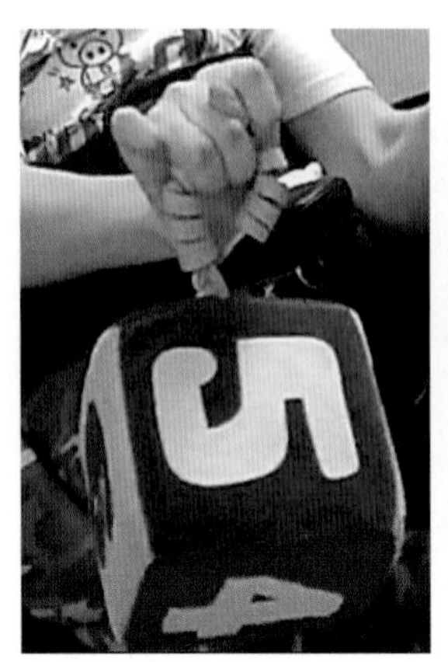

持って投げる

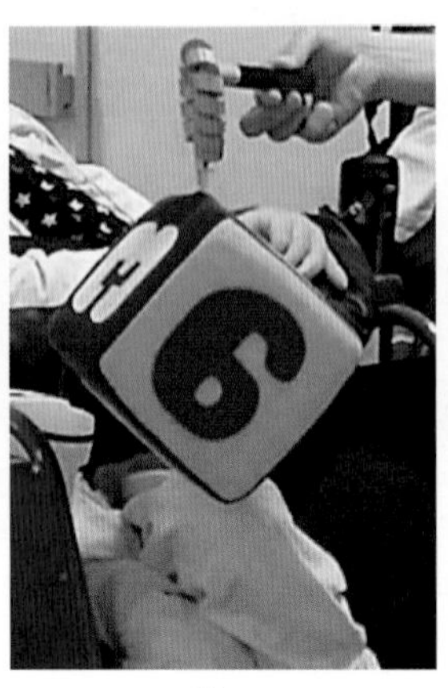

蹴る

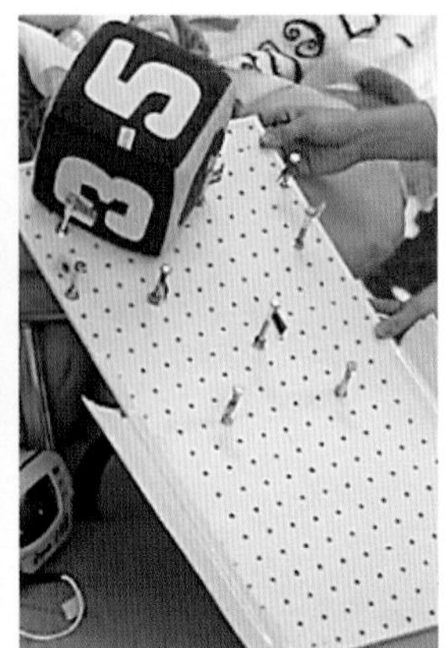

押す

・音楽に合わせて声を出そう、体を動かそう

車いす座位や端坐位など姿勢を整え、手足の動きや発声を促しました。様々な楽器に触れることで、素材の違いへの気付きを促したり、様々な楽器の音を聞くことで、音の違いへの気付きを促しました。個々ができる動きを考慮し楽器や環境設定の工夫を行い、手や足の動きとの因果関係を学習しました。

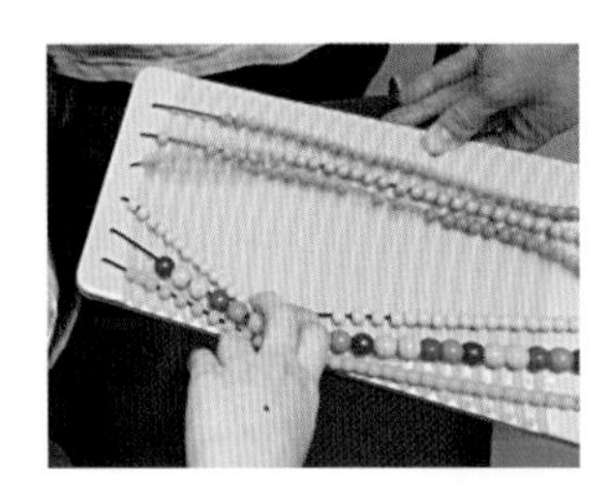

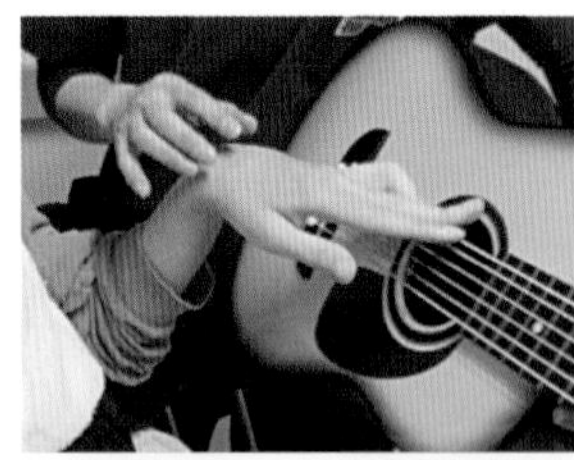

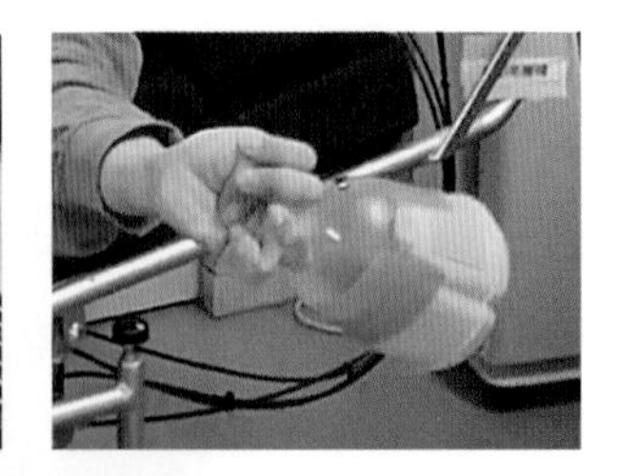

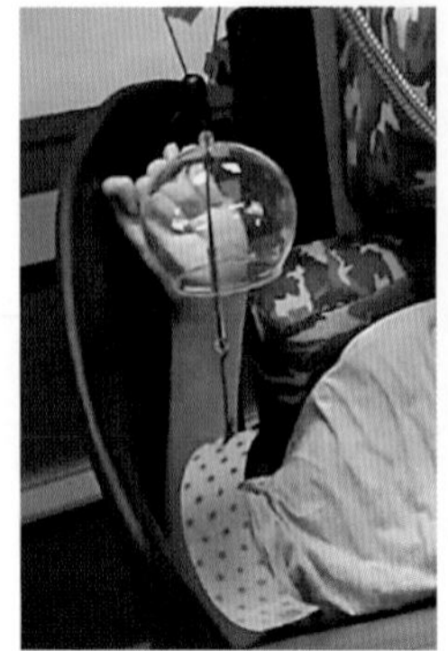

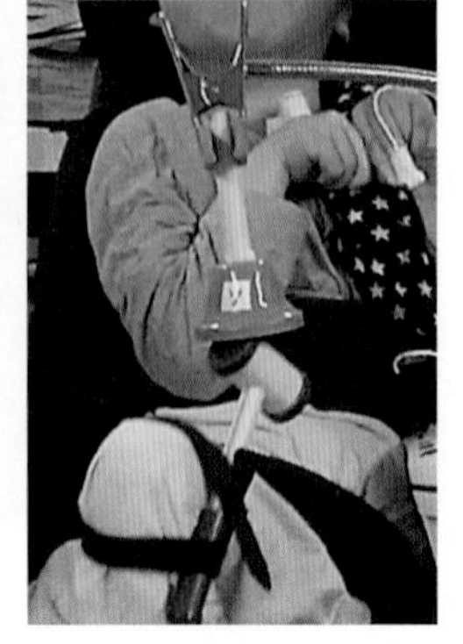

クリップアームで音の鳴るものを吊るして

・大学テーマソングを覚えよう

作成した歌詞に、音楽鑑賞時に最も反応の良かった曲調でメロディをつけ、大学テーマソング（**資料2**）にしました。１フレーズごと曲を聴くことで音楽に注目すること、歌に合わせ手足の動きや発声を促しました。

・修了式

園生が修了式を認識しやすくなるように、本番と同じ流れで修了式で発表する楽器を鳴らしリハーサルを行いました。修了式では修了証（**図3**）の授与、個人成果の発表（目標の達成度）、校歌斉唱、演奏発表を行いました。

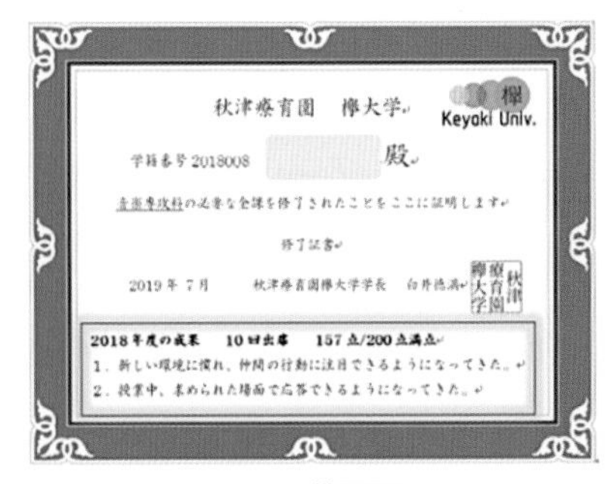
秋津療育園　欅大学
Keyoki Univ.

学籍番号2018008　殿

音楽専攻科の必要な全課を修了されたことをここに証明します

修了証書

2019年7月　秋津療育園欅大学学長　白井徳満

2018年度の成果　10回出席　157点/200点満点
1．新しい環境に慣れ、仲間の行動に注目できるようになってきた。
2．授業中、求められた場面で応答できるようになってきた。

図３　終了証

2019年度のテーマは芸術で、**表6**の授業内容を実施しています。

表6　2019年度授業内容（芸術専攻）

２期生入学式 （園長挨拶、学生証授与、音楽鑑賞、オリエンテーション）
１期生オリエンテーション
好きな色を見つけよう
好きな素材を見つけよう
作品作り
お互いの作品を鑑賞しよう
修了式

・２期生入学式、新年度オリエンテーション

２期生３名の入学式と１期生のオリエンテーションを行いました。芸術とは何かどんなことを学ぶのか新年度の個人目標などの確認を行いました。

・好きな色を見つけよう

見る力に個人差があったため、プロジェクターを利用し桜や紅葉、虹、海など景色から色を感じたり、色画用紙やカラーライティングキューブの光を使い、色に気づけるような工夫を行いました。それぞれ好きな色や気づきやすい色、苦手な色を見つけることができました。

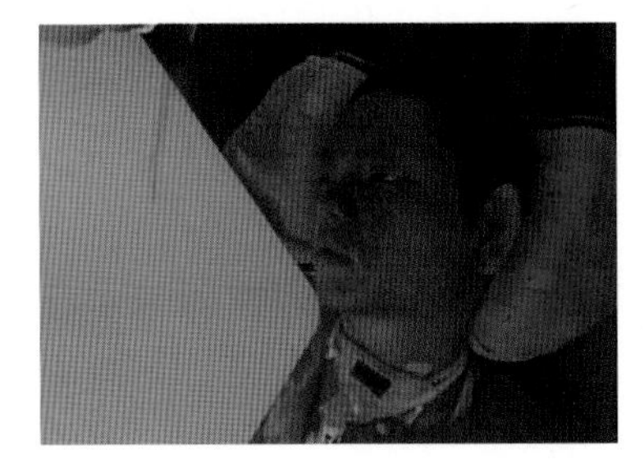

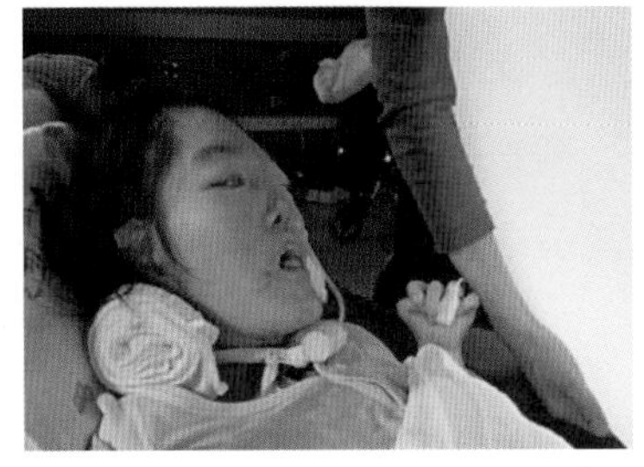

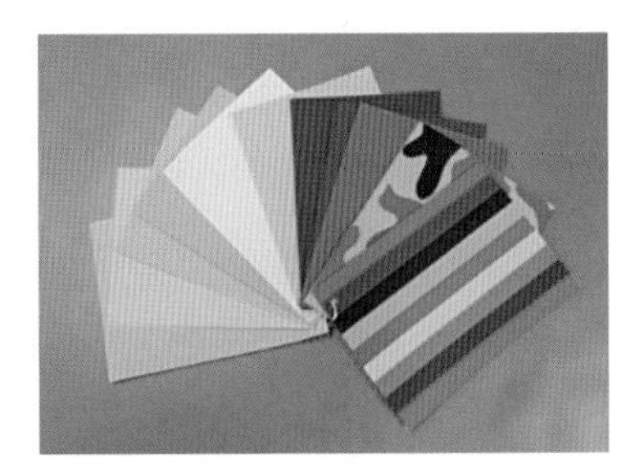

・好きな素材を見つけよう

布や紙、梱包材やビーズ、セロファン、お菓子や卵のパック、チェーン、風船に小麦粉や消臭ビーズを入れたものなど材質の違う様々な素材に触れて感触を確かめました。触ることが苦手な園生もいましたが、いろいろな物に触れ感触を確かめた上で好きな素材や気に入った素材、嫌いな素材を見つけることができました。執筆中の現在は選んだ素材や色を使い作品作りに取り組んでいます。それぞれの個性も発揮され出来上がりが楽しみです。

7 評価（資料３参照）

毎回各活動後に、それぞれの利用者がどのように参加していたか（活動に集中できたか、興味はあったか、どのような場面でどういう表現ができたか）を、参加職員で相談しながら評価します。個人目標を始めの会で確認することで評価するときこの時、「こういう動きをしたかったのでは」「こういうことを伝えたかったのではないか」などの園生の意図についても、話し合うことができ、職種間の評価の違いも共有できるようにしました。

8 活動を振り返って

（1）利用者の変化

活動開始当初は、自己刺激遊びに没頭し、活動に気づけなかったり、日常とは異なる環境に始終眼を閉じて寝ているふりをして、表現が乏しくなったりする方がいました。しかし活動を継続するうちに学校のチャイムの音をきっかけに活動への気づきが生まれ、このような様子は見られなくなりました。周囲の園生や職員の言動を意識し、聞く姿勢がとれるようになりました。驚くような集中力や真剣な表情を見せることが増え、同時に個々の表現の違いも見られるようになりました。例えば発表をする場面では、自分から積極的に取り組もうとする、注目された時だけ頑張る、注目されるとできないが様子を見守ると自分なりにやろうとする、練習ではうまくいくが本番でうまくできない、褒められるとうれしさを表現するのではなく、活動をやめてしまうといった逆の表現をしてしまう…などです。

これらの表現は回を重ねるごとに変化していき、「待つ」ことが苦手な園生が順番を待つことや周りを応援する等、周囲の人や場を意識して自分の行動を調整している様子が伺えるようになりました。集団で活動を行うことで、支援についた職員との１対１のやりとりだけでなく、周囲の職員や他の園生の行動に気づき、観察したり、時には真似したりすることを通して、個々の中に仲間意識が芽生え、社会性の成長が見られたと考えました。

（2）職員側の変化

開始当初は、園生のわずかな目や手の動きがどのようなことを感じ、表現しているのかということについて、職種間の評価の違いも見られましたが、終わりの会で評価を共有することにより、様々な視点から評価をすることができるようになりました。各園生の変化に伴い、職員は自然と園生の反応を「待つ」ことや職員主導の介助ではなく、園生の自発的な動きを「援助」する関わりへと変わっていきました。そうした関わりが、園生の「自分でできた」という成功体験につながり「もっと自分でやりたい」という園生の主体性の変化につながったと思います。

また集団の中で、周りへの気づきや利用者同士の関わりによって、普段とは異なる表現が引き出せるということを再確認する良い機会にもなりました。一方で職員が園生一人一人の能力を生かせる授業内容を考案し展開していくことの難しさも感じました。

（3）今後について

欅大学は月に１回の活動です。それでも、個々がその場面を意識して変わっていく様子が感じ取れます。それは学生時代に積み重ねてきた学習や経験を基に、様々な場面に適応する力が土台にあることは言うまでもありません。しかしそれらを施設内で発揮していくためには、個別で関わる場面だけでなく、集団の中で自分から周囲の刺激に気づく力、またそれに対して表現する力が必要となります。そのためのステップとして、欅大学のような小グループ活動が適しているのではないかと考えます。また、提供する活動について、これまでは利用者の好きなこと・できることを中心に「どのような活動を提供するか」ということを中心に考える傾向がありました。しかし利用者主体の活動にするためには、「利用者がどう感じ、何を表現しているか」を知ることや、その思いに対して職員がどう関わるかを考えるということがより重要だと感じました。そのためには、職員の「評価の視点」を共有していく必要があると感じました。

9 おわりに

この原稿を執筆している現在、欅大学はまだ２年目の途中です。こぶし学級で身につけた「学ぶ力」をより確実にするため、欅大学では「自分で学ぶ」ことを大切にしてきました。音楽、芸術（制作など）、文学（読み聞かせなど）といった日中活動で良く取り入れられる活動を１年かけゆっくりと学習することで園生は１つ１つの活動への理解が増してきています。このような積み重ねを行っていく事で、日々行われている日中活動が提供されて楽しむのではなく、自分で楽しめる活動へと変化していくと考えます。また、関わり手は活動に含まれる要素を１つずつ提供することで、園生にどのような支援が必要なのか検討ができると考えています。学習を積み重ね、主体的に参加できる力を伸ばし、社会性を育むことで、その先の壮年期、老年期という大きな集団での活動になっても自分らしく過ごすことの助けになるようにしていきたいと思います。

欅大学　H30 年度　シラバス

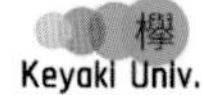

■専攻科目名	音楽		
■担当講師	リハビリテーション室	■非常勤講師	1 棟支援科、サービス課
■曜限	金曜 / 月 2 回　10:00 ～ 11:10	■最低必要点数	100 点 / 全 200 点

■大学活動の目的	1. 様々な姿勢で活動に参加する中で、自ら動く機会を作る 2. 園生が主体的に活動に参加し、学習する機会を作る 3. 同年代の仲間を意識し、集団の中で自己を表現する
■科目の学習目標	1. 音楽を聴く心を育む 2. 音楽や楽器を通して自己を表現する 3. 校歌の作詞を行い、校歌を覚える
■授業の概要	1. 挨拶、準備体操（身体の体操、口腔機能体操）を通して全身の感覚を研ぎ澄ます 2. 音楽をテーマにした活動の中で、個々の活動目標を達成する

授業内容			出席	
	9 月	入学式（学長挨拶、学生証授与、学生代表挨拶、オリエンテーション） 音楽鑑賞（ピアノ・リコーダー生演奏）		
	10 月	休校		
	11 月	準備体操・映像音楽鑑賞（世界の音楽を聴こう）		
	12 月	準備体操・映像音楽鑑賞（世界の音楽を聴こう）		
	1 月	準備体操・校歌の詞をみんなで作ろう　1		
	2 月	準備体操・校歌の詞をみんなで作ろう　2		
	3 月	準備体操・音楽に合わせて声を出そう、体を動かそう　1		
	4 月	準備体操・音楽に合わせて声を出そう、体を動かそう　2		
	5 月	準備体操・校歌を覚えよう		
	6 月	準備体操・校歌を覚えよう・終業式に向けてリハーサル		
	7 月	発表会・終業式（学長挨拶、成績表授与、校歌斉唱、学生代表挨拶）		
	8 月	夏休み		

■履修の注意点	前日の夜更かしは控え、体調を整えて授業に臨んでください。
■教科書	特にありません　（必要資料は当日に配布します）
■成績評価の方法	出席率（3 点）・授業態度（3 点）・活動の積極性（3 点）・個人目標の達成度（6 点）× 11 回 発表（45 点）× 1 回　/200 点満点 ※合計 100 点以上で履修を認める
■その他	授業の出欠は前日までに出欠連絡票でお知らせください。 その他不明点はリハビリテーション室欅大学（　）までご連絡ください。

資料 1　欅大学シラバス

僕たちの私たちの
欅大学
T☆I
♩= 116
ぼ く た ち ー は わ く わ く す る ー ず ー
う っ と あ な た と あ た ら しい こ と ま な
び た か ー た か ら ー わ た し た ち は ー
ド キ ド キ す る ー こ れ か ら ー き み に ー き も
ち を つ た え ら れ る か ら み ん な み ん な
み ん な げ ん き い つ で も こ こ け や き だ い が く
で ー み ん な ー み ん な げ ん き ー い つ
み ん な
で も こ こ ー け や き だ い が く で ー
Uu - Uu Uu - Uu
Uu - Uu - Uu げ ん き い つ で も こ こ ー
け や き だ い が く で ーーー

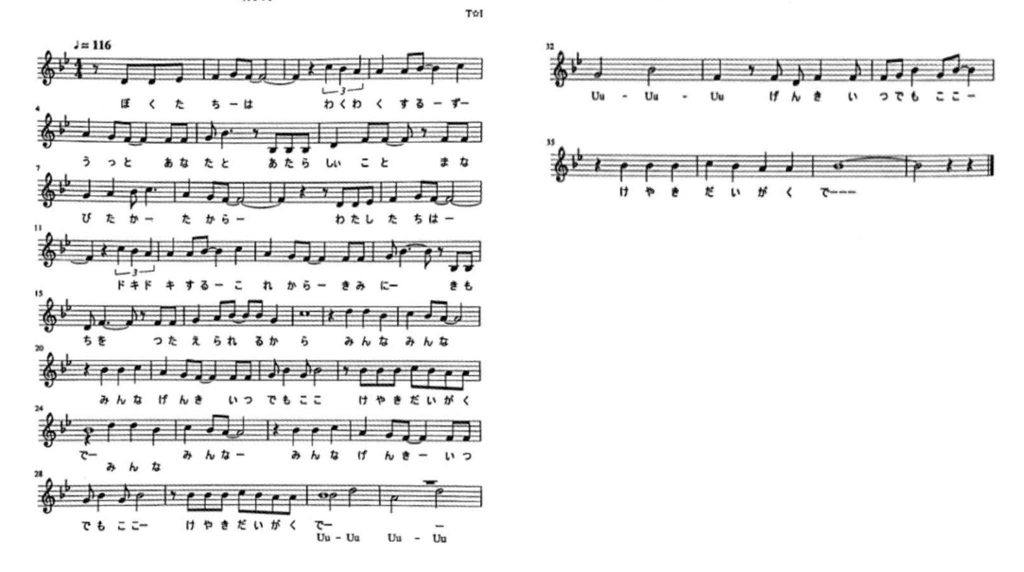

資料２　欅大学テーマソング

学籍番号
秋津　秋太郎　様　成績表　H30 年度
2018007

目標　1．場面や関りに対して発声や発語で応答できる
　　　2．手や体全体を使った運動ができる

活動テーマ	「音楽：入学式・音楽鑑賞」	評価
出席日	201　／　／	/3
活動中の態度	3 集中していた・2 時々集中できる・1 あまり集中できない	/3
活動中の積極性	3 興味がある・2 少し興味がある・1 あまり興味なし	/3
目標の達成度　1	3 よくできた・2 少しできた・1 全くできない	/3
目標の達成度　2	3 よくできた・2 少しできた・1 全くできない	/3
	合計	/15

特記事項（その日のエピソード、改善した方が良いこと、満点取れなかった理由など）

資料３　成績表および活動記録表

（2）秋津療育園の取組の紹介④ 映像を使用した料理教室の工夫

栄養管理室調理主任　中島　美樹

1 はじめに

料理教室を通して、園生に料理を作る中での発見や、料理の楽しさ、調理中の形や香りの変化を感じてもらう目的で、平成８年（以後Ｈ８と表記）より病棟と共同で開始しました。開始から今年で24年目になります。回数を重ねるにつれて、課題点があがり、改善を繰り返し、現在に至っています。

開始８年目に病棟からメニュー、料理工程、内容の充実の課題点が上がり、改善を経て、11年目のH19の８月下旬から、映像を使用した工程を紹介する料理教室に切り替えました。そして現在は、通常の料理教室と平行して、調理作業が難しくなってきた園生への対応として、動画の生配信を使用したデモンストレーション型の料理教室も実施しています。

限られた時間の中で楽しんで参加してもらうために、料理教室の充実に取り組んできました。病棟の協力があって進めることが出来ました。本稿ではスライドの映像化から現在の動画の生配信と、そこに至るまでの下記の経緯をご紹介します。

（１）Ｈ８～Ｈ11は、通常スタイルの料理教室を実施しました。

（２）Ｈ12～Ｈ15は、年１回のデモンストレーション料理教室を実施しました。

（３）Ｈ16～Ｈ18は、映像を使用した工程に向けての準備期間です。

（４）Ｈ19の８月からは、スライドの映像化を実施しています。

（５）Ｈ31の４月～からは、（４）と平行してデモンストレーション型、動画の生配信を実施しています。

2 実施状況

実施回数は年に12、13回、人数は、園生５、６名に対して介職員は１対１です。場所は主に大会議室や小会議室で行っています。時間は２時間、栄養管理室の職員も講師として２名参加しています。

3 料理教室の変化　～参加したくなる料理教室を目指して～

（1）【Ｈ８～Ｈ11】試行錯誤の３年間（通常スタイルの料理教室）

①要望のあったメニュー

開始をした頃は、病棟からデザートと飲み物の要望を受けて実施していました。よく要望のあったメニューは、パン、ピザ、クッキー、餃子、お好み焼き、ホットケーキタルト、パイ、シュークリーム、マフィン、柏餅、どら焼きなどです。

②レシピの工夫

メニューのどの部分を園生に体験をさせたいかなどの料理工程の要望も聞いた上で、レシピに使用する食材や分量や割合の確認を行いました。

③工程の打ち合わせ

園生が行う工程に合わせて、栄養管理室でどこまで下準備をするか、実施する月の前月に、病棟担当者と栄養管理室担当者が打ち合わせを行い、内容の充実を図りました。

病棟、栄養管理室ともに毎回その時の料理教室に参加する職員が出席していましたが、ベテランの方が来たり、打ち合わせる内容を知らない新人の方が参加することもありましたので、時には時間がオーバーしてしまったりと色々なケースがありました。

④印象に残っていること

＜スイートポテト＞

茹でた芋をマッシュすることは園生にとっては難しいですが、荒くつぶしておいたものを職員の介助で一緒につぶすと弱い力でもつぶれます。自分でつぶしたさつま芋を、ラップを使って形作りをします。焼きあがったスイートポテトを食べているとき、とても嬉しそうでした。お芋は温めた状態を保っていても、固くなりやすいので、その時には温めた牛乳を少しずつ加えていくと、マッシュしやすくなりました。

＜関東風の桜餅＞

生地に小麦粉を使用してホットプレートで楕円形に焼いてあんこを包みます。「形に決まりを作らずに、ご自由に焼いてみて下さい。」と声をかけたところ、園生と介助職員で丸や四角や三角に当てはまらないようなオリジナルな形が出来上がり、一人一人の個性が出ていて素敵だなぁと思いました。

＜クレープ＞

生地は粉を溶かす所から、全て園生に体験してもらうことが出来るので、工程が多くて人気でした。中の具はアイスやプリン、色々なクリームやフルーツを季節に合わせて入れ、トッピングも自分の好みで盛り付けを楽しんでいました。

＜クッキー＞

ご家族の方々も一緒に参加されて、好きな型で抜いてデコペンやアラザンでトッピングをしていました。ご家族の方々と一緒の参加で、可愛らしいクッキーが出来上がり、喜んでいました。

（2）【H 12～H 15】年１回のデモンストレーション料理教室
～見ているだけで楽しくなる料理教室～

H 11 頃に病棟から、年度末に全棟合同の見学参加型のデモンストレーション式の料理教室が開けないかという要望がありました。各棟から 4、5 名ずつの全棟で 18 名位の実施を予定することになりました。次のように１年毎の計画を立てて実施をしました。

年	実施メニュー
H 12	真鯛の御造りサラダ、スフレチーズケーキ、ガナッシュトルテ
H 13	スッポン鍋、メロンパン、カレーパン
H 14	ヒラメの握りとしゃぶしゃぶ、シュークリーム
H 15	伊勢海老の刺身と赤だし、スフレチーズケーキ

①初めての試み

＜真鯛のお造りサラダ＞

11 月～３月までは生ものメニューを提供可能な時期なので、和食のプロの調理主任が鯛をさばき活け造りにし、大根のかつらむきを披露しサラダを作りました。園生は、「生きた魚を見るのは初めて」と目をキラキラさせて、笑顔で喜んでいる方や、怖がっている方もいました。盛り付けが鮮やかで美味しいと、ニコニコしながら食べていた園生の顔を思い出します。

＜ガナッシュトルテ＞

チョコレートが大好きな園生が多いので、目の前でスポンジにチョコレートが塗られていく時は、「ワァー。早く食べたい」という声があがっていました。私たちもやり甲斐を感じ、園生に来年も食べたことのないメニューや、大好きなメニューを食べさせてあげたいと感じました。

②２グループに分かれて見学

前回は初めての試みで時間にゆとりが無く、園生が近くでゆっくりと見学する時間が短かったので、今回は、２グループに分けて見学をする方法で行いました。

＜スッポン鍋＞

頭を取り血抜きまでの工程を行った後に、野菜と一緒に煮込みました。スッポンをさばく、ある場面では、驚いた園生が悲鳴を上げて「かわいそう」と悲しい気持ちにさせてしまいました。私達は命の大切さを教えてあげたいと思いましたが、園生の前でさばく内容を、慎重に考えて実施するべきだったと反省をしました。

③２種類を同時進行

＜ヒラメとシュークリーム＞

この年は２種類同時進行で行い、どちらか好きな方を見てもらう形式にしました。ところが園生はどちらも興味があるようで、どちらを見て良いか分からない様子もありましたので、説明する側も、どちらに向けて進行をしたらよいか、不安なものがありました。ヒラメのほうは、皮引き、三枚卸し後に薄造りにして、握り寿司としゃぶしゃぶの両方の食感を楽しんでもらいました。

④最後の合同料理教室

＜チーズケーキ＞

伊勢海老より前に、チーズケーキを作りました。クリームチーズを園生に近くで見てもらっている時に、不思議そうにどんな匂いなのか、一所懸命に嗅いでいました。オーブンの中でだんだんと膨らんでいく様子を見て、嬉しそうにしていました。食べるととてもふんわりしていると、美味しそうに食べてくれました。

＜伊勢海老の刺身と赤だし＞

チーズケーキを焼いている間に、伊勢海老を卸し、調理しました。普段園生の前で出来ないことをやるので、園生がジッと興味深く見ていてくれました。

このように、年に１度の合同のデモンストレーション型の料理教室は、４年間継続して実施しました。基本的に生物のお魚は普段昼食バイキングを担当している調理主任を中心に、デザートはデザートバイキングを担当している調理師を中心に実施してきました。今後、未だ園生が食べたことのないメニューは、昼食バイキングやデザートバイキングでメニュー開発を行い、実施していく方向性となりました。

開始から変わらぬ体制で７年間継続をしていきましたが、経過していく中で気付くことも多くなっていきました。

（3）【H 16 ～ H 18】映像を使用した工程に向けての準備期間
～食材の加熱による一瞬の変化を見せてあげたくて～

実施８年目に、課題点が上がりました。課題は、次の①メニュー、②料理工程、③内容の充実についてです。

①メニュー

この頃の人気メニューは、パン、ピザ、シュークリーム、タルト、クレープ、餃子でした。パイや柏餅は、むせ易いものになっていきました。

［課題点］

病棟からの要望によるメニューで実施していましたが、新メニューの要望は、デザートの材料に、特殊なものが多く、注文業者を探したり、分量が業務用で多すぎたりすることがありました。分量の割合で、工夫しないと堅くなってしまうものも多くあり、試作を行わないと実際に使用出来ないレシピもありました。

【改善点　メニュー一覧表の作成】

メニュー一覧表を作成しました。今まで実施したメニューを、栄養管理室担当者が、終了後に報告書として作成していたので､これを活用し､集約しました。更に実施可能なメニューを追加し、122 種類の写真付きレシピと写真集を作成し、選びやすいように工夫をしました。メニュー一覧表では、洋菓子（ケーキ類、クレープ、クッキー類、プディング類、その他）、和菓子、パン、ピザなどに分類しました。この一覧表を見て病棟でメニューを決めてもらい、病棟と栄養管理室の担当者を決め窓口を１つにし、打ち合わせを行うようになりましたので、双方の考えに差異が生じること無く、時間の効率化が図れました。

新しい体制で実施後、病棟と栄養管理室から、課題点や要望があがり、年度末に来年度に向けての反省会を実施しました。

［課題点］

栄養管理室からの課題は、シフォンケーキやタルト等、調理設定時間内に間に合わない時があった。火傷や衛生面の問題で、園生が行う工程が少なく空き時間が多かった時がある等の意見がありました。病棟からの課題点は、空き時間の利用の検討と、飲み物を空き時間に園生の目の前で作ってもらいたい、との意見が上がりました。

表１　メニュー一覧表

料理教室メニュー一覧

洋菓子　ケーキ類

モンブラン	51	ロールケーキ(カスタード)	A-5
クリスマスケーキ	66	ロールケーキ(ジャム類)	A-6
ｶｯﾌﾟｹｰｷ	67	ロールケーキ(生クリーム)	A-7
ｽﾌﾚﾁｰｽﾞｹｰｷ	57	ハニーケーキ	A-8
ベイクドチーズケーキ	69	マドレーヌﾌﾟﾚｰﾝ	A-9
スフレオムレツ	73	マドレーヌココア	A-10
ﾊﾟﾝﾌﾟｷﾝﾊﾟｲ	77	マドレーヌ(ジャム)	A-11
あずきマフィン	78	チョコレートケーキ	A-12
バナナマフィン	81	シフォンケーキ(ﾌﾟﾚｰﾝ)	A-13
ﾏﾄﾞﾚｰﾇ風ｶｯﾌﾟｹｰｷ	85	シフォンケーキ(ココア)	A-14
チョコレートタルト	40	シフォンケーキ(ﾊﾞﾅﾅ)	A-15
タルト(カスタード)	A-1	シフォンケーキ(紅茶)	A-16
タルト(チーズ)	A-2	パウンドケーキ(ﾌﾟﾚｰﾝ)	A-17
タルト(洋梨)	A-3	パウンドケーキ(チョコ)	A-18
スフレオマロン	A-4	パウンドケーキ(マーブル)	A-19
ガナッシュトルテ	57	オレンジカスタードケーキ	A-20

洋菓子　クレープ、クッキー類

アイスクレープ	22-72	ｸｯｷｰ(絞り風)	1
アイスクレープ	74	ｸｯｷｰ(マーブル)	A-21
プリンクレープ	47	型抜きｸｯｷｰ	26-29
ﾊﾞﾅﾅ生ｸﾘｰﾑクレープ	55	ココアクッキー	41
ﾊﾞﾅﾅﾁｮｺ生ｸﾘｰﾑｸﾚｰﾌﾟ	24	クッキー(ﾐﾙﾌｨｰﾕ風)	82

洋菓子　その他

ホットケーキ	5-36-5	ﾊﾞﾅﾅのフランベ	A-29
こいのぼり風ホットケーキ	18	カラメルﾊﾞﾅﾅ	A-30
スィートポテト	7-43-48	カラメルﾊﾞﾅﾅ(生クリーム添え	A-31
カスタードプリン	19	プディング	A-32
プリンアラモード	79	プディング(カステラ)	A-33
南瓜プディング	9	プディング(ココナッツ)	A-34
黒みつプリン	A-22	プディング(レーズン)	A-35
ﾊﾞﾅﾅチョコ	30	ポテトクリーム	A-36
チョコレートフォンデュ	31	シナモンポテト	A-37
ﾁｮｺﾚｰﾄパフェ	8	さつま芋のムース	A-38
ゼリーパフェ	46	抹茶ムース	A-39
ﾌﾙｰﾂと白玉のカクテル	7	桃のデンマーク風	A-40
フレンチトースト(牛乳漬け)	A-23	ポードカフェ	A-41
フレンチトースト(ミルクティ漬け)	A-24	シュークリーム(生クリーム)	64-86
ココアホットケーキ	A-25	シュークリーム(カスタード)	A-42
オムレット	A-26	シュークリーム(ジャム)	A-43
ブリュレ(チーズ)	A-27	シュークリーム(チョコ)	A-44
ブリュレ(クリーム)	A-28		

和菓子　蒸し物

柏餅	3-4-5
鈴カステラ	16
ココナッツ団子	21
さつま芋の茶巾饅頭	39
茶巾絞り	25
うさぎのじょうよ饅頭	49
利休饅頭	B-1
栗饅頭	B-2
吹雪饅頭	B-3
酒饅頭	B-4

和菓子　焼き物

たこ焼き	12-15
たこ焼き	33-37
お好み焼き	38-42-84
桜餅	32
どら焼き	14
どら焼き	23

和菓子　その他

カキ氷	6
白玉ｸﾘｰﾑあんみつ	75
白玉ｸﾘｰﾑあんみつ	76
あんみつ	59
おしるこ	83
葛きり風かんてん	34
白玉ぜんざい	B-5
ココナッツ白玉	B-6
ミルク葛餅	B-7

パン、ピザ類

ピザトースト	20
ピザ(ﾁｰｽﾞ、ｶｽﾀｰﾄﾞ)	68
ミックスピザ	80
チョコバナナピザ	61
パン	27-28
ﾁｮｺﾚｰﾄﾊﾟﾝ、ﾒﾛﾝﾊﾟﾝ	53
ﾁｰｽﾞﾊﾟﾝ、お好みﾄｯﾋﾟﾝｸﾞﾊﾟﾝ	59
ﾁｰｽﾞｸﾘｰﾑﾊﾟﾝ、創作パン	63
パンタルト	71
クリームパン(カスタード)	C-1
クリームパン(ココアカスタート	C-2
シナモンロール	C-3
アップルリング	C-4
ねじりドーナツ	C-5
バターロール	C-6
カレーパン	70

その他

餃子	69
あんまん	D－1
肉まん	D－2
ピザまん	D－3
シュウマイ	D－4
ジャガイモ饅頭	D－5

飲み物

ココア類	
ミルクココア	8
オフタイム	8
ココアと洋梨のワルツ	8

飲み物

コーヒー類	
コーヒー	1
カフェオレ	1
ミルクコーヒー	1
はちみつカフェオレ	1
バナカフェモード	2
ウィンナーコーヒー	2
黒糖カフェオレ	2
豆乳カフェオレ	2
抹茶カフェオレ	3
ロシアンコーヒー	3
カフェ・ド・ショコラ	3
カラメルカプチーノ	4
ハニーマキアート	4
紅茶類	
紅茶	5
ミルクティー	5
レモンティー	5
ロイヤルミルクティー	5
ロシアンティー	6
桃の紅茶	6
アップルティー	6
シナモンアップルティー	6
サクラティー	7
バナナミルクティー	7
キャラメルミルクティー	7

緑茶類	
緑茶	9
麦茶	9
抹茶	9
グリンティー	9
抹茶ミルク	10
抹茶豆乳	10
抹茶バナナ	10
ミキサー使用	
ヨーグルトシェイク	11
レモンラッシー	11
バナナとオレンジのラッシー	11
キンカンヨーク	11
ニンジンシェイク	12
キャロットオレンジミルク	12
バナナキウイミルク	12
グリーンシェイク	12
黒ゴマスムージー	13
その他	
桜湯	14
レモネード	14
キャラメルミルク	14
ピーナツミルク	14
メープルミルク	15
昭和ミルキー	15
豆乳小豆	15

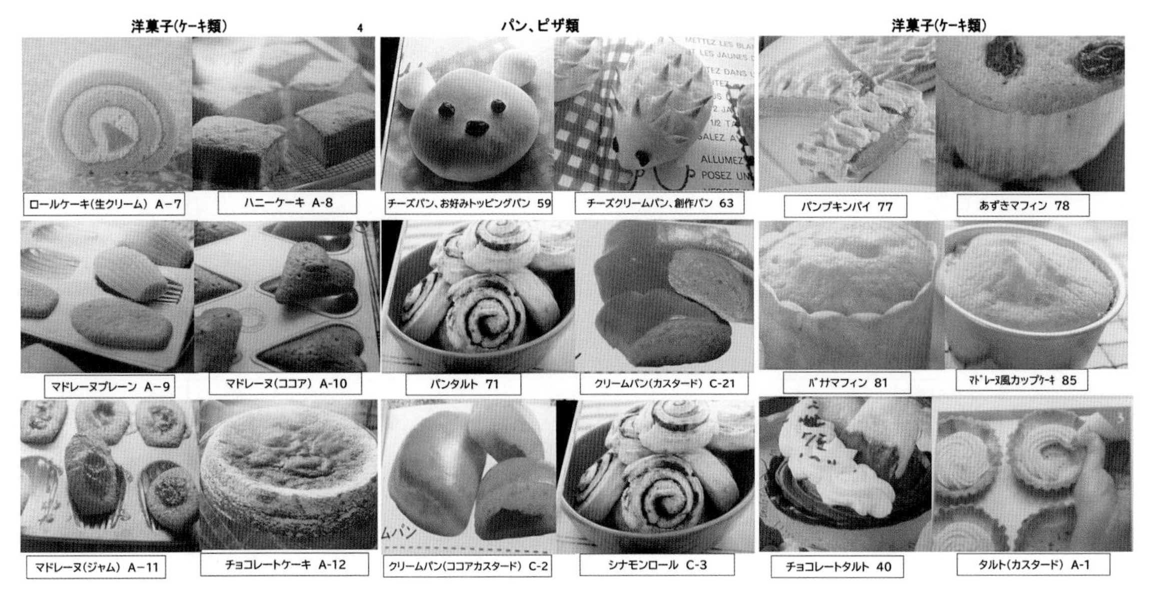

写真１　メニュー写真集

表２　飲み物一覧表

料理教室レシピ目次(飲み物)　　★→上にトッピングあり

コーヒー類			紅茶類		
ページ	メニュー名	料理No.	ページ	メニュー名	料理No.
1	コーヒー	8721	5	紅茶	8717
1	カフェオレ	8722	5	ミルクティー	8706
1	ミルクコーヒー	8723	5	レモンティー	8705
1	はちみつカフェオレ	313A	5	ロイヤルミルクティー	711E
2	バナカフェモード	313B	6	ロシアンティー	8719
2	★ウィンナーコーヒー	8721	6	桃の紅茶	313J
2	★黒糖カフェオレ	313C	6	アップルティー	313k
2	★豆乳カフェオレ	313D	6	シナモンアップルティー	313L
3	★抹茶カフェオレ	313E	7	サクラティー(春季限定)	313M
3	★ロシアンコーヒー	313F	7	バナナミルクティー	313N
3	★カフェ･ド･ショコラ	313G	7	★キャラメルミルクティー	313O
4	★カラメルカプチーノ	313H			
4	★ハニーマキアート	313I			
ココア類			**緑茶類**		
8	ミルクココア	8710	9	緑茶	8736
8	オフタイム(ココアとﾊﾞﾅﾅでホッとしたひとときを…)	313P	9	麦茶	611A
8	ココアと洋梨のワルツ	313Q	9	抹茶	8738
			9	グリンティー	8703
			10	抹茶ミルク	8776
			10	抹茶豆乳	313R
			10	抹茶バナナ	313S
ミキサー使用			**その他**		
11	ヨーグルトシェイク	8728	14	桜湯(春季限定)	8730
11	レモンラッシー	313T	14	レモネード	8704
11	バナナとオレンジのラッシー	313U	14	キャラメルミルク	O667
11	キンカンヨーク(冬季限定)	313V	14	ピーナツミルク	8720
12	ニンジンシェイク	313W	15	メープルミルク	314C
12	キャロットオレンジミルク	313X	15	昭和ミルキー	314D
12	バナナキウイミルク	313Y	15	豆乳小豆	314E
12	グリーンシェイク	314A			
13	黒ゴマスムージー	314B			

表3　飲み物レシピ

サクラティー(春季限定)

『材料』	『1人分』	『調理法』
紅茶	0.4	1、鍋にお湯を沸かし、紅茶を入れて、蓋をして数分蒸らし茶漉しでこす。
湯	100	2、上白を加える。
上白	5	3、桜花漬は水の中に入れて周りの塩が落ちる位に少々洗い、湯呑みに入れる。紅茶を注いで花を咲かせる。
桜花漬	1.2	

バナナミルクティー

『材料』	『1人分』	『調理法』
紅茶	0.4	1、鍋にお湯を沸かし、紅茶を入れて、蓋をして数分蒸らし、茶漉しでこす。
湯	70	2、分量の牛乳より少量バナナに加えてミキサーでペーストにする。
牛乳	30	3、残りの牛乳に1と2を混ぜ合わせる。
上白	3	
バナナ	30	

キャラメルミルクティー

『材料』	『1人分』	『調理法』
紅茶	0.4	1、鍋にお湯を沸かし、紅茶を入れて、蓋をして数分蒸らし、茶漉しで漉す。
湯	70	2、上白を加える。
牛乳	30	3、牛乳を加える。
上白	3	4、ケーキホイップは6分立てにする。
ケーキホイップ	10	5、鍋に上白と水を入れて、キャラメルソースを作る。
上白	5	6、カップにミルクティーを注ぎ、生クリームとキャラメルソースをトッピングする。
水	10	

【改善点～パワーポイントの活用】

栄養管理室の改善は、シフォンケーキやタルトの他にチーズケーキやチョコレートケーキなどの大きい型で焼くものは、1人分ずつ小型で作成し、短時間で焼くように変更をしました。また、調理する飲み物の種類を増やし、園生と一緒に作れるように、飲み物レシピを写真付きで作成しました。そして、スライドの映像を使用して、メニューの材料や園生の参加できない工程を紹介出来るように、静止画像を撮影したものをパワーポイントで活用しました。さらに、選択をしやすいような、メニュー一覧表にしてほしいと、要望がありました。さっそく検討し、工程を3つに区分して色分けし、調理時間と、映像の有無も提示しメニュー一覧表の訂正を行いました。メニューについては、下記の表の通りに区分けをしました。

A	調理工程の中に見た目の変化のあるメニュー （シフォンケーキ、シュークリーム、プリン、タコ焼きなど）
B	感触を楽しめるメニュー （白玉あんみつ、パン、肉まん、あんまん、柏餅、利休饅頭など）
C	盛り付け（トッピング）中心のメニュー （チョコレートパフェ、白玉あんみつ、モンブランなど）

表 4　新メニュー一覧表

料理教室メニュー一覧

※メニューの区分け
・調理工程中の見た目の変化のあるメニュー　・感触を楽しめるメニュー　・盛り付け（トッピング）中心のメニュー
※映像の有無→★印は有りのメニュー

※数字(51)→料理教室報告書と写真ファイルのページNo.　※A−5→料理教室写真ファイルのページNo.　※飲み物→レシピページNo.

洋菓子

ケーキ類

メニュー	調理時間	ページ	メニュー	調理時間	ページ
★モンブラン	45分	51	★ロールケーキ(カスタード)	50分	A-5
クリスマスケーキ	35分	66	ロールケーキ(ジャム類)	50分	A-6
★カップケーキ	60分	67	ロールケーキ(生クリーム)	50分	A-7
スフレチーズケーキ	50分	57	ハニーケーキ	45分	A-8
ベイクドチーズケーキ	45分	69	マドレーヌプレーン	45分	A-9
スフレオムレツ	35分	73	マドレーヌココア	45分	A-10
★パンプキンパイ	60分	77	マドレーヌ(ジャム)	45分	A-11
あずきマフィン	50分	78	チョコレートケーキ	60分	A-12
バナナマフィン	50分	81	★シフォンケーキ(プレーン)	55分	A-13
マドレーヌ風カップケーキ	50分	85	シフォンケーキ(ココア)	55分	A-14
チョコレートタルト	60分	40	シフォンケーキ(バナナ)	55分	A-15
タルト(カスタード)	55分	A-1	シフォンケーキ(紅茶)	55分	A-16
タルト(チーズ)	55分	A-2	パウンドケーキ(プレーン)	60分	A-17
★タルト(洋梨)※タルト生地	60分	A-3	パウンドケーキ(チョコ)	60分	A-18
★タルト(洋梨)※クッキー生地	50分	A-3	パウンドケーキ(マーブル)	60分	A-19
タルト(南瓜)※クッキー生地	45分	A-3	オレンジカスタードケーキ	60分	A-20
スフレマロン	45分	A-4			
ガナッシュトルテ	60分	57			

クレープ、クッキー類

メニュー	調理時間	ページ	メニュー	調理時間	ページ
★アイスクレープ	40分	22-72	★クッキー(絞り風)	35分	1
アイスクレープ	40分	74	クッキー(マーブル)	40分	A-21
プリンクレープ	40分	47	型抜きクッキー	40分	26-29
バナナ生クリームクレープ	40分	55	ココアクッキー	40分	41
バナナチョコ生クリームクレープ	40分	24	クッキー(ミルフィーユ風)	45分	82

その他

メニュー	調理時間	ページ	メニュー	調理時間	ページ
ホットケーキ	40分	35-36-54	バナナのフランベ	35分	A-29
こいのぼり風ホットケーキ	40分	18	カラメルバナナ	35分	A-30
★スィートポテト	40分	10-11-17-43 48-62-65	カラメルバナナ(生クリーム添え)	40分	A-31
			プディング	45分	A-32
カスタードプリン	55分	19	プディング(カステラ)	45分	A-33
★プリンアラモード	55分	79	プディング(ココナッツ)	45分	A-34
南瓜プディング	50分	9	プディング(レーズン)	45分	A-35
黒みつプリン	50分	A-22	ポテトクリーム	35分	A-36
バナナチョコ	25分	30	シナモンポテト	60分	A-37
チョコレートフォンデュ	30分	31	★さつま芋のムース	40分	A-38
★チョコレートパフェ	35分	8	★抹茶ムース	50分	A-39
ゼリーパフェ	35分	46	桃のデンマーク風	35分	A-40
フルーツと白玉のカクテル	45分	7	ボードカフェ	50分	A-41
フレンチトースト(牛乳漬け)	35分	A-23	シュークリーム(生クリーム)	60分	64-86
フレンチトースト(ミルクティ漬け)	35分	A-24	シュークリーム(カスタード)	60分	A-42
ココアホットケーキ	40分	A-25	シュークリーム(ジャム)	60分	A-43
★オムレット	40分	A-26	シュークリーム(チョコ)	60分	A-44
★ブリュレ(チーズ)	40分	A-27			
★ブリュレ(クリーム)	40分	A-28			

和菓子

蒸し物

メニュー	調理時間	ページ
柏餅	40分	3-4-5
鈴カステラ	40分	16
ココナッツ団子	40分	21
★さつま芋の茶巾饅頭	30分	39
茶巾絞り	30分	25
うさぎのじょうよ饅頭	40分	49
利休饅頭	40分	B-1
栗饅頭	45分	B-2
吹雪饅頭	40分	B-3
酒饅頭	40分	B-4

焼き物

メニュー	調理時間	ページ
たこ焼き	50分	12-15
たこ焼き	50分	33-37
お好み焼き	50分	38-42-84
桜餅	45分	32
どら焼き	45分	14
どら焼き	45分	23

その他

メニュー	調理時間	ページ
カキ氷	30分	6
★白玉クリームあんみつ	40分	75
白玉クリームあんみつ	40分	76
あんみつ	40分	59
おしるこ	40分	83
葛きり風かんてん	35分	34
白玉ぜんざい	40分	B-5
ココナッツ白玉	40分	B-6
ミルク葛餅	40分	B-7

パン、ピザ類

メニュー	調理時間	ページ
ピザトースト	30分	20
ピザ(チーズ、カスタード)	50分	68
ミックスピザ	50分	80
★チョコバナナピザ	50分	61
あんパン	60分	27-28
メロンパン	60分	53
★メロンクリームパン	60分	53
チーズパン、お好みトッピングパン	60分	59
チーズクリームパン、創作パン	60分	63
クリームパン(カスタード)	39分	C-1
クリームパン(ココアカスタード)	60分	C-2
シナモンロール	60分	C-3
アップルリング	60分	C-4
ねじりドーナツ	60分	C-5
バターロール	60分	C-6
カレーパン	60分	70

飲み物

メニュー	調理時間	ページ
コーヒー類		
コーヒー	5分	1
カフェオレ	5分	1
ミルクコーヒー	5分	1
はちみつカフェオレ	8分	1
バナナカフェモード	10分	2
ウィンナーコーヒー	10分	2
黒糖カフェオレ	10分	2
豆乳カフェオレ	10分	2
抹茶カフェオレ	10分	3
ロシアンコーヒー	8分	3
カフェ・ド・ショコラ	10分	3
カラメルカプチーノ	10分	4
ハニーマキアート	10分	4
紅茶類		
紅茶	5分	5
ミルクティー	5分	5
レモンティー	5分	5
ロイヤルミルクティー	5分	5
ロシアンティー	5分	6
桃の紅茶	7分	6
アップルティー	7分	6
シナモンアップルティー	7分	6
サクラティー	5分	7
バナナミルクティー	10分	7
キャラメルミルクティー	10分	7

その他

メニュー	調理時間	ページ
餃子	35分	69
あんまん	45分	D−1
肉まん	45分	D−2
ピザまん	45分	D−3
カレーまん	45分	D−3
シュウマイ	40分	D−4
ジャガイモ饅頭	40分	D−5

飲み物

メニュー	調理時間	ページ
ココア類		
ミルクココア	5分	8
オフタイム	10分	8
ココアと洋梨のワルツ	10分	8
緑茶類		
緑茶	5分	9
麦茶	5分	9
抹茶	5分	9
グリンティー	5分	9
抹茶ミルク	5分	10
抹茶バナナ	8分	10
ミキサー使用		
ヨーグルトシェイク	5分	11
レモンラッシー	5分	11
バナナとオレンジのラッシー	10分	11
キンカンヨーク	8分	11
ニンジンシェイク	8分	12
キャロットオレンジミルク	10分	12
バナナキウイミルク	10分	12
グリーンシェイク	8分	12
黒ゴマスムージー	10分	13
その他		
桜湯	5分	14
レモネード	5分	14
キャラメルミルク	10分	14
ピーナツミルク	5分	14
メープルミルク	5分	15
昭和ミルキー	5分	15

②料理工程

［課題点］

栄養管理室からの課題は、園生が行う調理工程が統一されていなかったので、担当者によって毎回変わるため、打ち合わせ時間が日によって長くなることがありました。また以前は、打ち合わせ日を設けておらず、担当者が不在の時、対応が出来ずに困ったことがあります。

【改善点～作業工程表の作成】

打ち合わせ時間を短縮し、病棟との間に意見統一を計って、当日の料理教室の流れを分かりやすくする為に、メニューごとの作業工程を以前の実施報告書をまとめて、作業工程表として作成しました。

表５　作業工程表

ページ ①-47	メニュー スイートポテト
メニュー説明	軟らかく茹でたさつま芋に、マーガリン、牛乳、砂糖を加えてマッシャーでなめらかになるまでつぶします。 これを銀カップに楕円径に丸めて入れて、表面にハケで卵黄を塗り、オーブンで焼きます。 表面が乾いたら、又卵黄を塗り、焼きます。仕上げに卵黄を塗り、黒ゴマをのせて焼きます。

病棟職員が準備すること	**栄養課が準備していくこと**
1、盛り付け用食器を栄養課準備の通常食器以外を使用する場合10時まで訓練室に準備 2、ｵｰﾌﾞﾝを倉庫より準備 3、場所の設営 4、その他	1、さつま芋の皮をむき、1cmの輪切りにして、ひたひたの水で軟らかく茹でる。 ・材料計量
園生が行うこと	**栄養課が園生の前で行うこと**
（1 は栄養課が行う） 2、軟らかく茹でたさつま芋をボールに入れ、マッシャーでつぶす。 3、荒くつぶれたら、マーガリン、牛乳、上白を加えて更にキメが細かくなるまでマッシュする。 4、銀カップ（大）に、楕円径に丸めて入れる。 5、4を鉄板に並べる。 6、卵黄にみりんを少々加えて混ぜる。 7、ポテトに卵黄をハケで塗る。 9、表面が乾いたら園生に卵黄を塗り、黒ゴマをのせてもらう。	8、オーブンで170℃で5分焼き、表面が乾いたら又卵黄を塗る。 9、もう1度同じように焼き、表面が乾いたら園生に卵黄を塗り、黒ゴマをのせてもらう。これをオーブンで焼く。（5分） 10、お皿に盛る。

また現在は、年間で打ち合わせ日と時間を決めて、年間カレンダーに印を付け、１部を病棟担当者に配布し、計画的に実施しています。

そのため、打ち合わせ時間を短縮し、病棟との間に意見統一を計って、当日の料理教室の流れが分かりやすくなりました。

上記の表は、作業工程表です。レシピ毎にメニューの説明、病棟職員が準備すること、栄養管理室が下準備して行くこと、料理教室で園生が行うこと、栄養管理室が園生の前で行うことをレシピに添って区分けしたものです。

衛生面では、調理工程の中で加熱せずに食べる場合、その食品に複数の園生が触れる事のないように工程を考えました。全レシピ毎に作成した後に、病棟の担当者に確認して頂き、1部を病棟用として配布しました。

病棟と栄養管理室のお互いが、打ち合わせの日程と、レシピの内容、行う工程が分かっている事で打ち合わせ時間が短縮出来、当日の料理教室担当者への指示が的確に伝わり、効率が良くなりました。

③内容の充実〜空き時間の活用方法

メニューによって空き時間がある場合、打ち合わせの時に空き時間を提示して、次の話を盛り込む形にしました。

A　食材の話

調理する材料とは別に、生の卵と泡立ててメレンゲにしたもの、薄力粉と片栗粉、さつま芋の皮付きと茹でたものの違いを触って肌で感じてもらうことが目的です。

B　何種類かの作り方

例えば、カラメルの作り方が幾つかあることを説明します。

C　盛り付けの話

盛り付けのバリエーションを紹介し、ソースを3種類位準備した中から1人2種類選んでもらい、1人ずつデコレーションをしてもらう方法です。

空き時間の活用方法を提案することにより、園生の参加出来ない工程のスライドの映像化へ繋がりました。

(4)【H 19.8 〜】映像を使用した工程へ向けて(スライドの映像化)
〜一瞬の変化を見落とさずに、伝えるためのスライドの難しさ〜

H19の8月下旬より映像を使用した工程を紹介するメニューは、過去に選択回数の多いメニューをピックアップしました。

①写真撮影に入る前の準備

映像の項目を、材料、生地を作る、型に流して焼く、仕上げの4つに区分けして映像にしたい項目(特に園生が体験できない部分)を考え、工程一覧表を作成しました。

その後、メニュー毎にパワーポイントを作成して、22種類のメニューに対応出来るようにしました。病棟担当者の方に、作成した映像を会場でプロジェクターで映して、園生の目線で写真の明るさや大きさ、写真の説明文等が見やすいかどうか、確認をしてもらいました。

表６　撮影用材料工程一覧表（一部）

料理教室・撮影用・材料・工程一覧表

メニュー　レシピNo.	材料（スポンジ）	生地を作る						型に流して焼		
モンブラン　P1	①ロールカステラ	1　粉を振るう	5　卵を湯煎にかけハンドミキサーで泡立てる	9　バターと牛乳を湯せんでとかす	7　スポンジ生地の出来上がり			101　鉄板に平らに流す	102　オーブンの中で焼けている様子	103　焼き上がり
カップケーキ　P3	A卵、砂糖、薄力粉 ⑧ココア37水38サラダ油⑨BP	2　粉とココアを振るう	3-1.2　卵黄に砂糖を入れ混ぜる	6　ココアを水でとく	4-1.2　卵白でメレンゲを作る	8　ココアスポンジ生地の出来上がり		104　ココアスポンジをプリンカップに流す	105　オーブンの中で焼けている様子	106　焼き上がり
パンプキンパイ　P7	⑤薄力粉⑥強力粉⑭無塩バター40塩　37水	10　バター細の目に切る	11　薄力粉,強力粉、塩、バター台に置く	12　水を入れて混ぜ合わす	13　ひとまとめにした所			107　タルト型小に生地をしきつめ、フォー	108　南瓜クリームを入れる	109　オーブンの中で焼けている様子
タルト(洋梨) タルト生地　P14－①	A卵、砂糖、薄力粉 ⑭無塩バター	1　粉を振るう	14　バターと砂糖を混ぜている所	15　卵を入れて混ぜている所	16　小麦粉を加えて混ぜている所	13　ひとまとめにした所		107　タルト型小に生地をしきつめ、フォークで穴をあけ	111　アーモンドクリームを入れる	112　洋梨を並べる
タルト(洋梨) クッキー生地　P14-②	27 ビスケット⑭無塩バター	17　ビスケットを細かく砕く	18　溶かしバターを加えて混ぜる					115　ビスケットをタルト型にしきつめる	111　アーモンドクリームを入れる	112　洋梨を並べる
ロールケーキ　P17	A卵、砂糖、薄力粉 ③卵黄⑭無塩バター⑲牛乳	1　粉を振るう	5　卵を湯煎にかけハンドミキサーで泡立てる	9　バターと牛乳を湯せんでとかす	7　スポンジ生地の出来上がり			101　鉄板に平らに流す	102　オーブンの中で焼けている様子	103　焼き上がり
プレーンシフォン　P25	A卵、砂糖、薄力粉　40塩38サラダ油37水⑬バニラエッセンス⑨BP	1　粉を振るう	3-1.2　卵黄に砂糖を入れ混ぜる	4-1.2　卵白でメレンゲを作る	7　スポンジ生地の出来上がり			116　プレーンスポンジをプリンカップに流す	117　オーブンの中で焼けている様子	118　焼き上がり
アイスクレープ　P33	⑦ホットケーキMix⑲牛乳②卵 ⑮マーガリン38サラダ油	19　ホットケーキMix、卵、牛乳、マーガリンを入れ混ぜる						119　ホットプレートでクレープを焼く		
クッキー （絞り風）　P38	⑤薄力粉⑩砂糖 ⑭無塩バター④卵白⑫バニラオイル ⑧ココア⑨BP	2　粉とココアを振るう	14　バターと砂糖を混ぜている所	20　ココアクッキー生地の出来上がり				120　鉄板に絞る	121　焼き上がり	
スイートポテト　P45	C卵黄、砂糖、 28さつま芋⑮マーガリン⑲牛乳 41みりん42黒ゴマ	21　さつま芋の皮をむき水につける	22　さつま芋を軟らかく茹でる	23　さつま芋をマッシャーでつぶす	24　スイートポテト生地の出来上がり			122　銀カップに楕円形に丸める	123　卵黄をぬり黒ゴマをのせる	124　焼き上がり
プリン アラモード　P47	②卵⑩砂糖⑲牛乳⑫バニラオイル ★カラメル用⑩砂糖37水	25　鍋に砂糖と水を入れる	26　紅茶色になるまで煮詰める	27　熱湯を入れる	28-1.2　鍋に砂糖を入れて焦がす	29　熱湯を入れる		125　カラメルをプリンカップに入れる	126　プリン生地を流す	127　オーブンの中で焼けている様子
チョコレートパフェ　P52	Bケーキホイップ、砂糖 ⑬バニラエッセンス25アイスクリーム26コーンフレーク31バナナ 23チョコソース24チェリー									
オムレット　P58	A卵、砂糖、薄力粉 38サラダ油	1　粉を振るう	3-1.2　卵黄に砂糖を入れ混ぜる	4-1.2　卵白でメレンゲを作る	7　スポンジ生地の出来上がり			129　ホットプレートでオムレットを焼く		
チーズブリュレ　P59	C卵黄、砂糖 21クリームチーズ⑲牛乳⑳生クリーム⑫バニラオイル30イチゴ ★カラメル用⑩砂糖37水	25　鍋に砂糖と水を入れる	26　紅茶色になるまで煮詰める	27　熱湯を入れる	28-1.2　鍋に砂糖を入れて焦がす	29　熱湯を入れる		126　プリン生地を流す	127　オーブンの中で焼けている様子	128　焼き上がり

表７　22 種類のメニューに対応

22種類のメニューに対応　目次

ページ	メニュー
1	モンブラン
2	カップケーキ
3	パンプキンパイ
4	洋梨のタルト（タルト生地）
5	洋梨のタルト（クッキー生地）
6	ロールケーキ
7	プレーンシフォン
8	アイスクレープ
9	クッキー（絞り風）
10	スイートポテト
11	プリンアラモード
12	チョコレートパフェ
13	オムレット
14	チーズブリュレ
15	クレームブリュレ
16	さつま芋のムース
17	抹茶のムース
18	さつま芋の茶巾饅頭
19	チョコバナナピザ
20	メロンクリームパン
21	焼き餃子
22	白玉クリームあんみつ

〈作成したパワーポイント〉

メロンクリームパン
一時発酵後の状態
パン生地を切る
パン生地を丸める
クッキー生地をかぶせる
模様を付ける
焼き上がり

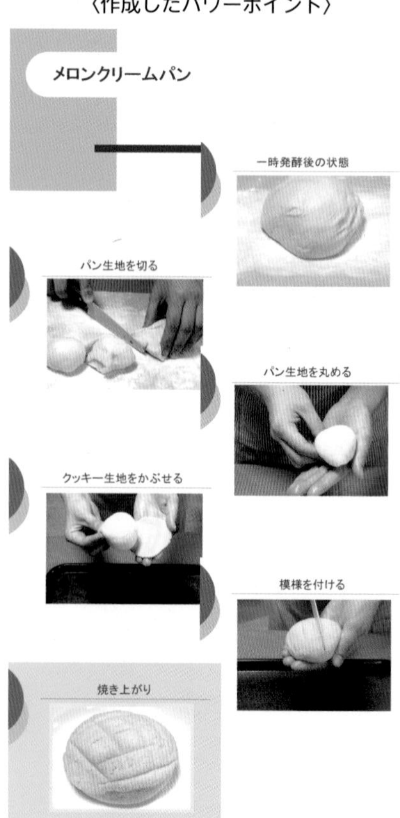

②映像の活用方法

次の４パターンを考えました。

Ａ　全工程の映像を見てから、作業にとりかかる。

Ｂ　園生が参加出来ない工程のみ流す。

Ｃ　使用材料のみ映像で見てもらう。

Ｄ　映像の工程を映しながら、同時進行で行う。

その結果、Ｄの映像の工程を１つずつ映しながら、同時進行で行う形で実施する方向になりました。

料理教室で映像を使用した後に、病棟の職員に聞いた所、映像を使用することで鍋やオーブンの中での食材の変化が分かりやすかった、映像があることで園生が注目し、料理全体の流れを知ることが出来、達成感を得やすくなったなど、園生が見て楽しむ時間が増えましたという意見をもらいました。

しかし、速く次の画面に進んでしまい、良く見られない所や、園生が火の近くに寄れない為、動画の映像があると良い等、課題点のご意見もありました。栄養管理室職員が料理を作り、説明しながらパソコンで操作することが難しいので、動画については、現時点では、園生が参加出来ない工程を中心に作成している段階の為、将来的に検討していくことにしました。

以前は、飲み物を栄養管理室で作成していき、料理教室ではカップに注ぐだけでしたが、焼き時間等に園生の目の前で説明しながら作ったり、トッピングのあるものは１人ずつスプーンや絞り袋で飾る等、園生の行える作業が増えました。

また、大きいボールで順番にまわして作業を行うと、最初からの工程が分かりにくいので、小さいボールと泡だて器を購入してもらい、１人１人が自分の分として作ることが出来ました。

（5）H 31.4 ～現在【デモンストレーション型、動画の生配信に向けて】
～園生に寄り添って、進化した料理教室～

それから 10 年近く経過した頃には、プリンや、盛り付け中心のメニューが多く選ばれるようになりました。

①病棟からの要望

H 30 の年度末に、病棟と栄養管理室で来年度に向けての反省会を実施しました。料理教室に参加しても工程を行うことが難しい園生が増えているため、栄養管理室のデモンストレーションの料理教室も開催してほしいと要望がありました。以前のような年に一度の合同の料理教室ではなく、各病棟で少人数で実施の要望でした。

②病棟との話し合い

実施に向けての話し合いでは、通常の参加型の料理教室と、デモンストレーション型の回数と時間、場所や室内のレイアウト、メニューなどを話し合いました。

③デモンストレーション型　実施計画

回数	通常スタイルの料理教室　7回
	デモンストレーション　5回
人数	園生　5～6名　介助職員　（1対1）
時間	1時間（デモ45分、食す時間15分）
時間	1時間（デモ45分、食す時間15分）
場所	小会議室
講師	栄養管理室職員2名

④メニューの設定

工程に参加できない園生が楽しいと思える料理教室にするにはどのようなメニューや、進行をしていったら良いのか悩みました。手は、車椅子に座位の園生は、調理をしている手元が見ることができても、ストレッチャーにうつ伏せや、仰臥位の園生には見えないので、手元調理が見える方法が必要と考えました。調理中のボールの中の卵が泡立っていき、色や量が変化することや、液体だった生クリームが泡立っていき、フワフワになっていく様子を楽しんでもらいたいと思いました。

1人が説明をしながら調理を行い、もう1人は動画を撮影し、スクリーンに生配信することで園生が見やすくなるのではないかという意見があり、事務局の方の協力もあり、実施が可能になりました。

[メニューの提案]

園生がゆったりと食べる時間を確保するために、短時間で調理し終わるような食べやすいものに重点を置きました。

普段提供出来ない おやつメニュー	焼きたてのスフレ
	工程が複雑なドームケーキ
	蒸したての肉まん、あんまん
	作りたての練り切り
園生の嚥下に合わせた トロミ濃度	トロミなし
	トロミ弱
	トロミ中（特すり食牛乳ムースの濃度）
	トロミ強

⑤実施をしてみて

最初に選ばれたメニューは、「スフレ」と「ココアフロート」でした。「スフレ」は、卵白のメレンゲを作成するときには、ボールの中で透明だったものが砂糖を入れて泡立てていくことで真っ白くフワフワになっていく様子がスクリーンに生配信されると、歓声が上がっていました。それを鉄板に並べて栄養管理室のオーブンへ焼きに行きました。オーブンの中での生地が膨らんでいく様子を生配信して園生に見せてあげたかったのですが、生配信は小会議室内のみなのでスクリーンには映りませんでした。園生は寂しそうにしていたので、期待を持たせてしまい申し訳ない気持ちでいっぱいでした。焼いている間に飲み物を作成しましたが、5名中2名がトロミの要望がありましたのでミキサーの中でムース状になっていく様子を見ていた園生が、ニコニコして嬉しそうでしたので安心しました。スフレが焼きあがったものをすぐに小会議室に運んだ所、扉を開けた瞬間に香りに気付いている様子の園生もいました。

課内で相談をしたところ、生配信できない部分は、事前に作成した様子を録画してしたものを編集して、焼き時間に見てもらうことにしました。

その後、オーブンに入れたところから焼きあがるまでの生地の膨らみの様子を動画で撮影後、編集をしてもらい、次月の「スフレ」の実施に間に合うことが出来、園生が喜んで見ていたので良かったと思いました。

「ドームケーキ」では、スポンジとホワイトチョコクリームを交互に4層に重ね、冷やしたものにチョコレートをグラサージュしていきます。冷やす時間も含め工程が多いため、あらかじめスポンジを焼いて型で抜いておくなど、差し替える場面を組み込み、その部分を動画で作成しスクリーンを見ながら説明をして実施しました。

4 今後に向けて

料理教室は、園生の食事形態に合わせて、メニューの内容や実施方法が少しずつ変化していきました。栄養管理室単独ではなく、病棟と共同で実施をしているので、実施方法を変えるには、病棟と栄養管理室の双方が、園生にとっての「楽しい料理教室」が同じ認識でいなければ、継続は難しかったと思います。

ここまで継続を出来たのは、年度末に一度、打ち合わせ以外の、病棟と栄養管理室の話し合いを設けて、それぞれの要望や課題点をあげ、それについてどのように改善をしたら園生が楽しく参加することが出来るのか、向き合って来たからではないかと感じます。

病棟の担当者には、打ち合わせ日の設定や急な時間の変更などでご迷惑をかけましたが、協力をしてもらい継続をして来れたことにとても感謝しています。

現在のデモンストレーション型は、H 12 ～ 15 の年 1 度の合同のデモンストレーション式料理教室を 4 年間継続して実施したことで、担当をしてきた職員は開始するにあたり、違和感はありませんでした。しかし、その時代に入職をしていなかった職員は、初めてデモンストレーション型の料理教室を担当した時、説明をしながらの作業が忙しくて、とても緊張をしてしまったようです。当たり前のように料理教室が行われているのではなく、以前どのような経緯で料理教室が開始をしたのか、どのように変化をしていったのか、若い職員に伝えていくことで、今後の発展にも繋がって行くと思います。

料理教室は通常の参加型と、デモンストレーション型と、それぞれの良さがあります。通常の料理教室では、食材の説明の時に作る材料とは別に卵や小麦粉、砂糖等を園生に手で触って肌で感じてもらったり、見本で丸ごと1個の南瓜やさつま芋を見せたりして、園生に向けて大きな声で、ゆっくりと説明をしながら、進行していきます。デモンストレーション型では、園生は調理を体験できない分、食材の香りを楽しんでもらったり、膨らみなどの変化をしっかりと伝えられる映像で紹介していきたいと思います。

以前は、静止画像で撮影したものをパワーポイントに貼り付ける映像の表現方法しかありませんでした。カスタードクリームをゴムベラで持ち上げた時の固さを伝えることに苦労しましたが、現在は、動画撮影となり、クリームが下に落ちる瞬間も園生に伝えられるようになりました。

これからも、時代に合わせた方法で、参加型とデモンストレーション型のそれぞれの料理教室の良さを生かし、園生の食形態に合わせた料理教室が10年後20年後と継続して実施して行けるように、期待感のある楽しみな料理教室にしていきたいです。

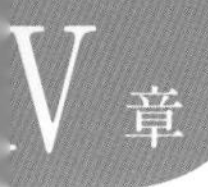

（2）秋津療育園の取組の紹介④ デザートバイキングは、園生の笑顔が、励みに

栄養管理室調理主任　中島　美樹

1 はじめに

デザートバイキングは、夏場の暑い時期に園内で楽しめる行事がないか、という要望があり、平成13年から開始しました。

毎年病棟別に実施し、開始から18年となります。栄養管理室の職員が園生と接する機会は、バイキングや料理教室が主です。咀嚼や嚥下機能が困難でも、園生が笑顔でデザートを選んだり、食したりしている姿を見て、食に喜びを求めていることを実感しました。私達は園生の笑顔を見ることで、やり甲斐を感じ、来年もまた食べやすい新しいデザートを考えたいと前向きな励みになります。園生が目で見て「美味しそう」という気持ちや、味付けや固さ、食べやすさや季節感など、食べて「美味しい」という気持ちが湧きあがってくる感情を与えられるデザートバイキングを目的とし、改善をしながら継続をしてきました。

2 実施状況

時期　　7月、8月	場所　　大会議室、病棟プレイルーム
回数　　各棟年1回	時間　　13時半からの約1時間

3 実施に当たって　～年間を通して行うこと～

下記の表の内容を、給食委員が協力して実施しています。

月	準備する項目
10月	担当者数名でメニューを持ち寄り、使用出来るか否か検討
12月	調理師勉強会にて試作・分量調整・レシピ作成
2月	給食委員会にて病棟職員試食会を実施し、メニューを紹介
3月	給食委員会にてバイキング打ち合わせ日を決定
5月	各棟5種類のデザートをアンケート用紙に記入してもらい、提出後、メニューの量や味のバランスを伝えて調整

6月	アンケート用紙を基に給食委員と打ち合わせ
7、8月	デザートバイキング実施 終了後、残食記録を取り、次年度に繋げる

4 メニュー

（1）メニューの考案

メニューは、普段提供していないデザートの考案をしています。

自分で選択して食したり、もう一度食べたいという気持ちになってもらえるような、流行も取り入れたメニュー開発を心掛けています。

（2）試作と分量調整

メニューの試作を行い、味や食べやすさだけではなく、カロリーなど栄養量も含めた上での調整を行い、献立に入れ、その後レシピを作成します。分量は通常量と半分量を作成します。カロリーの調節は、分量を減量する以外に、バターをマーガリンに変更したり、生クリームをケーキホイップで代用するなど、食材を動物性のものを植物性に変えました。どうしても生クリームでなければ、味が変わってくるようなメニューには生クリームを使用しました。例えば、「クレームダンジュ」というメニューは、フロマージュブランというフレッシュチーズが入るため、ケーキホイップで作成すると、せっかくのフレッシュさが消えてしまうので、生クリームを使用して、卵白メレンゲの多い配合にし、試作を繰り返して実施しました。このデザートは、デザートバイキングで人気のメニューでしたので、通常メニューにも反映させました。その後フロマージュブランが特殊な食材のため、業者では終売となり、代わりにヨーグルトを一晩ガーゼで水切りをして、試作を繰り返して現在に至っています。

（3）メニュー表の作成

メニューの選択は、5月の給食委員会で、メニュー表を配布し、20種類の中から、5種類のデザートを選んでいます。メニュー表は開始当初はメニュー名のみでしたが、病棟から写真付きの方がどのようなデザートか分かりやすいと要望があり、翌年から写真付きで作成しました。その後、デザート1つあたりの大きさと、カロリーも表示出来ないかとの要望があり、メニュー表に記入する形になりましたので、選択しやすくなったと病棟の職員からご意見をもらいました。

開始当初は、甘いデザートのみでしたが、中には甘いものが苦手な園生がいるので、デザートを分類しました。ケーキ類、ムース類、和菓子、甘くないものの4種類に分けて作成するように変更をしました。

★ケーキ類
・抹茶と小豆のシャルロット
21cmセルクル16等分　94kcal
・ベリーのレアチーズケーキ
21cmセルクル16等分　165kcal
新メニュー
・キャラメルムースケーキ
21cmセルクル16等分　190kcal
・ガトーマロン
3cm×5cm　216kcal
・さつま芋のムースケーキ
14cm×17cm豆腐型6等分　148kcal
・バニラとショコラのムース
21cmセルクル16等分　179kcal
★和菓子
・南瓜のココナッツぜんざい
デザートカップ　77kcal
・錦玉
デザートカップ　57kcal
新メニュー
・和っプリンどら
直径7cm　141kcal
あんずの水ようかん
8cm×3cm長方形　137kcal
★その他
・明石焼き　円形2cm×3個　61kcal
・お好み焼き　直径5cm　129kcal
・メイプルマロンのスイートポテト
直径5cm　183kcal
★プディング・ゼリー類★
・プチムース
直径3cm×2個　74kcal
新メニュー
・しましまチョコムース
デザートカップ　224kcal
・桃のミルクゼリー
デザートカップ　96kcal
・メロンのヨーグルトゼリー
デザートカップ　64kcal
新メニュー
・濃厚クリームチーズプリン
プリンカップ　222kcal
新メニュー
★昨年行ったメニューやその他メニューの要望がございましたらご相談下さい。
なお、状況により写真の盛り付けと異なる場合もございますが、ご了承下さい。
H29

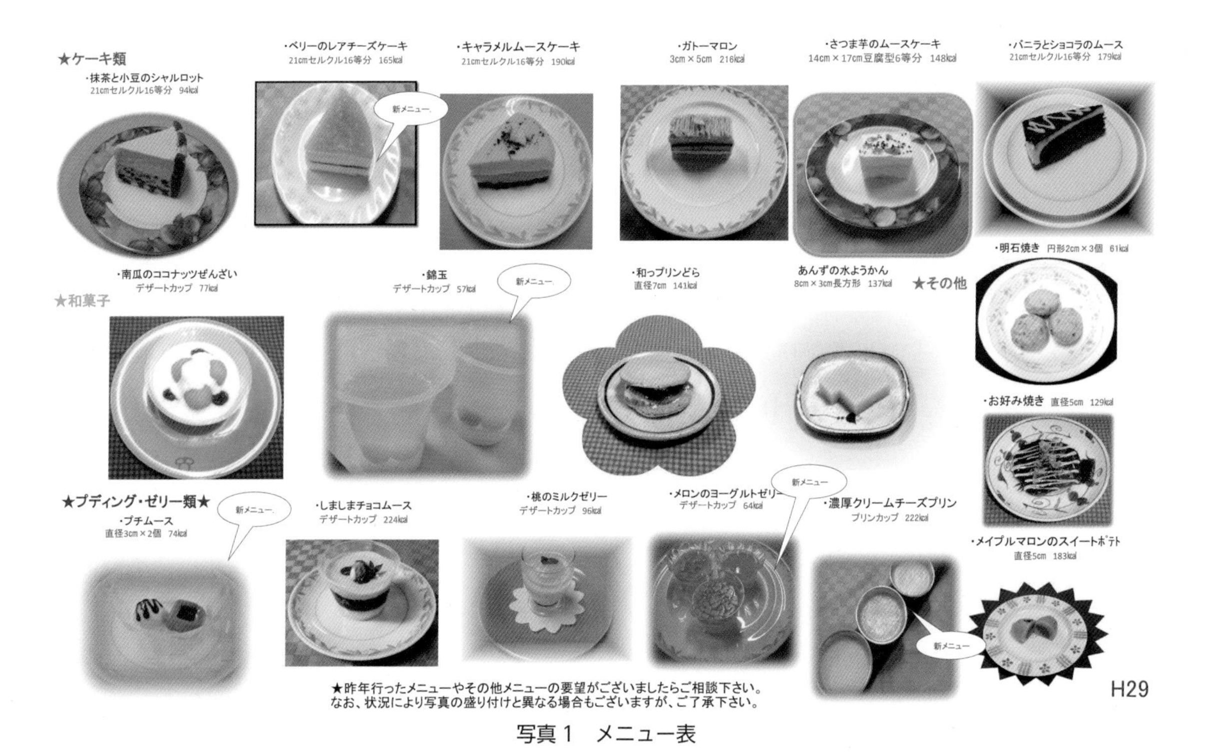

写真１　メニュー表

また、デザート写真を見ただけでは味付けなどわかりにくく、バランスよく５種類を選択しにくいとの要望があり、１つ１つのデザートについて材料や、味の状態の説明表も配布することにしました。飲み物についてもメニューリストを作成し、選んでもらいます。

表１　飲み物リスト

麦茶も1種と数えます。

	商品名	容量
1	お茶、ウーロン茶	2リットル
2	コカコーラ　クー(オレンジ)	1.5リットル
3	〃　　(アップル)	〃
4	アサヒ　バヤリース(オレンジ)	〃
5	〃　　(アップル)	〃
6	サントリー　なっちゃん(オレンジ)	〃
7	ウェルチ　　グレープ100	800cc
8	午後の紅茶　　ストレート	1.5リットル
9	〃　　ミルク	〃
10	〃　　レモン	〃
11	小岩井　　オレンジジュース	〃
12	〃　　リンゴジュース	〃
13	〃　　ぶどうジュース	〃

（４）給食委員会にて紹介

数種類の新メニューを委員に試食してもらい、実際に固さや味付けが園生に適しているかアンケートの意見を取り入れて、更にレシピを改良しています。

5 デザートへの思い

（1）手作りへのこだわり

一つ位は市販のデザートでも良いのではないかと感じる方もいると思います。添加物の心配がありますが、流行の市販のデザートを購入して、どのように手作りをしたら園生が食べやすい状態になるか参考にすることはあります。甘さを自由に調節できたり、自然な色、香り、食感を楽しむことが出来るので、今後も手作りにこだわっていきたいと思います。

（2）繰り返す試作

メニューを開発するまでの試作では、1回では上手く行かずに何回も配合、割合、分量、オーブンの加熱温度や時間の設定を変えていき、試作を繰り返しながら完成します。そして試作直後の出来上がりの状態は良くても、時間経過による状態の変化も確認します。園生が食べて「美味しい」と感じてもらうために、味付け、固さ、量、食べやすさ、適温、季節感を重視しています。

①味付け

園生はチョコレートやコーヒー味、あんこを使用したデザートが大好きなようです。毎年、こちらの味付けのデザートをメニュー表の中に組み込んでいます。チョコレート味のチーズケーキを試作した時に、チョコレートの量が多くてカロリーが高くなってしまいました。クリームチーズの半量をサワークリームやカッテージチーズに代用しましたが、裏ごしタイプのカッテージチーズを使用しても、ぼそぼそ感が出てしまい、チョコレートと味が合いませんでした。

普段園生にはミルクチョコレートを使用しています。スイートチョコレートに代用するとカロリーは抑えられますが、苦みが出てしまいます。そこで、チーズを検討することを止め、チョコレートを生地全体に混ぜるのではなく、量を1/3位減らして生地を流した後に溶かしたチョコレートを絞り、マーブル模様を竹串で書いてみました。味付けだけではなく見た目も美味しそうという意見が多く、このようなレシピに出来上がり実施が可能となりました。

②固さ

園生に提供するデザートは、一般よりも軟らかく仕上げています。「芋ようかん」は、一般では切り口を綺麗に見せるために寒天を使用して固めに仕上げて、冷たい状態でいただきますが、それではスプーンがスーッと入らない位固く、園生には食べにくいです。熱いうちに裏ごしたさつま芋に上白糖や塩を入れて、寒天は入れずに型に流し、切りやすくするために一度急速に冷却をしますが、切って盛り付けた後に温め、温かい状態で提供しました。芋の粘りは、園生にとって喉にへばりつき、むせ易い状態になり危険なので、注意を払い、調理をする必要があります。

③量

基本的には間食として1人分の量と、半量の2種類を設定しています。メニューによっては、半量で作成することが難しく、見た目が写真とはかけ離れたものになってしまうものがあります。シナモン風味の液体に酵素を加えて加熱した生地に、あんこを包んで作る「八つ橋風ゼリー」は、皮を作成後、急速冷却を行い、半冷凍状態であんこを包まないと皮が破れてあんこがはみ出てしまいます。そのため小さいサイズでは作成が難しく、通常量限定のメニューにしました。見た目は皮がもちもちしている様に見えますが、スプーンでつぶしやすく、すりつぶし食の方でも食べやすいことを給食委員会で紹介をしたところ、全病棟が選択をしました。病棟の職員から、すりつぶし食よりも咀嚼嚥下の困難な、特すり食の園生も美味しく食べられましたと、終了後に声をかけてもらい、メニューを開発した調理師もやり甲斐を感じていました。

メニューの開発は数人で担当していますが、経験年数の若い調理師が考案したメニューは、このままでは園生には使えないという場合があります。例えば、パインレアチーズケーキの底がクッキー生地では食べにくいので、スポンジに変えて作ってみたところ、ケーキ全体で食べてみるとクッキー生地がなくなった分、塩味が無くなり、パインの甘さが際立ち、味のバランスが崩れてしまいました。シロップに少量の塩を加えてスポンジに塗ることを助言すると、相乗効果で美味しくなり、改善していきました。オレンジムースとチョコレートムースを交互に流したマーブルムースでは、チョコレートの生地の方が比重が重く、下に沈んで固くなってしまい、マーブル模様が綺麗に出ませんでした。こちらは比重の重いチョコレートムースの量をオレンジムースよりも少なくして、両方のムースを同じ濃度にした方が綺麗なマーブル模様になることを助言し、成功へ繋げました。このように、複数人で担当することでアイデアの幅も広がり、新しいメニューの試みが出来ていくのだと思います。少しアドバイスをするだけで全く違ったメニューに変身することもありますので、アイデアをとりこぼさないように受け止め、活かしていきたいです。

④食べやすさ

食べやすさについては、ムースは食べやすいのですが、ゼリーはむせやすく食べにくい方が増えてきました。口腔内ですぐに解けずに、舌の上で徐々に解けていくので、唾液と混ざり、むせ易くなります。ゼリー類は、単品でゼリーの場合と、ムースの上に流す上掛けゼリー、クラッシュにしてケーキやムースの上に飾る場合と用途が幅広いです。

ムースの上掛けゼリーの場合は、下のムースや飾りのクリームと混ぜ合わせると食べやすいので大丈夫のようです。クラッシュゼリーにする場合には、フォークやマッシャーで潰すだけでは角が残り食べにくいと要望がありましたので、かるくミキサーにかけると角が取れて食べやすくなりました。単品のゼリーの場合には、通常のゼラチンではなく、介護食用のゼラチンを使用することで、口腔内に入れて舌の上でスッと溶け、むせにくくなります。また、一度ゼラチンで固めたゼリーは室温で溶け始めるので室温でも溶けにくい介護食ゼラチンの使用は、夏場のデザートバイキングでは扱い易いものでした。

京和菓子で有名な「錦玉」は、ゼリー液の中に色とりどりのあんこ玉を入れて固めたものですが、ゼラチンで固めると中のあんこも溶けて形が崩れてしまいましたが、介護食ゼラチンを使用することで、ゼリーもあんこも溶けずに提供することが出来ました。

⑤適温

ケーキの場合は、前日にホールで作成し、細菌の繁殖を防ぐために急速に冷凍状態にし、ケーキ専用の冷凍庫に移動して、当日に半冷凍状態で切り、盛り付ける方法で行っています。スポンジの間にムースを挟むケーキについても、このように行っています。お皿に盛り付けたあとに上に飾りをする場合があります。半冷凍状態で飾りをするため、ココアを振るうとにじんでしまい、見た目が汚くなってしまいました。また、チョコソースを絞る場合では、時間経過によりにじんでしまい、デザートバイキング開始前には、せっかく絞った飾りの点と点がくっつき、失敗をしたこともあります。

次年度からはチョコレートを湯せんで溶かして使用するように改善をしました。そして、ケーキの上に粉糖を振った時も、時間経過により全て下の生地に吸収されてしまい、振う前と同じ見た目になってしまいました。溶けない粉糖を探し、納品可能にしてもらい、次年度からは改善をしました。

⑥季節感

デザートバイキングは7月と8月の実施なので、気温が高く食欲が低下する時期でも、食べやすく夏らしいメニューを考案します。開始当初はケーキやムースには、オレンジ、マンゴー、バナナ、メロンなどの夏の生のフルーツを使用して飾りを付けました。バナナを飾る時、一般ではそのまま飾ると、色が悪くなるのでレモン汁をふりますが、下のケーキやムースとのバランスが悪くなり味が変わってしまうので、トレハロースをまぶしたり、カラメルソースを絡め変色を防ぎました。

現在は園生の半数以上がすりつぶし食なので、固形のフルーツをそのまま飾ることが難しくなっています。その時には生のフルーツをミキサーにかけてしまうと色が悪くなってしまうので、フランボワーズや青りんごなどのフルーツピューレを使用したり、みかんや桃の缶詰をペーストにしてトロミ調整剤を使用して再形成をしたものを切ったり、型で抜いたり、ビニール袋に入れてソース状に絞ってみたりと、用途に応じて飾り方に変化を持たせました。

6 メニュー配布から実施まで

(1) メニューの選択

配布日から10日間位で、メニューのアンケート用紙を提出してもらいます。各病棟からアンケート用紙が提出されたら、味の重なりやバランスを見ます。分量については、昨年の残食記録を見て確認します。

（2）病棟と栄養管理室の打ち合わせ

アンケート用紙をもとに各病棟との打ち合わせを行います。この会議で、日時、場所、メニュー内容、分量、食器類、配膳方法について、詳しく話し合います。全病棟の会議が終了後、バイキング日程表を作成し、給食委員会にて配布します。

（3）実施に向けて

その後、各病棟別にメニューごとの１人分の分量を出し、レシピ作成後、発注量を出します。病棟別にメニュー表を作成し、期日までに配布します。前日と当日の工程について考えます。前日はデザート作成の他に食器の準備もあるので２名で準備を行います。当日配膳前に、メニューの紹介をします。病棟で実施する場合には、ワゴン２台にデザートを５種類のせて準備し、両サイドから栄養管理室職員が２名１組となって園生の前に行き、実際にその場で好きなデザートを選んでもらえるような配膳を実施しています。ゆったりとしたスペースでいつもと違った雰囲気を味わいたい病棟は、大会議室で実施しています。テーブルに、デザートを種類別にお皿に盛

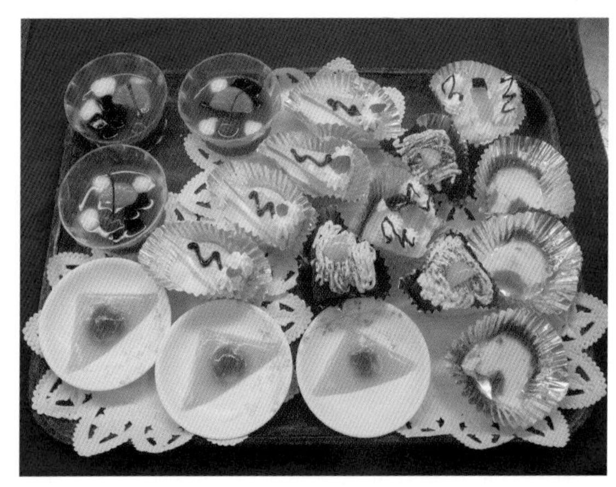

写真２　ワゴンに５種盛り合わせ

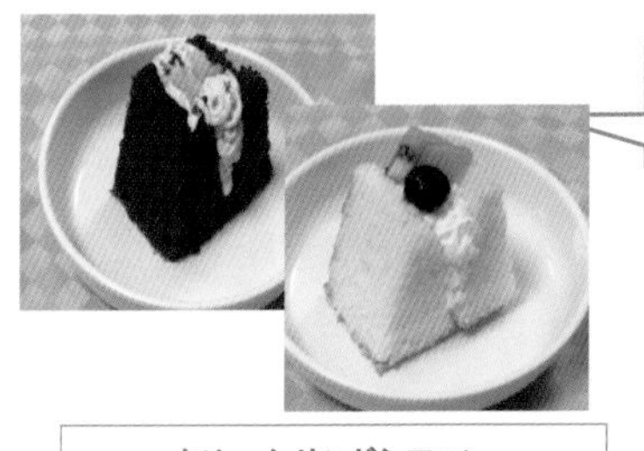

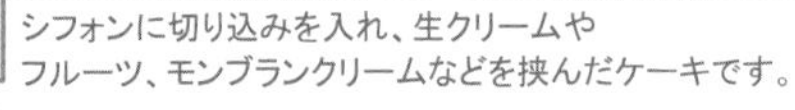

クリームサンドシフォン

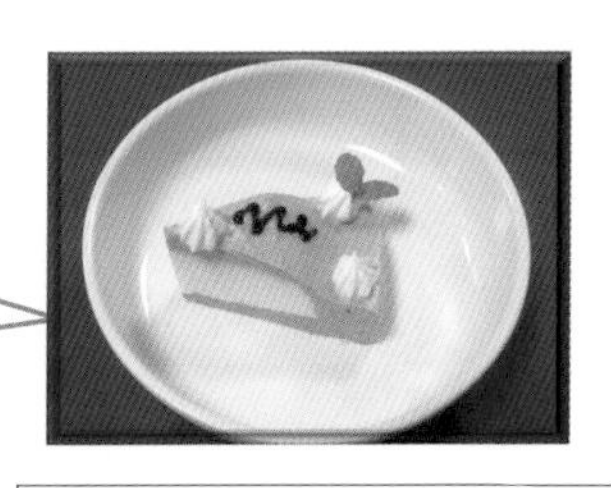

ブルーベリームースにカルピスムースを
挟んで冷やし固めたムースです。
上に生クリーム、ブルーベリージャムを飾りました。

カルピスinブルーベリームース

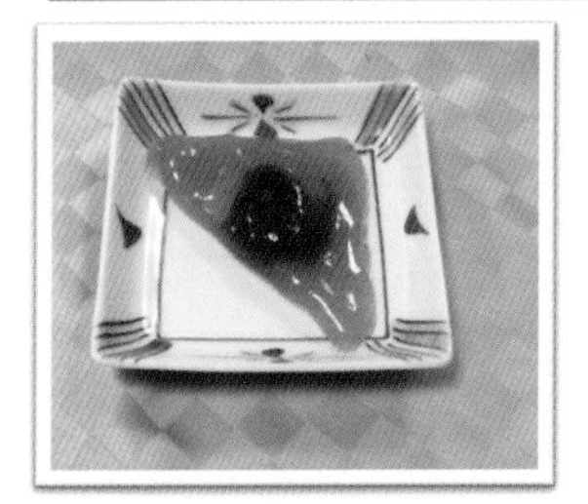

八つ橋風ゼリー

皮の部分を食べやすくアレンジして
中にあんこを包みました。

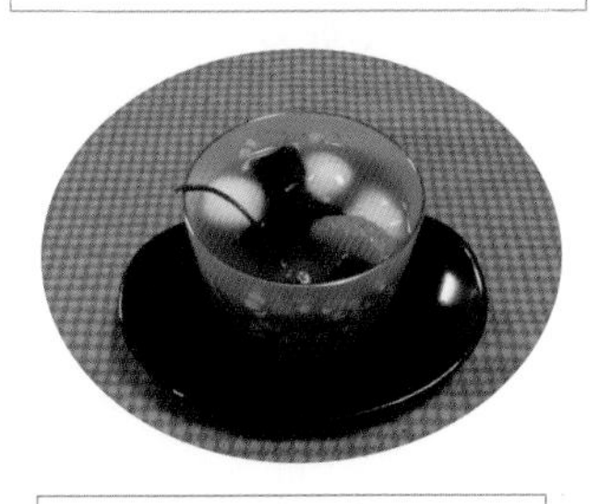

冷しぜんざい

ぜんざい餡に、黒糖ゼリー、フルーツを飾り
なめらかなお粥を白玉団子のように
絞ります。

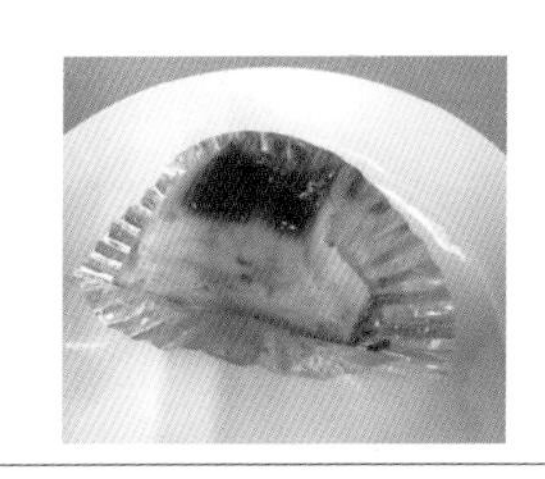

スフレプリン

プリン味のスフレケーキです。

写真３　メニュー紹介表

り付けたものを置いて、園生が車いすに乗って順番に選んでいき、各テーブルに着いていきます。おかわりが欲しい園生には、栄養管理室がお届けして終了後は残食記録をとり、課題点をあげ次年度に繋げています。

7 課題点

園生の高齢化にともない、ムース類のメニューが中心となりマンネリ化してきました。開始当初はドーナツ、シュークリーム、ピザが好まれていましたが、現在ではなめらかで食べやすいものが好まれるように変化してきました。この課題に対しては、スポンジが食べにくいとの要望が多いので、年々軟らかいスポンジを提供できるように、試作を繰り返し、改良を行っています。自分たちで出来る事には挑戦をしてきましたが、可能性の幅を広げるために、スポンジが食べにくいからといって全てのメニューをムース類にするのではなく、今年齢が小さい方が成長期になった時や、常食の新規入園の方など今後の様々な年齢層に対応出来るように、色々なメニューを準備していきたいと考えています。

またケーキやムースをケーキ型で作成しなければならないという固定概念を捨て、小さい丸やダイヤ型、四角などに流したり、色々な形のデザートカップを使用することで、１つのムースでも状態によって見た目をアレンジしていくことにも力を注ぎました。

毎年、新メニューを考案していますが、一つ一つの調理工程が複雑になり、作れる人が限定されています。自宅で練習するには、器具が揃っていないため、難しいので、調理師勉強会で練習を重ねましたが、成果が上がらずにいました。個別に教室に通う人もいます。しかし、園内で自分たちがメニューを模索する繰り返しでは、技術の向上を図れず、的確な指導を受け、園生のメニューへ還元するためには、外部講師による指導が必要と感じました。講師の先生に、こちらの教わりたい内容を理解していただいたので、園のほうに正式に講師として依頼の起案が通り、H30年５月から製菓講師による勉強会を実施することになりました。内容については、次のような目的を立てました。「基本技術の習得、技術の向上を図り、栄養管理室の職員全員が作成できる」「新メニューの考案等アレンジ力を養う工夫を行う」ことです。また、作り方の指導方法を、指導を受けることから、２か月に１回、時間は、11時～17時とし、通常メニューのケーキ、新作の開発、イベントデザートに反映できるようなメニューを計画しました。

表2　グループ分け

グループ	区分け
A班	デザートバイキングを担当
B班	中堅の調理師
C班	栄養士
D班	経験年数が3年未満の職員

表3　実施メニュー

日付	グループ	実施メニュー
5/16	A	バナナとクルミのケーキ
	B	ベイクドチーズケーキ
	D	ムース オ ショコラ
8/29	A	クルミのタルトレット
	B	メープルロールケーキ
	C	ハチミツレモンのシフォンケーキ
10/13	A	さくらんぼ入りタルト
	B	抹茶のスフレケーキ
	D	なめらかプリン

また、製菓は料理に比べて実施前の準備が多くあります。業務調整、調理器具の準備、食材の管理など、講師に来ていただける環境の整備も重要でした。業務調整については、1度の勉強会では3グループを実施しますが、表2のように、経験年数別に4つに分けました。各グループでレシピのどの部分をポイントとして教わるのか決めた後、1日の工程を作成し、材料計量などの下準備は事前に行い、時間短縮を図るなど工夫をしました。

調理器具の準備については、1グループでは6名分のボールやミキサーなどが同時に必要となります。講師が作成している状態を1度見学してから、一斉に始められるようにしました。それには、ボールは同じサイズでなければ泡立てる時間や混ぜ回数も変わり、講師との微妙な違いが出てしまいます。料理教室に向けて毎年予算要望で少しずつ調理器具を準備して行き、開始しました。食材の管理については、使用する食材を人数分注文し、食材に合わせて冷蔵や冷凍、常温で保存し、当日に材料を計量しました。レシピによって、計量後に室温に戻しておく材料については、工程表から把握して準備しました。

表3は、実施したメニューです。内容については、各グル－プ別の作業能力に合ったメニューを基礎から進めて行く形で、講師の先生に相談しながら決定をしていきます。Bグループのように8月にロールケーキの基本を身に着け、10月に難易度の高いロールケーキを習得します。

これから高齢化がすすむと、さらに食べられるメニューや食材も限定されると思います。技術や、調理知識が基本からぶれずに、次代に寄り添ったメニューであるためには、アレンジ力が必要になります。自己流でいくら努力をしても、限界があります。今回、製菓講師による実技指導を実施したことで、基本技術の習得の他に、アレンジの方法もアドバイスをいただきました。「ハチミツレモンのシフォンケーキ」は、通常のシフォンケーキよりも水分が多く入るため、底上げをしてしまう人が多くいました。原因は、卵黄と卵白の泡立て不足や、生地がつながるまでゴムベラでしっかりと混ぜることがポイントでした。各自練習を重ねて、成功するようになり、間食の新メニューとして提供することが出来ました。

「ブルーベリーのケーキ」は、スポンジ生地にブルーベリージャム入りのクリームをサンドして、コーティングをしたものでした。スポンジは食べにくいので、ブルーベリーのクリームをブルーベリームースとして、中心にカルピスムースをサンドした「カルピス in ブルーベリームース」としてアレンジした形でデザートバイキングの新メニュー開発を行いました。実際に園生に選んでもらい、美味しそうに食べている姿を見ると、考案して良かったと思いました。レシピをそのまま園生に活用できなくても、新しく教わったことをヒントにして繋げていきたいです。

講師から作り方を教えてもらい一緒に作ると、自分でも作れるものと思いがちです。ですが、その後１人ずつ作成してみて、一定基準のレベルまでに行くには、回数を要します。実は、調理技術を継続して維持していくことが大切なため、教わった後に、グループ別に何回か作成をして、教えてもらった通りに出来ているか、他の人と出来上がりが同じか課内で評価を行います。

また、当園では災害時の業務提携をしている近隣の病院の調理師さんと交流を深め、イベントの際にはお互いに見学をさせていただいています。昨年はその病院の調理師さんがデザートバイキングについて知りたいということでしたので、デザート作成や盛り付けの場面を見学に来られました。外部の製菓講師の勉強会にも１度見学に来られ、一部のメニューで一緒に参加をして体験をしてもらいました。

8 おわりに

昼食バイキングでもいくつかデザートはありますが、デザートバイキングではデザートが主である為、より美味しく、見た目も華やかになるように心がけて作成しています。実施後に、デザートバイキングのデザートが美味しいので、通常メニューに入れて欲しいと病棟職員を通じて園生から要望があります。デザートバイキングでは普段園生が食べることが出来ないメニューを実施しているので、通常でしたら、２層のムースやゼリーを作ることで工程が精一杯ですが、デザートバイキングでは４層から６層に重ねることもあります。「しましまムース」というメニューは、バニラムースとチョコレートムースをデザートカップに交互に絞り、６層に重ねて冷やし固めます。

通常のメニューに比べ、工程が３倍多い分、作成時間が通常のデザートよりも３倍長くかかってしまう為、心苦しいですが実施が難しい事をご理解頂いています。園生が好んでいるデザートを通常メニューに準備してあげたいという気持ちがあるのですが、デザートバイキングの作成では、計量から盛付まで含めて２人で１病棟５種類で１日半かかります。それを通常メニューに移行すると、通常メニューは１人で作成するため、最初に作ったものは溶けてしまったり、安全面の確保が出来ない為難しい課題でもあります。そのため、園生に好評だったデザートバイキングのメニューは来年度もメニューに取り入れて、園生が楽しみなイベントになるようにしています。

栄養管理室は普段園生と関わりを持つ機会は少ないので、デザートバイキングのような行事は数少ない貴重な時間です。今後も技術向上に努め、デザートバイキングをさらに発展して継続していけるように努力していきたいです。

特集 はたらくひと 働く人 その2 栄養管理室 えいようかんりしつ で働く職員さん

今回は栄養管理室におじゃましました。園内の食事は全て栄養管理室で作られています。どのようにして作られているのか？職員さんに聞きました。

職員数と勤務時間を教えてください。

職名	人数	職名	人数
栄養管理室長	1名	栄養士	4名
課長	1名	調理師	12名
管理栄養士	2名	炊事手	1名

21名が、シフト制で勤務しています。

早番	5時00分～14時15分
日勤	8時15分～17時15分
遅番	9時15分～18時15分

早番の方は早くから働いているんですねぇ。

栄養管理室の皆さん
早番は始発電車で出勤する職員もいます。
美味しい食事を提供するための努力と研究を惜しみません。

主な仕事内容はなんですか？

料理・配膳と下膳・衛生管理・機器器具の管理・メニューの考案・材料の発注と管理・食費の管理・栄養管理を行っています。

1日に作る食事の内訳はどんな物がありますか？

内訳は次の通りです。それぞれ別のメニューをつくっています。1つのメニューの中でも常食のかたや、軟菜食・すりつぶしなど、園生さん一人ひとりの食事形態があり、主食や栄養量もそれぞれ違うんですよ。食事形態の表もご覧ください。

	患者食	経管栄養食	職員食	通園食	託児所食
朝	175名	食品18名 薬品42名	5名		午前 おやつ
昼	175名	食品31名 薬品18名	120名	11名	昼 14名
夕	175名	食品20名 薬品33名	10名		午後 おやつ

（患者食は経管栄養食を含む）

食事形態	常食・軟菜食・すりつぶし食・特すり食
主食種類	ご飯・粥・ペースト粥・パン・パン粥
食事段階	8段階の栄養量
その他	濃厚流動食（食品・薬品）
栄養補給食品	たんぱく強化食品・貧血予防食品など

わぁ！すごい。1回の食事で形態と主食と栄養量の組み合わせだけで、何通りもあるのねぇ。

保育園の子供たちの昼食や、通園の利用者さんたちの昼食・私達職員の昼食も栄養管理室で作っているんだね。

工夫していることや、気を付けていることはなんですか？

園生さんが食べたいメニューを食べやすいように、食事形態に合わせて調理しています。形態ごとに材料や調理法を替えて、見た目にも楽しんでもらえるように盛り付けをしています。デザートは乳脂肪分を控えて、カロリー調整をし、軟らかく仕上がるようにしています。

一人ひとりの食事にたくさんの工夫や注意点があるんですね。

はい。食事に時間がかかる園生さんにも、時間経過で状態が変わらないように、食事作りを心がけています。ペースト食は見た目が同じようになりがちなので、盛り付けを工夫して楽しんでもらえるようにしています。

調理法や栄養量などもそれぞれに合わせたものになっているんだなぁ。

食事内容の移り変わりはありますか？

園生さんの高齢化に伴い、食事形態がペースト状へと移行する方が増えました。また食べる量も減ってきています。食べれなくなった分、グラム当たりのエネルギー量を増やす必要があります。

栄養管理室では毎日の食事の他にも、行事食や祝い膳・クリスマスケーキなども作っているのよ、紹介するわね。

季節行事食	月2回、季節の食材や行事に合わせた献立を作ります
ナイター配膳	和室で盛り付けを実演します 家庭的な雰囲気を味わってもらいます
世界の家庭料理	月ごとに世界各国の家庭料理の献立を作ります
古希・還暦祝膳	60歳・70歳のお祝いに
クリスマス	ホールケーキを作ります
デザートバイキング	デザート・和菓子を18種類作成し、お好きなものを選んで頂きます
昼食バイキング	主食・主菜・副菜・汁物・デザートを17種類作成し、お好きなものを選んで頂きます

わぁ！たくさんの行事食があるんだなぁ。

フロマージュポムプリン
レアチーズのセサミムース
錦玉（キンギョク）
チョコドームムース
青リンゴのムースケーキ

バイキングのデザートの例
この中から好きなものをチョイスできます

材料の仕入れなどはどうしていますか？

食材の納入業者さん（お魚屋さん・お肉屋さん・八百屋さん・パン屋さんなど）は、とても古くからお世話になっています。

細かな注文、要望にも対応していただいています。秋津療育園が経済的にも厳しかった時代から支えてくださり、園生にご寄付を頂くこともあります。とても感謝しております。

見えないところでも支えてくれる人たちがいるのね。

メニュー作りはどうしていますか？

食事形態の変化もありますが、同じものばかりでは飽きてしまうので、新しいメニューを開発しています。

時間の合間を見つけては、新メニューを開発しています。

園生さんの喜んでくれる顔を想像しながらの試作は楽しいです。

園生さんに対して思うことや、将来について聞かせてください

園生さんの様態に合わせ、料理教室などの行事も参加型から見学型へ移行しつつあります。園生さんの負担が大きくならないように工夫が必要になってきました。私たちは、食事を心待ちにしている園生さんの「おいしい」の笑顔を見られる時が至福の時です。食事を通じて、園生さんに何ができるか？を常に考えながら、健康で安全な食事を作り、栄養管理を心がけております。

園生さんとの触れ合う場を大切にし、食事を通じて良い関係を築いていきたいと思います。

普段は何気なく食べている食事にも、たくさんの思いや工夫がされていることが分かったね。

そうね。作る人への思いや、食材にも感謝することを知ることができて良かった。

それでは今日も「いただきまーす。」

この記事に関するお問合せやご意見は jimukyoku@tenndoukai.net まで。

（2）秋津療育園の取組の紹介⑤個別の支援～外出支援 「こんなことをしたい」に寄り添う支援

支援科長　唐澤　朋美

その人がその人らしく生きていくこと、これは全ての人に与えられた権利であり、それをサポートすることが療育に携わる全ての支援者に求められる責務です。入所施設＝「集団生活の中では個々が埋もれてしまう」「個人の願いなど叶わない」「普通と同じ生活はできない」と思われやすい傾向がありますが、「一人の利用者に対し専門性の高いたくさんのスタッフがいるからこそ、実現できることもある」と私たちは考えています。この章では当園で取り組んでいる個別支援の一部についてご紹介致します。

1「こんなことがしたい」の実現

当園では個々の「こんなことがしたい」へ寄り添う活動の一つとして、「外出支援活動」を実施しています。外出支援活動の基本的な流れは以下の通りです。

①本人または家族からの申し込み
②病棟スタッフによる計画（ヒアリング・予算算出・福祉タクシー予約等）
③スタッフ１、２名（家族同行もあり）付き添い実施
④費用請求（実費費用はスタッフ分も含め利用者の個人負担）

「こんなことがしたい」という表現が難しい利用者に対しては、日頃の様子や好み・元気だった頃の希望していたことなどを基に、スタッフが読み取り計画を立てています。日程の設定は体調不良や悪天候に備え、予備日も設定します（コンサートやスポーツ観戦など日にちが決まっているものを除く）。スタッフは利用者の希望を基に、インターネット等で下調べをして情報提供し、利用者の希望がより高い形で実現できるように努めています。また、事前準備として本人と外出先について一緒に調べたり洋服を選んだり、当日を迎えるまでの時間も利用者にとって大切な時間となっており、日頃のモチベーションアップに繋がっています。当日は基本的には支援員が付き添いますが、医療度の高い利用者については看護師も同行します。

★エピソード１「山へ行きたい！」

園芸活動を好み、園のエントランスに梅の木を育てているＫさんから「山へ行きたい」と申し

出がありました。季節の移り変わりや植物を愛でる心のあるＫさん。スタッフと一緒に下調べをし、比較的近隣で、ケーブルカーで途中まで登れる高尾山を選びました。計画を立てる中でＫさんがとても嬉しそうに考えていたことが、「お土産にいくら使おう」「食事代はこのくらいかな？」というお金の計算です。普段、「自分のお金をどう使うか」を考える機会が少ない中で、Ｋさんにとって大変貴重なワクワクする体験となったようです。「山登りはきっと大変だから、体調を崩さないようにしないと！」と食事も睡眠もしっかりとり、当日にむけて自ら体調を整える姿が見られました。

当日は、ケーブルカーを降りてから舗装されているぎりぎりまで電動車いすを操作して、スタッフと一緒に登りました。道々に生える野草、生い茂る木々、澄んだ空気、一つ一つに感嘆の声を出し、視界が開けた中腹でパノラマ風景を見た時には、「いいもんだね」と感慨深そうにスタッフにつぶやいていました。その日買った高尾山のキーホルダーは、今でもＫさんの電動車いすで優しく揺れています。

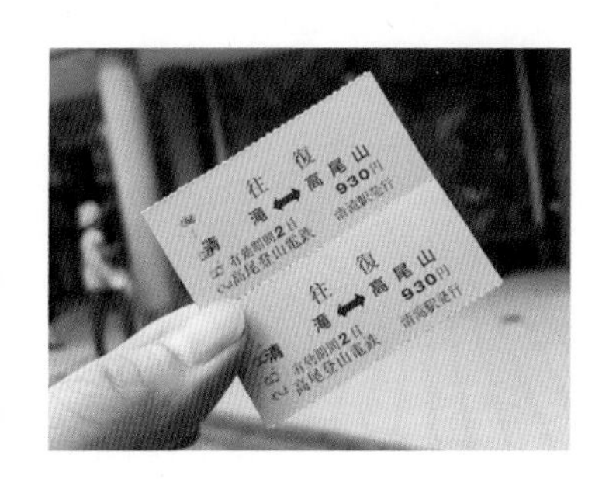

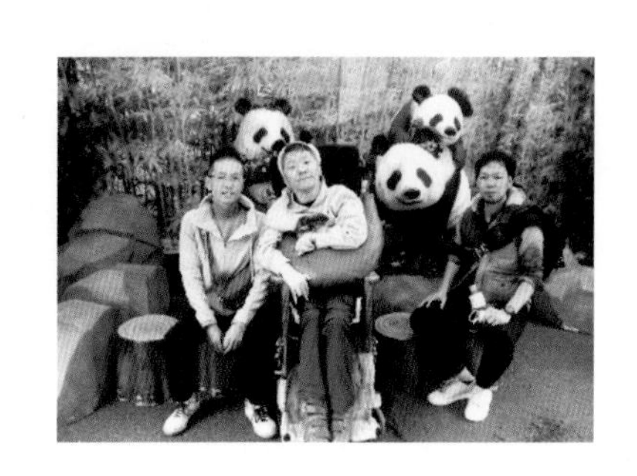

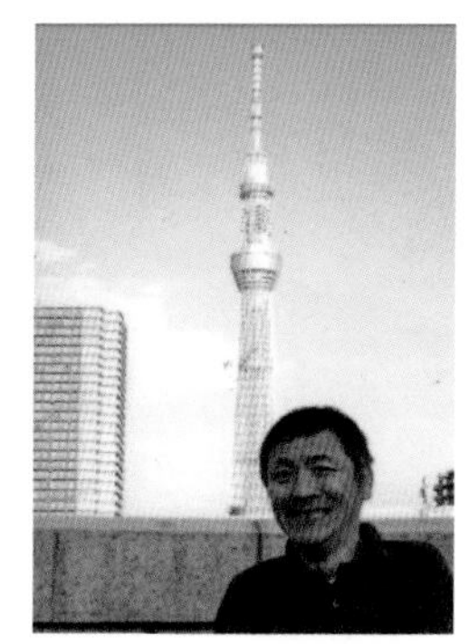

★エピソード２「おかあさんへプレゼント」

Ｓさんは自ら「お出かけしたい」とは訴えをすることはありません。しかし昔から散歩や小遠足でお出かけすることが大好きで、ご家族は高齢で一緒に出掛けることは難しいことから、スタッフからＳさんとご家族に外出支援活動をお勧めしました。

ご本人との相談の結果、初めての外出支援活動は「大型ショッピングモールでお買い物をする」となりました。昼食を食べ、自分用にクッションを真剣に選んだあと「他に何か買いますか？」と尋ねると「…おかあさんのネックレス」。Ｓさんはこの外出でご家族へのプレゼントが買いたかったのです。お母様へはネックレスをお父様へはお菓子を。Ｓさんは人生初の“お土産”を購入し、とても嬉しそうに帰路へ着きました。

★エピソード３「医療ケアが必要でも」

Ｎさんは自分の「こんなことがしたい」を人に伝えるのが難しい方ですが、家族やお友達と出掛ける事、そこで様々な刺激を受けることが大好きで、在宅の頃からディズニーリゾートや水族館、旅行など頻繁に出かけていました。ご家族としても「Ｎさんには沢山の経験をしてもらいたい、大好きなお出かけに連れて行ってあげたい」と強く望んでおり、園に入園してからも、Ｎさんのために改築した自宅へ何度も帰るなど、家族とのお出かけの時間を楽しんでいました。しかし、吸引など医療的ケアも多く必要となり、また車での長距離往復を含め、ご家族だけで対応するのが年々難しくなってきたことをうけて、外出支援活動に申し込みをされました。ヒアリングの結果、お母様とNさんが選んだのは大好きなディズニーランド！事前に伝えると楽しみすぎて熱を出してしまうことがあるので、お出かけの日程はNさんには秘密です。当日の朝、支援員と看護師とお母様がベッドサイドに現れると、Nさんはびっくりしすぎて、思わず再び寝たふりをしてしまうほどでした。大好きなデザートを食べたりキャラクターと写真を撮ったり、久しぶりのディズニーランドを満喫しました。ディズニーランドが体力的に難しくなってからも、近くのサンリオピューロランド、スカイツリー、水族館…、Nさんは毎年支援員と看護師とお母様との「女子会」を大いに楽しんでいます。

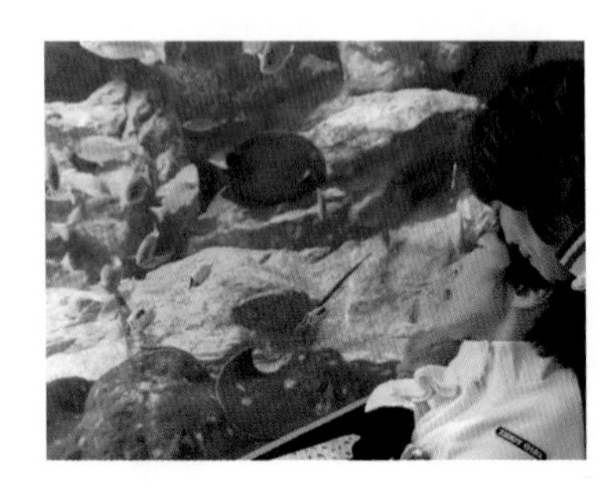
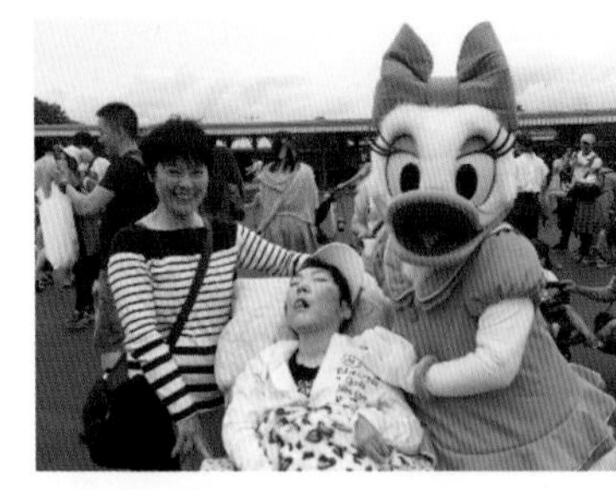
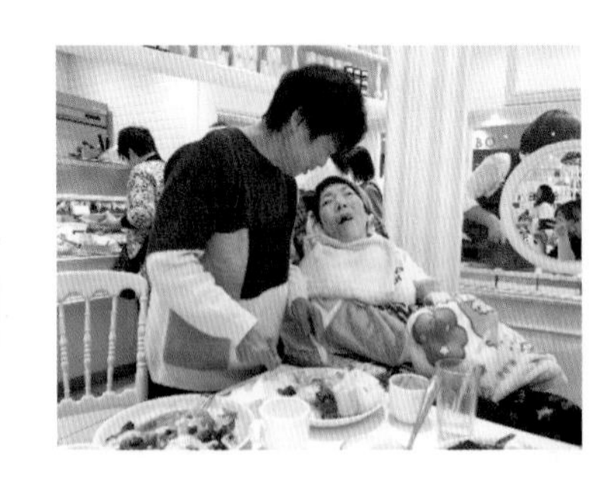

3つのエピソードに代表されるように、利用者は「のんびりすごしたい」「誰々のコンサートに行きたい」「美味しいウナギが食べたい」「おしゃれがしたい」…それぞれの「こんなことがしたい」をたくさんお持ちです。それは自分の意思を伝えられる・伝えられない、医療度の高さ低さに関わらず、尊重されるべき想いであると考えます。その思いの実現には、個々の性格・ハンディキャップ・バックグラウンドへの理解はもちろん、どのように引き出し、どの様な形で実現できるのか？スタッフが専門性をもって評価し計画・実践していくことが必要となります。それと同時に、相撲・サーカス・野球・サッカーなどの様々な興行情報、他事業所やNPO法人主催の企画（重症児者を中心に映画館を貸し切るイベント等）、観光地のバリアフリー状況などあらゆる方面にアンテナを張り、情報収集することも大切にしています。

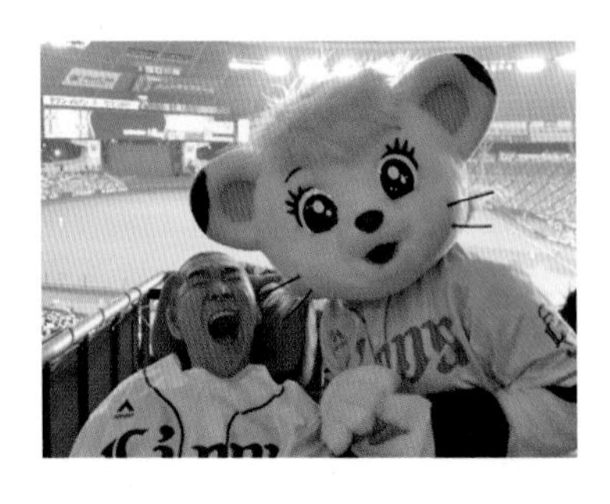
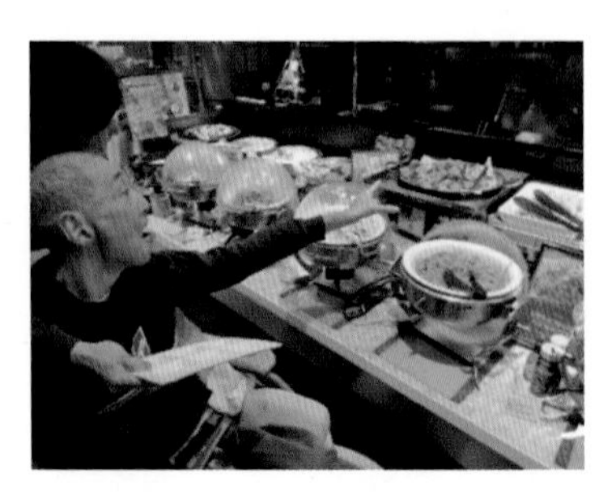
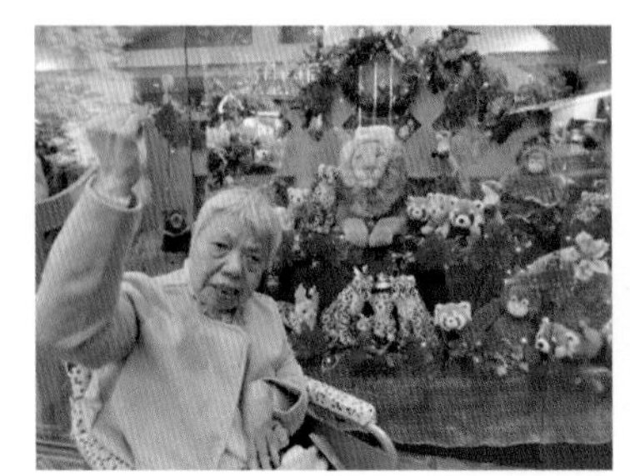

2 家族との時間を過ごす～ライフステージの変化～

ご家族の逝去やご家族の高齢化に伴い、面会が難しくなってきたケースや、帰省したくても、利用者の介護を家族で行うのは困難なケースが多いという背景から、外出支援活動の中でも最近増えているのが、「家族との時間」を過ごす支援です。

★エピソード4「お父さんお母さんに会いたい」

Yさんはご両親の面会をとても楽しみにしていました。時には一緒に買い物に出かけたり、泊りで大好きなディズニーランドへ行ったりすることもありました。甘えたり心の内を話したり…Yさんにとって家族との時間はかけがえのない心の支えだったのです。しかしご両親が高齢となり、外泊・外出はもちろん、面会も難しくなってきました。時折電話で会話はするものの、「会いたい」という言葉が日に日に増え、不安定になる事も多くなり、スタッフから「外出支援活動を利用してお父さんとお母さんに会いにいきませんか」と提案しました。Yさんは外出支援活動を「スタッフと楽しいことをする活動」ととらえていたので、驚くと同時に大変喜ばれました。妹様にもご協力頂き、いよいよ迎えた当日。スタッフは、介助必要時以外は外で待機し、家族水入らずの時間を少しでも長くとっていただけるよう配慮しました。Yさんはご両親・叔母様・妹様とともにお寿司を食べたり、お話をしたりゆったりとした時間を過ごし、一緒に撮った写真を園に帰ってからも、嬉しそうに眺めていました。

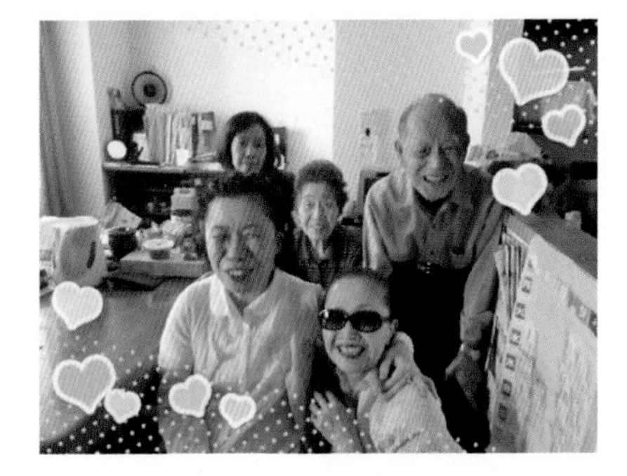

★エピソード5「父の葬儀」

ご家族から大変可愛がられ、いつも家庭の中心だったHさん。お母様の入院を機に入所されてからは、お父様が毎週面会にいらしてました。そんな折、お父様が急逝され、ご家族より「Hさんにぜひ参列して欲しい」と申し出がありました。(Hさんはお母様の葬儀にも、お父様の申し出で参列されています。) 通常の外出支援活動では、事前に日程を決めシフト作成時にスタッフを確保しますが、このような急なケースは病棟スタッフだけでなく、療育サービス課（入所利用者相談支援部署。元現場スタッフ在籍）にも協力をして頂き、付き添い人を確保します。葬儀ではHさんもご焼香をされました。普段あまり表情を変えないHさんですが、遺影を前に何か感じるものがあったのでしょう、頬に一筋の涙がこぼれていました。精進落としの場では、ご家庭にいた頃のようにHさんを中心にして親戚一同が会し、ご両親の話の思い出話に花が咲きました。

この2つのエピソードの他にも病気で入院中のご家族のお見舞いやお世話になった親戚のお墓

参りなど、ご家族・後見人・ご本人の意向を組みながら計画をしています。
学校卒業、加齢による身体状況の変化、親との死別…利用者のライフステージは緩やかではありますが、確実に変化していきます。重症児者はその特性から一般的なライフステージ概念とは異なり、個別性がより高くなることを踏まえ、支援を提供することが大切と考えます。

3 日々の生活の中で

外出支援活動のように「特別な一日」だけでなく、日常生活の中で個々の「こんなことがしたい」の実現にむけて取り組んでいる活動について紹介します。

★エピソード6「毎日ドライブ」

Tさんは外出、特にドライブが大好きで、いつでも「外に行きたい」と窓際やドア付近で過ごされています。その思いを汲み、園内外の散歩や小遠足など年間を通して特に多く提供してきましたが、外出を連想させるもの（車椅子を出す、他利用者が着替えをする、担当リハスタッフが入棟する等）を目にするだけで、感情が高ぶり自分が行けないとわかると、自傷行為に及んでしまうなど「好き」の思いが強すぎるゆえの行動が日常的に多くみられていました。「不穏になる・自傷行為をするというのはTさんなりの訴え。せっかくTさんが持っている“好き”という思いを大切にしたい」と、当園のドライバーにもご協力いただき、ドライバーが勤務している月～金曜日で車が空いている時間であれば、いつでもTさんがドライブできるよう環境設定をしました。その日からTさんは毎日30分～1時間程度のドライブを楽しんでいます。不穏や自傷行為がなくなったわけではありませんが、毎日のお楽しみが出来たTさんは、穏やかに過ごすことが多くなりました。またこのTさんの取り組みをきっかけに、同じような要望のある利用者にもドライバーと相談しながら積極的にドライブを実施しています。

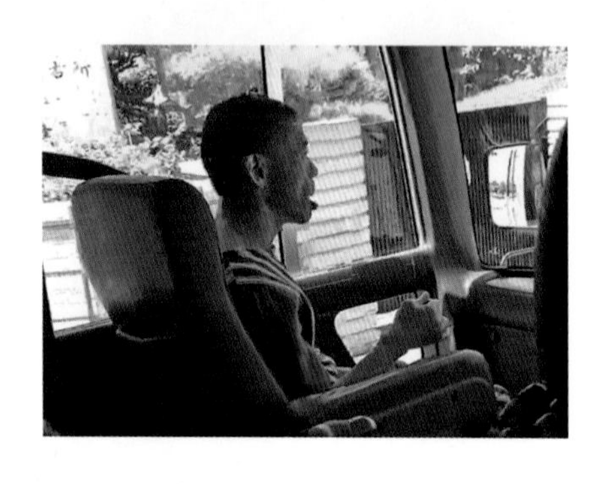

★ナイター療育・宿泊療育

帰省が難しい利用者にとって「夜を楽しむ」「添い寝をして眠る」という経験はなかなかできないものです。家庭的な雰囲気の中で就寝前の余暇の充実を図ったり、職員とのゆったりとした時間を楽しむことを目的に取り組んでいるのが「ナイター療育（夕食～20：30）」「宿泊療育（夕食～翌6：30）」です。家庭的な雰囲気を大切にするために職員も私服へ着替え、場所は園内にある和室を利用します。園内の為、利用者の体調に変化があっても、すぐに病棟へ戻ることが出来るので、医療的ケアが必要な利用者でも、安心して過ごすことが出来ます。グループ単位での取り組みですが、個々の好みに合わせてグルーピングをし、内容を考案しています。夏には浴衣を着て近所のお祭りや花火大会へ出かけたり、園庭で手持ち花火をしたり、真っ暗にした大ホールで肝試しをしたりして涼をとり、冬にはこたつを準備して映画鑑賞するなど、季節感も大切にしています。就寝前にアロマとマッサージの資格を持っている職員によるアロマセラピーを実施する回もあります。

和室で職員とゆっくり食べる夕食は特別感があり利用者に大変喜ばれますが、中でも好評なのが栄養管理室にご協力いただき実施している「配膳夕食」です。普段利用者は一つのトレーにすべて配膳された形で提供されますが、この配膳夕食では栄養士が目の前で直接配膳をします。おひつからよそられるご飯、お鍋からよそられるお味噌汁、陶器やガラスの食器に手作りのデザート。家庭においては「当たり前の景色」ではありますが、利用者にとってはその一つ一つがとても嬉しいようです。

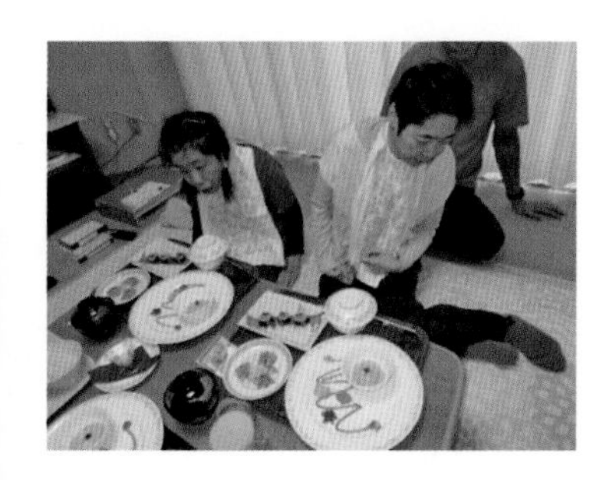
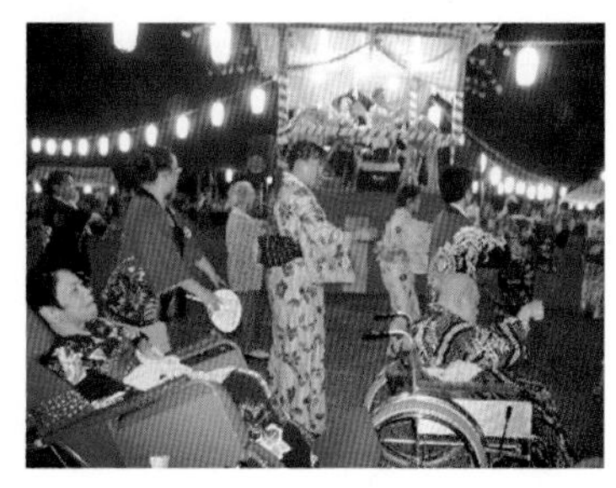
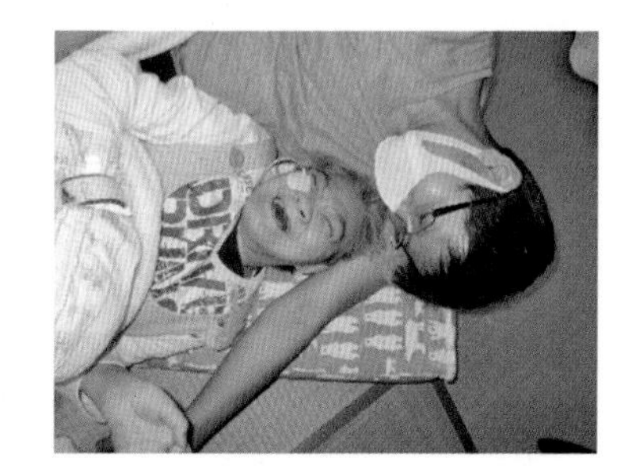

このように当園では、支援職・医療職だけでなく他部署とも連携しながら利用者の「こんなことがしたい」の実現に取り組んでいます。

冒頭で述べた通り、入所施設、特に重症児者にとって、思いや願いを実現することは困難と思われる傾向にあります。しかし「寄り添う・読み取る力」「実現の必要条件をアセスメントする力」「実現に向けての発想力」「多岐にわたる情報収集力」…この４つの「力」をそれぞれの専門性を持ったスタッフが駆使し、互いに連携することで実現可能となるのではないかと私たちは考えます。これからもその人がその人らしく生きる豊かな生活を目指し、日々取り組んでいきたいと思います。

（2）秋津療育園の取組の紹介⑥
子どもボランティア活動

療育サービス課課長補佐　石丸　康子

1 はじめに

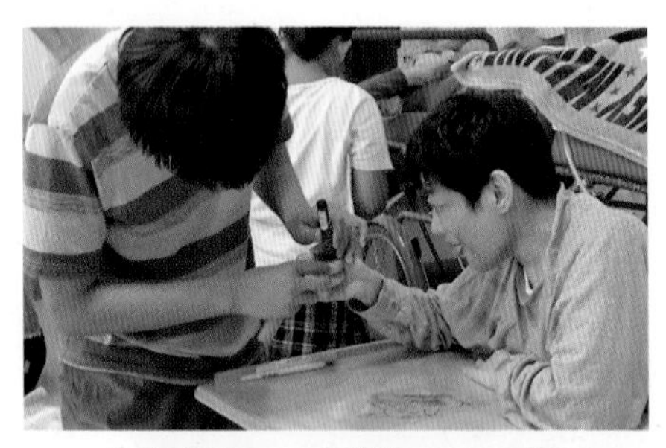
プラ板製作 ペンを交換している場面

利用者と子どもが一緒に活動する『子どもボランティア』は、子どもが自主的に参加する活動で、参加する・しないの希望は、子どもの意思を一番大切にしています。あらかじめ、年間の活動日を手紙やポスターで案内し、参加したい日に申し込んでもらうのですが、「予定が合わない」「今回は参加したくない」などの理由で、一人も参加しない活動日もありました。しかし、次の活動までの期間があいたとしても、子どもと会い一緒に活動するときの利用者の表情は『特別』です。目じりを下げ、頬をゆるめて、まるで孫に会ったおじいちゃんおばあちゃんのように、あたたかくてやさしい輝いた顔になります。利用者と子どもの関わりは、本人たちはもちろん周囲にもよい刺激になり、有意義な活動となっています。

2 秋津療育園3棟の紹介

3棟には、身体障害は重いですが、単語を話す、ジェスチャー、YES/NOのサイン、コミュニケーションノートの利用などで簡単な日常的なやり取りができる利用者が生活しています。30歳から75歳の40人が在籍し、利用者の26人が50歳以上、また16人が在園年数50年を超えています。（秋津保育園全体　平均年齢：55歳　平均在園年数：35年）生活支援を中心としていますが、ひとりひとりにやりたいことや趣味があり、日中活動支援にも力を入れている棟です。

3 どうして子どもボランティアなのか　～導入理由～
『日常生活に変化をもたらし楽しみや喜びを見出したい』

（1）利用者の気持ち

うつむいた姿勢で「おとうちゃん」と小声でつぶやくAさん、「おかあちゃん来ない」と顔をゆがめて言うＢさん、「おじちゃんおばちゃんに会いたい」と訴えるＣさん、声に出さなくてもお母さんに会えない期間が長いと表情が険しくなり、自傷行為が増えてしまうＤさん。年齢が上がってきている３棟では、このように家族の面会が減る、面会がないことで、気落ちし寂しがる様子がたびたび見られるようになりました。また体力の低下や身体状態の変化を感じ、「活動に参加したくない」と訴える、自分でできること（日常生活動作）を拒否するなど、気力や意欲をなくしてしまう利用者も出てくるようになってしまいました。

反面、利用者たちは棟内に見学者や実習生などの来園者が来るとそわそわして気にする様子が見られます。特に、子どもを気に掛ける様子が見られ、散歩中に小さな子どもに出会うと動きを目で追う、短期入所を利用する子どもをかわいがるなど、子どもが好きなことが窺われます。また、外部の団体によるコンサートや劇、大道芸などの催しを楽しむことができ、次はいつかと期待して待つことができます。『人と会う』ことを楽しめ、『人と関わる喜び』を感じられる人たちです。

（2）職員の思い

私たちは利用者とともに生活を送る中で、利用者の落ち込んだ気持ちを感じ、家族の代わりにはなれませんが、定期的に会いに来てくれる人がいると生活に張り合いが出るのではないか、職員ではない人とふれあうことで日常では感じることのない刺激を受けることができ、活動への意欲につながるのではないかと考えるようになりました。そして、活動に参加してくれる人が増えれば、ひとりひとり利用者がやりたいことをするための支援が、更に支援ができるという期待もありました。

どのような人たちを対象に募集をしようかと考えたとき、子どもにすれば、長い期間、園に足を運んでくれるようになるかもしれない、継続的な面会につなげられるかもしれない、何よりも、活動がもっと楽しくなるのではないかと考え、子どもと一緒に行う活動にしようと決めました。すぐに申し込みがあるはずもないので、職員の子どもに声をかけ『子どもボランティア』を始めることにしました。

（3）子どもたちへの思い

子どもたちには実際に会って重症心身障害者を知ってもらいたい、そしてふれあうこと、関わることは難しいことではないと体験を通して知ってもらうことをねらいとしました。また、自分の好きなこと・得意なことで、誰かを楽しませることができることを知ってもらいたいと考えました。

4 活動の紹介

（1）活動の概要

活動開始：2016年7月

目　　的：①日中活動をさらに充実させ、利用者の楽しみを増やす

②社会とのつながりをつくる

③子どもの体験学習の一環

募集年齢：小学4年生～高校生（障害者への理解の観点から4年生からとした）

募集定員：5人（行事は行事の担当者と相談）

担当職員：2人

活動日　：月1回（年間で指定した日とする）　申し込みは活動日の2週間前

活動時間：13：30 ～ 15：00

活動の流れ：①はじめの挨拶

②利用者・子どもの自己紹介

③活動

④終わりの挨拶

（2）内容と様子

①全体活動：3棟全体での活動

○音楽活動

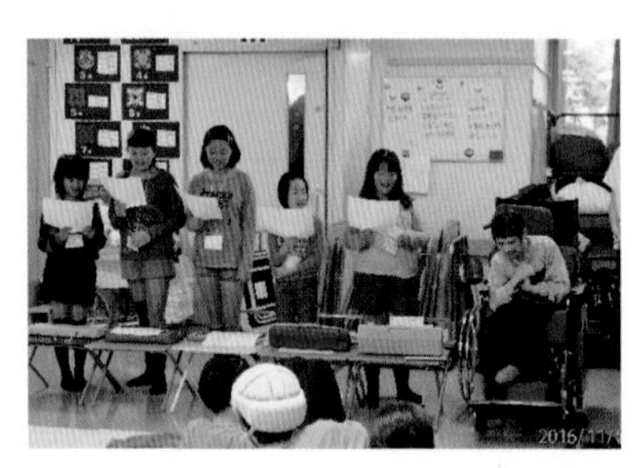

事前に子どもたちに「虫の声」と「小さな世界」を鍵盤ハーモニカで演奏してほしいこと、「雪だるまつくろう（アナと雪の女王）」を歌ってほしいことを伝え、練習して来てもらいました。

子どもたちが登場すると、歓声がおこり、子どもの名前を呼ぶ人もいました。

○絵本の読み語り

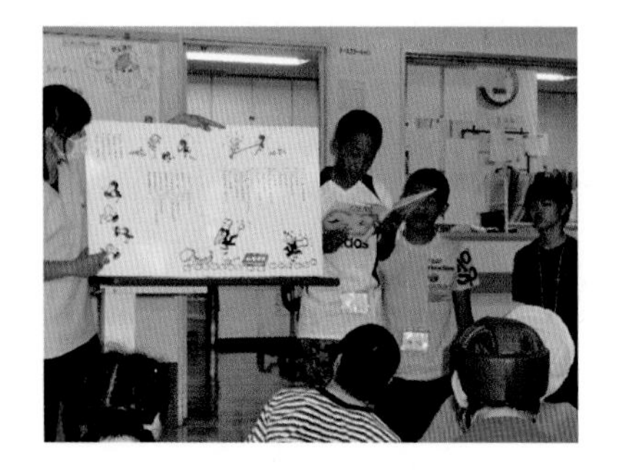

子ども同士で相談して一文ずつ交代して読むと決め、大型絵本は職員がめくりました。

顔をあげて聞き入る人、読んでいる内容よりも交代しながら読み進めていく子どもたちを見て笑っている人などさまざまな様子が見られました。また日頃、職員が読んでもあまり表情を変えない人が笑顔で見ている姿もありました。

利用者の中には、自分たちより年下の利用者にやきもちを焼いて、イライラしてしまう人がいます。全体活動を行う上で、主治医も職員も子どもと会うことによって、気持ちが不安定になってしまわないかという心配がありました。しかし、自分から子どもに近づいていき、子どもを抱きしめ、頭をなでるといった予想に反する行動が見られました。

②グループ活動：利用者３～５人との活動

○製作活動（砂絵、ちぎり絵、プラ板、アクセサリーづくり）

利用者は好きな色を選ぶ、貼る・描く場所を指示する、ビーズを渡す、ちぎった紙を貼るなどをします。子どもたちは利用者がやりやすいように、支える・押さえる、のりを塗るなど手伝いをする、利用者の指示のもと代わりに行うといったように協力して作業を進めました。

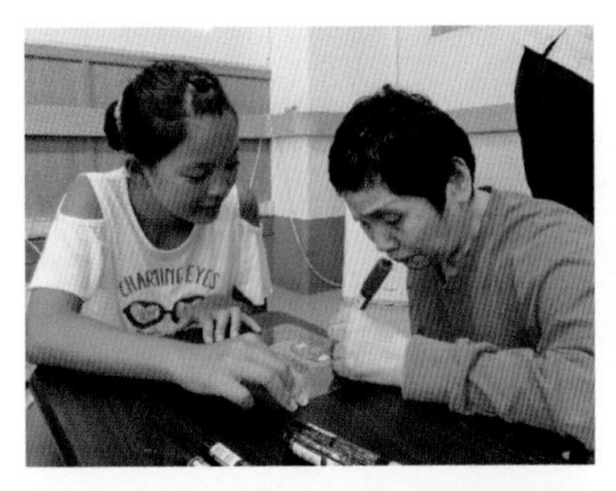
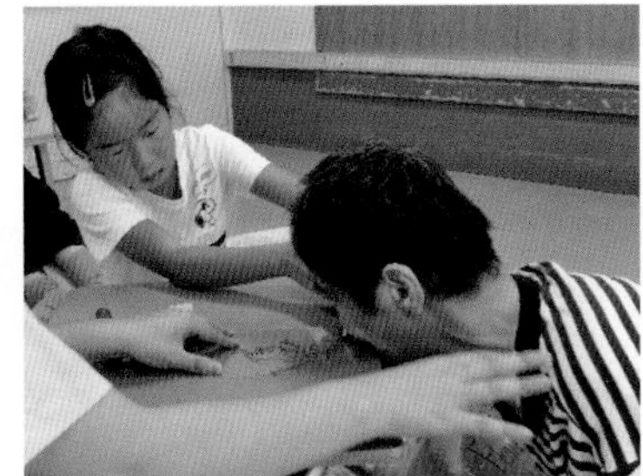
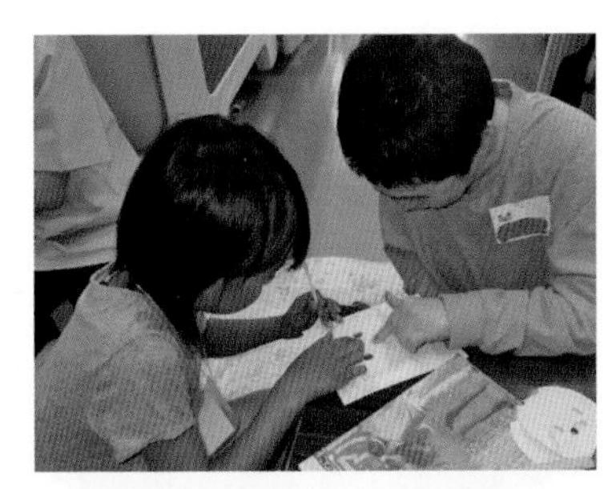
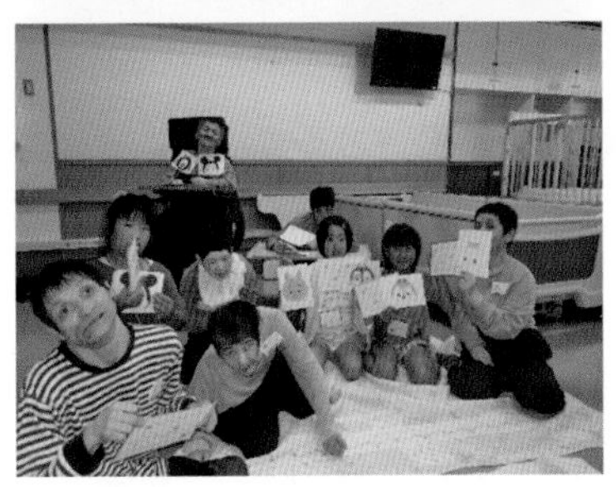
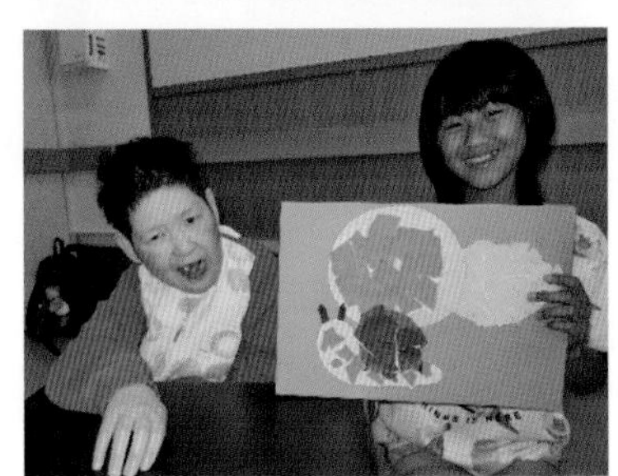
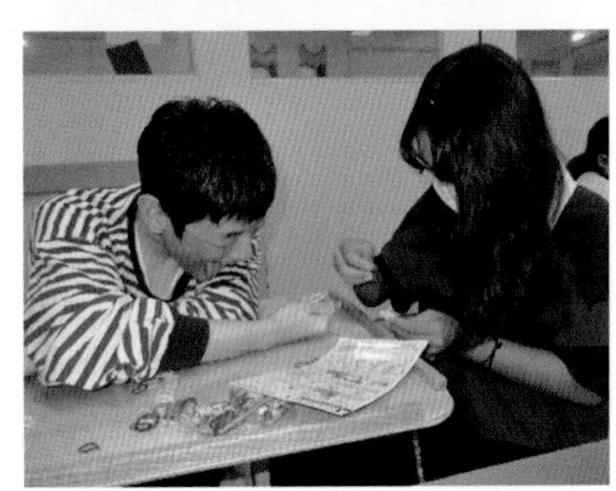

○絵本の読み語り

利用者からのリクエストが一番多いのは絵本の読み語りです。

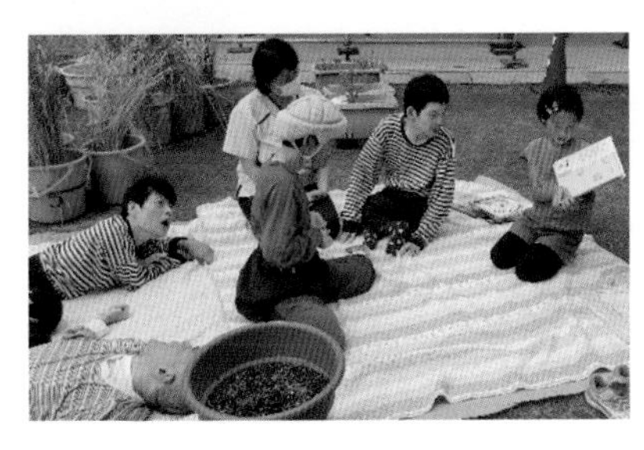
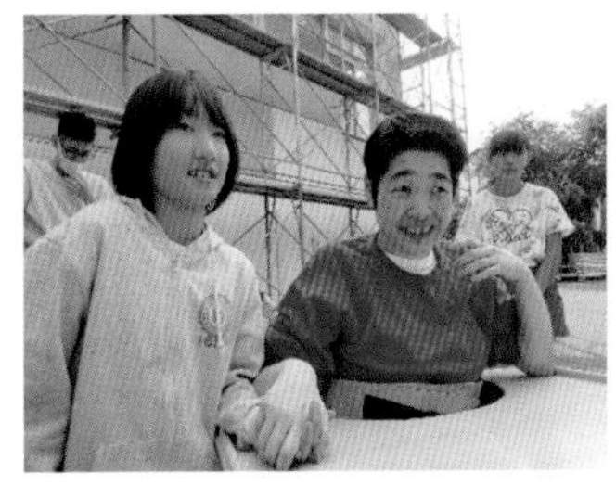

中庭や居室で活動しています。子どもが１冊ずつ交代で本を読みました。集中して聞いている様子が見られ、そばにいる子どもの手を握りながら、絵本を見ていることもありました。

○トランプ

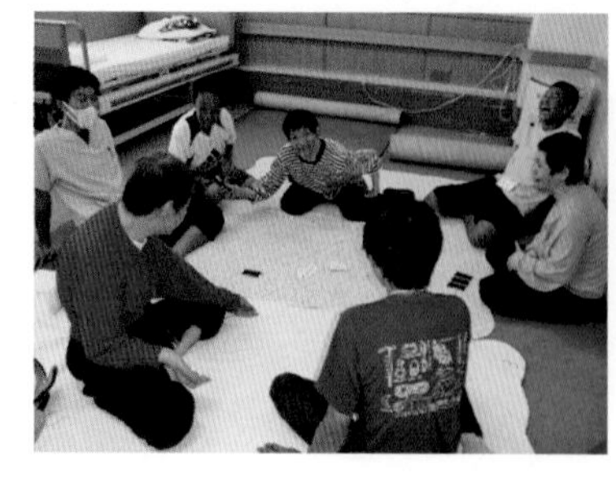

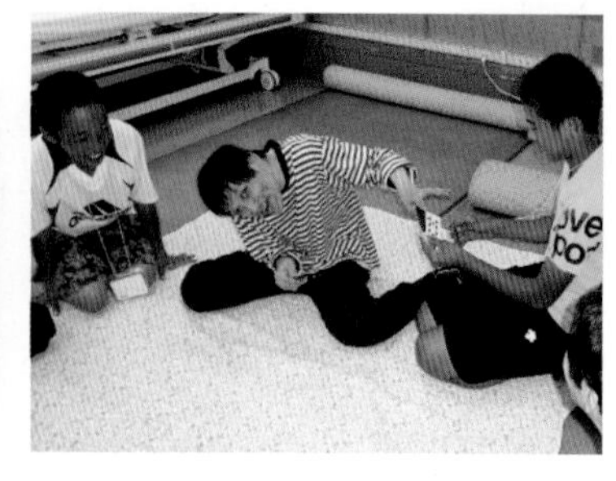

始まる前に『ババ抜き』をどのように進めていくかを説明したので、子どもたちは、隣の利用者がトランプを引いたり、出したりするのを自然に手助けしていました。

トランプの数字が合うと「タッチ」と手を合わせて、一緒になって喜んでいる姿も見られました。ババ抜きはある程度の人数がいないと楽しめません。日頃の生活の中ではなかなかできない活動なので、とても盛り上がります。

③個別活動：利用者と子どもとの一対一の活動（職員が見守りながら行います）

○オセロ

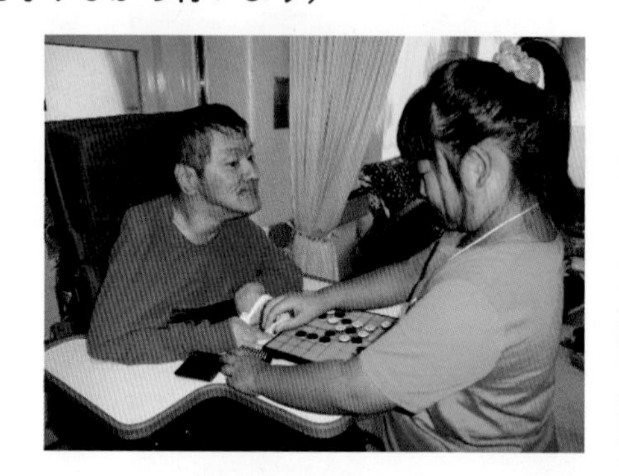

Ｅさんはオセロが得意で、職員も敵いません。

Ｅさんが石を置く場所を指示し、子どもがＥさんの石も自分のターンの石も全部動かしてゲームを進めます。子どもに対しても手を抜かないＥさんなので、「リベンジしたい」という子どももいます。

○お人形あそび

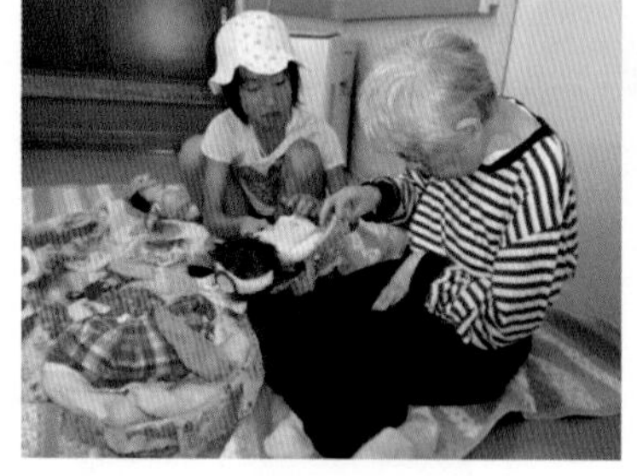

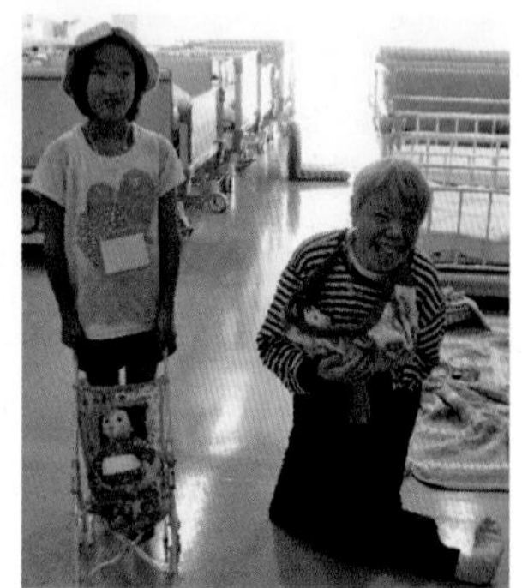

Ｆさんは『ぽぽちゃん』人形を大切にしています。

子どもと一緒に着せかえごっこやおままごとをしてあそびました。着せかえたぽぽちゃんを持ち、子どもと棟内を回り、職員にぽぽちゃんと子どもを紹介する場面もありました。

○お絵かき

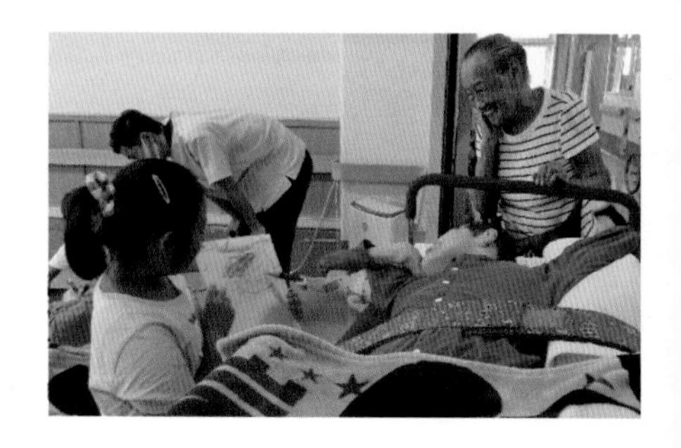

Ｇさんは絵を描くことが大好きで、肘に専用の装具をつけて絵を描きます。

子どもはＧさんが使いたい色のペンやクレヨンを装具につける、Ｇさんが描きやすい位置で紙をバインダーに挟んでもつ手伝いをしました。

④行事への参加：

○納涼会：出店の手伝い、盆踊りやソーラン節を一緒に踊りました。

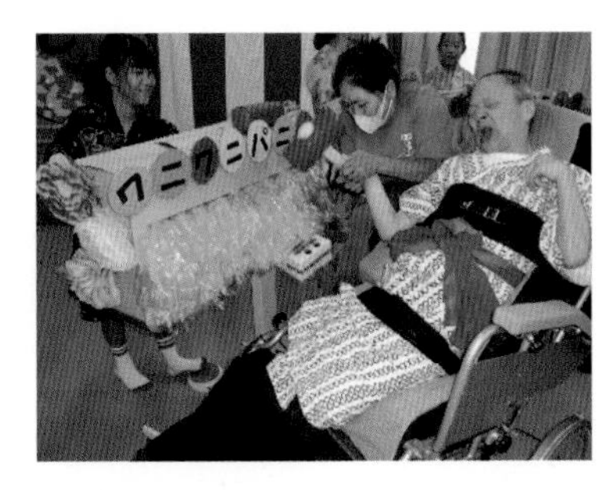
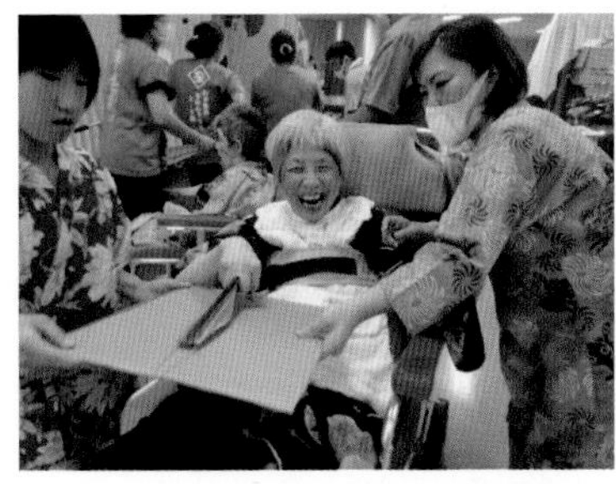
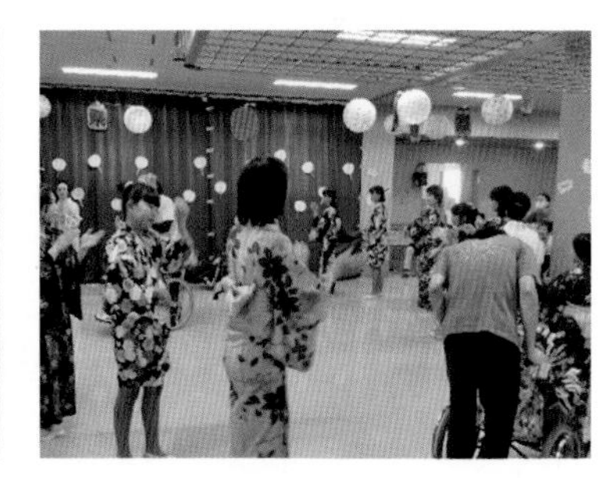

○クリスマス会：『見習いサンタ』としてプレゼント配りの手伝いをしました

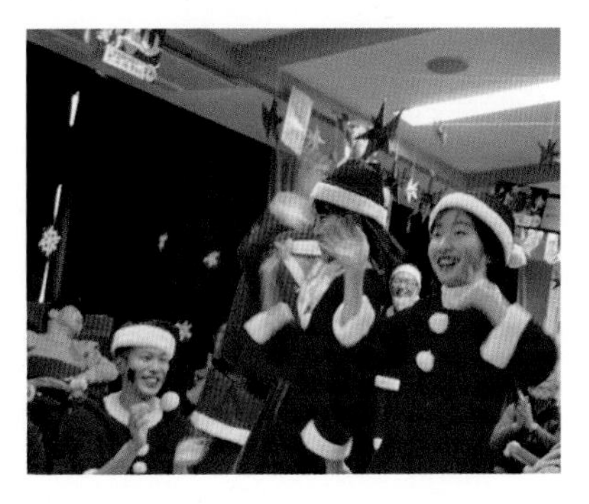
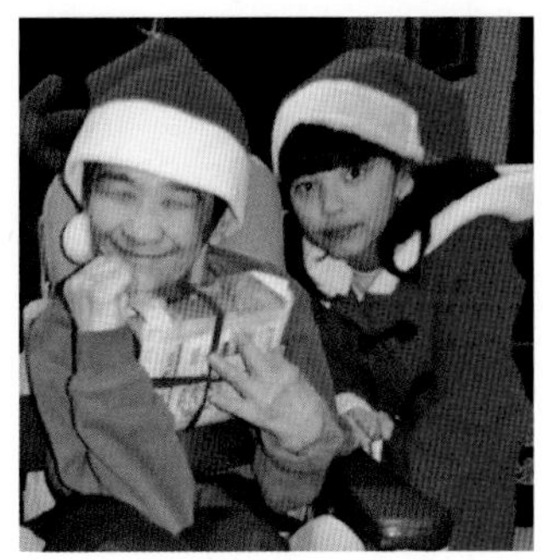
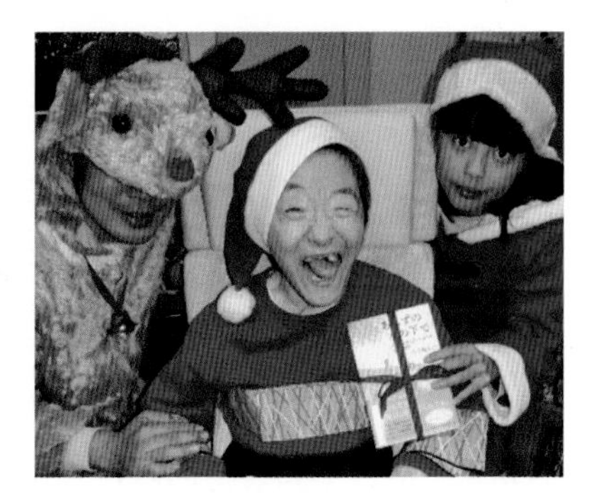

利用者は子どもが出店の店番をしているほうへ並んで、ゲームをしたい、子どものサンタからプレゼントをもらいたいと、楽しみが倍になっている様子でした。一緒に参加していた利用者のご家族からも、子どもがいると「華があって盛り上がった」「かわいかった」との感想がありました。

（3）利用者の変化

始めた頃は、子どもが入室するだけで、感激の声をあげて笑顔になる人や嬉しくて泣き出してしまう人がいました。活動中も絵本や制作物などを見るよりも、子どもの様子が気になり、子どもの顔や動きに意識が向くようでした。特に自分の名前を呼ばれることが嬉しいようで、柔らかな優しい表情になり、笑顔で返事を返したり、頭を撫でたりすることがありました。子どもとの活動を楽しむより、子どもが「同じ部屋にいる」「自分の隣にいる」ことに喜びを感じる時間となっていました。

毎月子どもと会えることが分かってくると、次はいつ来るのかと次回を期待するようになり、予定していた他の活動をやめてまで参加したい、一緒に活動はしなくてもよいから子どもたちの様子をそばで見ていたい、ひと目でいいから子どもを見たいという希望を伝えてくる人が出てきました。利用者にはお気に入りの子どもができ、自分の所に来てほしいと手招きしたり、「おいで」「○○ちゃん」と声を出して呼んだりと、利用者が積極的に関わろうとする様子が見られています。また、子どもと一緒に作ること、一緒にあそぶことなど活動の内容も楽しめるようになってきました。

活動後の数日間は、子どもたちの話やどんなことを一緒にしたかなど、子どもボランティア活動の話で盛り上がります。できあがった砂絵やちぎり絵などの制作物や活動写真を掲示したところ、活動日に勤務していなかった職員との会話の話題にもなりました。また、家族の面会と重なった時には家族に子どもを紹介する人もいました。さらに、しばらく会っていない子どもについて「いつ来るの」と聞いてくるようなり、子どもボランティア活動が利用者の生活に受け入れられてきたと感じています。

（4）子どもの変化

ボランティアを始めたばかりのころは、どの子どもも緊張して職員がそばにいないと不安な様子でした。子どもの性格によっては、利用者に近づくことはできても、隣に座れない、手をつなぐ・一緒に楽器を持つなどふれあうことができないまま過ごしてしまい「活動を楽しむ」ことができないようでした。しかし、回数を重ね慣れてくると、自分から利用者に会いに行って挨拶したり、一緒に活動する利用者を指名したりと、積極的に関わろうとする子どもが増えてきました。さらに、子どもには難しいかもしれないと思っていたことも、分からないなりに自分でどうすればよいか考えやってみるといった変化が見られるようになりました。

ある子どもから「Ｈさんは笑ったりしないし表情も変わらないけれど、それは頭の中をけがしてしまったからですか」と質問を受けたことがありました。利用者と向き合って『どうしてなんだろう』と考えてくれていると感じた瞬間でした。また「ボランティアの体験を作文に書きました」「スピーチでボランティアしたことを話しました」と報告してくれることもありました。

○ボランティアをしてうれしかったこと（アンケートより抜粋）

・利用者とたくさんお話したこと

・ババ抜きであがったとき、ハイタッチできたこと

・本を読んだとき喜んでもらえたこと

・たから釣りの手伝いが楽しかった

・利用者とハンドベルで演奏したこと

・優しくハグしてくれたこと

・頭をなでてくれたこと

・みんなが笑顔になってくれたこと

・自分のことを覚えていてくれたこと

・名前を覚えて呼んでくれたこと

このようなコメントからも、子どもたちにとっても利用者との活動が楽しみややりがいにつながったと考えられます。

5 まとめ

秋の空
見上げてみれば
赤とんぼ

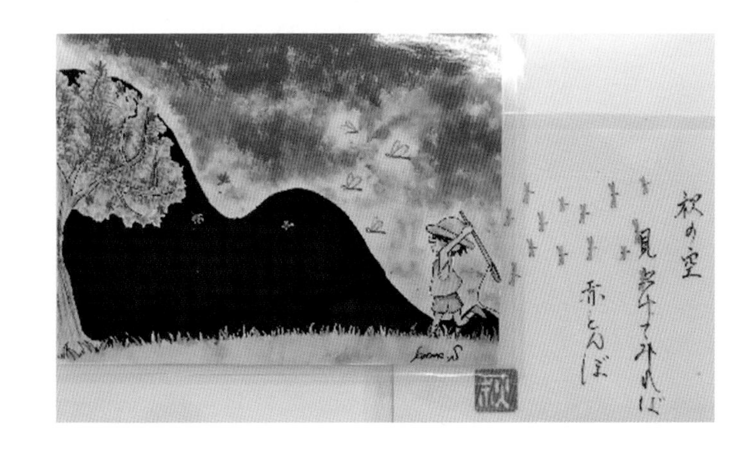

子どもボランティア活動を始めた当初から参加していた子どもたちが進級進学により活動日に参加できないことが多くなったため、2019年から土日と春・夏休みは入浴日を除いた平日も活動できるようにし、かつ、子どもが希望する日に参加できるようにしました。その結果、部活の合間を縫って夏休みや行事に活動の希望がありました。直接的なボランティアではありませんが、絵を描くことが好きな子どもが、3棟の利用者が作った詩や俳句の内容に合わせた絵を描くという新たな試みも始めました。また、子どもボランティアとして参加していた子どもたちが、当園主催のコンサートもボランティアとして手伝ってくれるようになり、3棟で始まった活動が他の活動へも繋がりつつあることは本当にうれしいことです。

楽しい
利用者さんと一緒に活動するボランティアです！
土・日・祝
都合の良い日に
参加できます
春・夏休みは
火・金以外の
平日もOK
オセロ トランプ
絵本読み お話
制作 音楽
など
当園から
お声をかけさせて
いただく場合も
あります
子どもボランティア
大募集
年齢 小4〜高3
時間 13:15ロビー集合
活動時間は13:30〜15:00
ご興味がある方は
お気軽にご連絡ください。
秋津療育園 療育サービス課

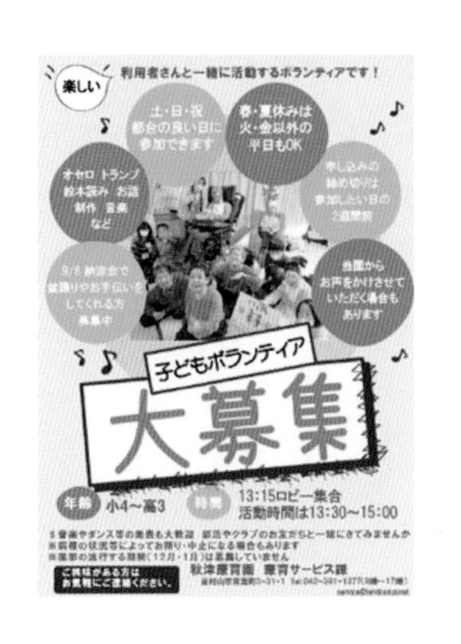

今後も、子どものボランティアをしたいという気持ちを大切にし、子どもの性格や成長に合わせた活動ができるようにしたいと考えています。そして利用者の楽しみ・喜びの増大につなげていくために、子どもたちがやりがいをもって、長期間、継続的にボランティアが行えるよう、受け入れ方法・内容をさらに工夫すること、子どもボランティアの活動を広めていくことに力を入れていきたいです。

（2）秋津療育園の取組の紹介⑦
自己表出が不十分な重症心身障害者の被服気候の検討

看護科チーフ　**中村　光太郎**

1　はじめに

「被服気候とは、皮膚と衣服の間につくられる空気の層の温・湿度、気流の状況のことであり、皮膚および皮膚に最も近い衣服の温度が32 ± 1℃、湿度が50 ± 10%であれば快適とされている」[1]（以下、適正温・湿度という）。

重症心身障害者（以下、重症者）の生活のQOLを高めるために、衣類は重要な役割を担っています。重症者は体温調節が未熟なため、衣服、寝具、空調、気候の影響を受けやすく、関節の拘縮や自分で体位を変えることが容易でないことから、皮膚が密着する部位に皮膚トラブルをまねきやすいといった特徴があります。

当施設においては、疾患や状態に合わせて、職員の判断で掛け物や空調の調整を行なっています。集団生活の場においては、個々に最適な環境を整えることは難しく、日頃、熱がこもって不快なのではと感じていた対象者の衣類の調整により、本人に少しでも快適となるような被服気候を提供することができないかと取り組む中で新たな発見がありました。

<対象>

S氏　65歳　女性　　横地分類：A1診断名　慢性硬膜下血腫後遺症

S氏の寝床環境

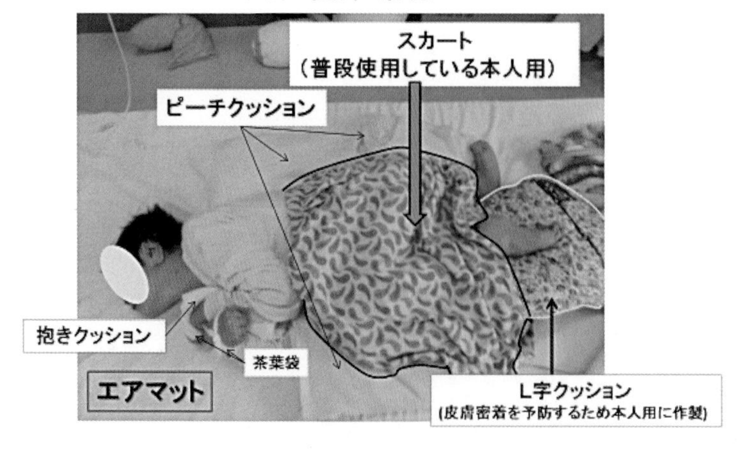

※測定期間中は掛け物調整、空調は普段通り職員の判断に委ねた。尚、掛け物はタオルケット1枚のみ使用とし、掛けるかどうか、また掛け方については適宜職員の判断にまかせた。

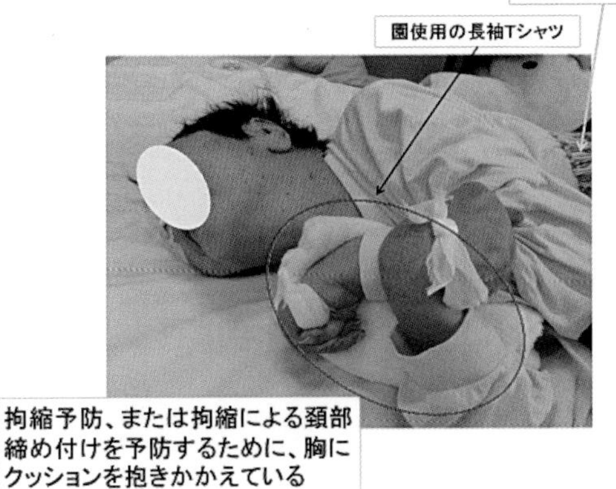

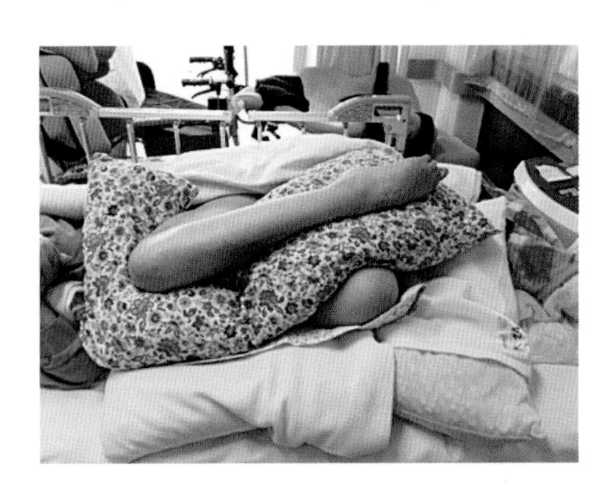

麻痺・拘縮：有

準・超重症児スコア：19点　　褥瘡発生リスク：9点

全身の筋緊張・変形・拘縮の増強による身体可動性障害があり、常時拘縮予防のクッションを使用。拘縮部位の皮膚接触による皮膚トラブル（湿潤・発赤）を起こしやすい。

2 研究方法

・研究期間　平成25年8月～11月

・掛け物調整、空調は普段通り職員の判断に委ねた上で、a～c（※）の衣類に変更し、6時間おきに胸部・腋窩・左膝窩の3ヶ所の被服気候（温度・湿度）と室内温・湿度をそれぞれ各8日間ずつ測定し比較・検討した。

abcの衣類比較

a 従来の衣類（長袖Tシャツ、前開きスカート）

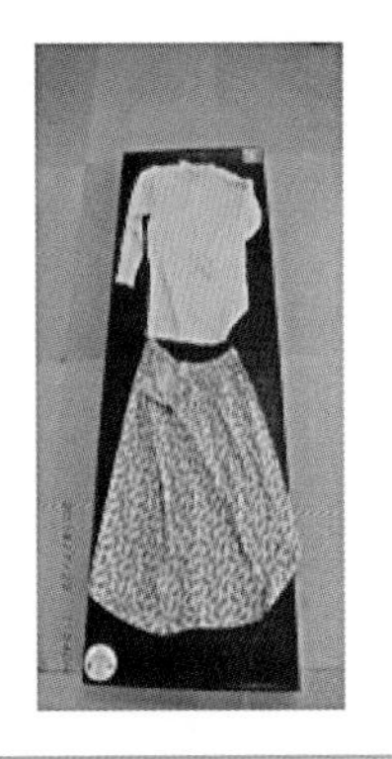

b 前開き上着、薄手の前開きスカート

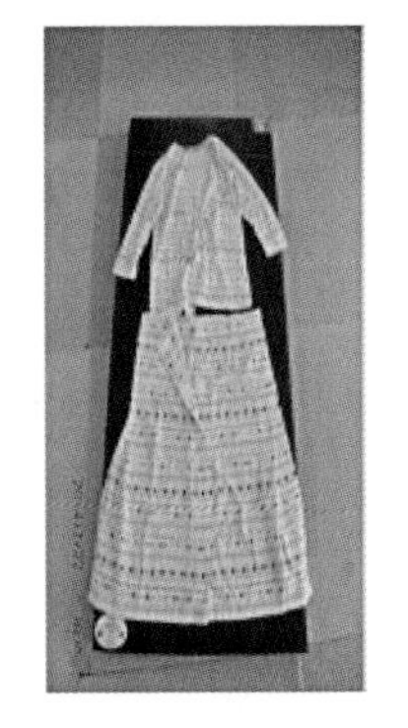

c 前開き上着、ズボン

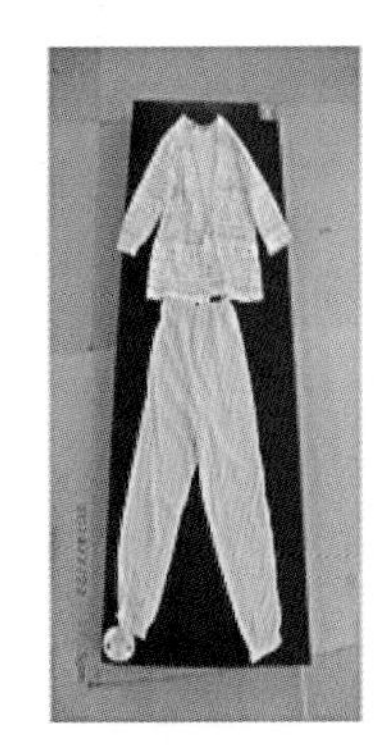

（※）a 従来の衣類（長袖 T シャツ、前開きスカート）

b 前開き上着、薄手の前開きスカート

c 前開き上着、ズボン

研究終了後、職員の被服気候、掛け物調整・空調に対する下記の意識調査を行った。

職員の被服気候、掛け物調整・空調に対する意識調査

S氏の看護研究に関するアンケート

お手数ですが、以下のアンケートにお応えください。　看護課　指導課（該当する方へ○を記入）

Ⅰ　今回実際に測定をされた方へ質問です。（測定を実際にされていない方は回答不要）

1.腋窩、膝裏、胸部の測定について質問します。測定した数値を見て、どのような印象を受けましたか。以下、該当するものに○をつけてください。

・各測定部位の温度は、思っていたより　低かった　イメージどおり　高かった

・各測定部位の湿度は、思っていたより　低かった　イメージどおり　高かった

2. 測定値を見て、掛け物の掛け方を変更をしたことがありましたか。　Yes or No

3. 各測定部位の測定の直後、測定値を見て空調を調整をしたことがありましたか。　Yes or No

Ⅱ　みなさんに質問です。

4. 今回の研究以前、プレイルームに設置されている室温・湿度計の存在を知っていましたか。　知っていた　知らなかった

5. 4.で、知っていたと答えた方に質問です。室温・湿度計の数値を見て、エアコンをつけたり（けしたり）、掛け物の調整をしたことがありますか。　Yes or No

6. 今回の研究期間中、温湿度計を設置しましたが、測定時間にかかわらず数値を意識したことがありましたか。

Yes or No

7. 測定期間中、室温・湿度計の数値を見て、空調の調整をしたことがありましたか。　Yes or No

8. 測定期間中、室温・湿度計の数値を見て、園生さんの掛物の調整をしたことがありましたか。　Yes or No

9. 文代さんにかかわらず、全ての園生さんの掛け物調整を行う際、指標としているものは何ですか。（複数可）

その他に○をした方は、具体的にあれば記入してください。

イ　自身の体感による主観（暑い・寒いといった感覚）

ロ　園生さんが実際に示している客観的身体徴候（汗をかいている、抹消に冷感があるなど）

ハ　室温計の示す客観的数値

ニ　園生さんのその時の体調

ホ　正直なところ、これといった指標はない

ヘ　その他（　　　　　　　　　　　　　　　　）

10. 今後、室温・湿度計の数値を意識して環境調整をしようと思いますか。　Yes or No

11. 本研究を通して、掛け物の掛け方や室温の調整などに対する意識に変化がありましたか。　Yes or No

12. 今回の研究で、個人用の衣類(前開き上着、薄手のスカート)をつくりましたが、どのように感じましたか。ご意見・ご感想等あればご記入ください。

・良かった　悪かった　どちらともいえない

・今後、他の園生も含め使用を検討してもよいと思う　他の園生も含め従来の寝衣・保育着のままが望ましい

【記入欄】

13. ズボンをはいてもらったこと、クッションの比較をしたこと、本研究のすすめ方など、何かご意見・ご感想等あればご記入ください。

【記入欄】

3 結果

研究期間中、S氏の体調は良好であり、体温もほぼ一定に保たれていましたが、身に付ける衣類に関わらず、被服気候の温度は適正温度より概ね低く、湿度は適正湿度より高いという結果になりました。被服気候の湿度は室内の湿度と比例の関係にありました。ただしズボンの着用により、膝窩の湿潤は改善傾向となりました。

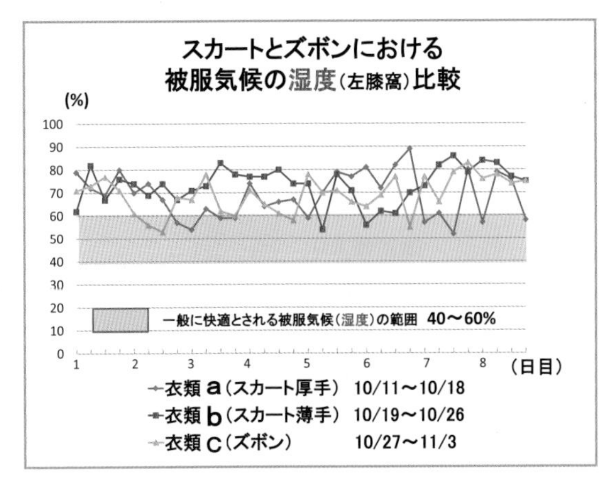

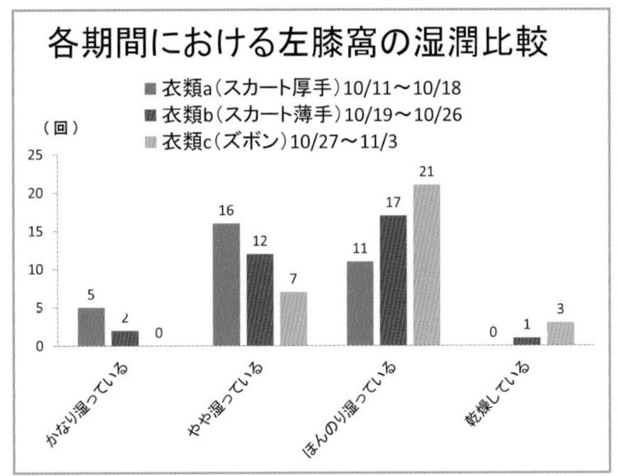

アンケートより、多くの職員が実際の被服気候の測定値より温度は低く、湿度は高いと感じていました。さらに、測定期間中の掛け物調整においては、薄めの掛け物調整をする傾向にありました。

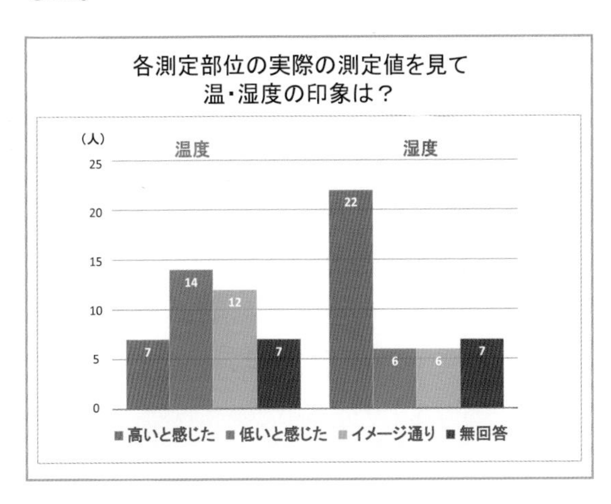

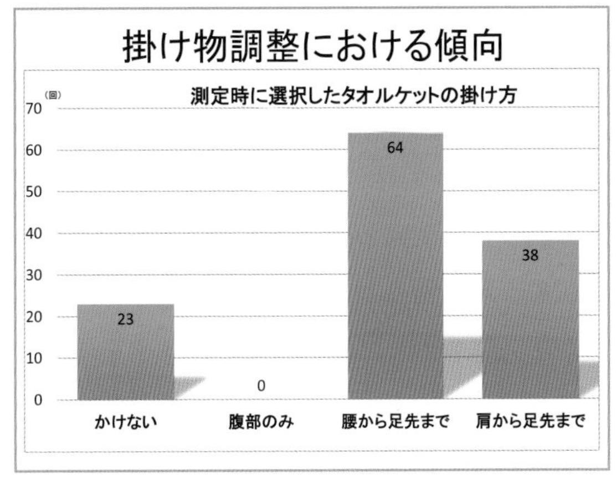

4 考察

被服気候の湿度は室内湿度に大きく影響を受け、衣類の調整では被服気候の大幅な改善は難しいことがわかりました。拘縮が強く皮膚密着部位のあるＳ氏の場合、室内が快適な温度・湿度の下でも、皮膚密着部位は適正湿度を保てていません。これは皮膚密着部位の被服気候の上昇が皮膚を湿潤させ、さらに拘縮予防のためのクッションが湿気をこもらせていたのだと考えられます。Ｓ氏の皮膚トラブルの原因は、皮膚密着部位の湿度に大きく関係しており、職員は湿度管理に意識を向けなければなりません。また、被服気候の温度が適正温度より低かったことを考慮し、湿気をこもらせるクッションを使用する際は、保温に配慮しながら除湿することが効果的な被服気候の調整につながると考えられます。

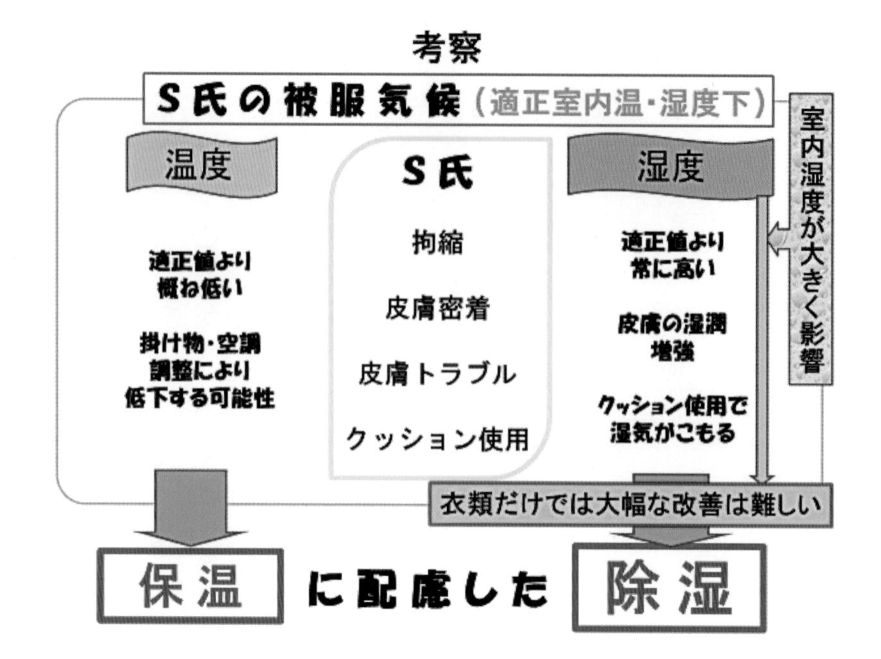

5 まとめ

今回、被服気候の研究に取り組む上で動機となったひとつの思いがあります。それは、私たちが肌着一枚を着るか着ないかによって、微妙な被服気候調整をしているように、重症者にも私たちが本人に代わって、その微妙な調整を施したいという思いです。本研究では、これまであまり意識することのなかった湿度管理に目を向けるきっかけとなりました。特に、拘縮がある重症者の場合、皮膚密着が考えられる部位（一般に腋窩・膝窩・肘窩・手掌・後頚部など）にきめ細かな注意を注ぐ必要があると実感しました。高谷は「重症障害者への取り組みは、基本的には『生命体の維持』と本人が『気持ちいい』状態におくことが重要で、それが『生きがい』につながるのである」[(2)] と述べています。自己表出が不十分な重症者の苦痛を取り除き少しでも快適となるよう被服気候を通して日々実践していきたいと思います。

【引用文献】

(1) 有田清子・有田秀子・井川順子・今井宏美・尾崎章子・後藤奈津美・小林優子・坂下貴子・茂野香おる・立野淳子・田戸朝美・田中靖代・辻守栄・内藤知佐子・任和子・林静子・比田井理恵・平松八重子・三富陽子・守本とも子・屋宜譜美子・山勢博彰・吉村雅世（2017）『基礎看護技術Ⅱ』医学書院
(2) 高谷清（2011）『重い障害を生きるということ』岩波新書

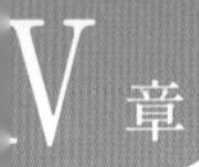

（2）秋津療育園の取組の紹介⑧ 快適な生活を支える縫製活動 ～縫製室のおしごと～

縫製室　荒井　綾子

1 はじめに

秋津療育園には重症障害児（者）の施設では珍しく、縫製を専門としている縫製室があります。

病棟の看護師や介護士の職員は園生の身に着ける物や、身の回りの物に常に気を配っていて、園生の生活をより良くする為に、色々なアイデアを持って縫製室に相談にきてくれます。

「既製品ではなかなかいいものが見つからない」とか、「合わないので何とかできないか？」とか、「体を保護するために何か付けて欲しい」とか、「こんな物があると助かるんだけど…」 などなど、病棟の職員の依頼を受けて、なるべく要望にお応えできる様に、縫製の技術を持った私たちが日々ミシンを踏んで製作にあたっています。

2 衣類縫製室では

秋津療育園に入所されている園生の衣類は、ほとんどが園で用意しています。そしてその衣類に関して衣類室・縫製室で管理しています。毎日の着替えの後や入浴後に園のリネン室で洗濯をし、乾燥しあがった衣類をたたみ、その時に衣類のほころびや、破けなどをチェックします。

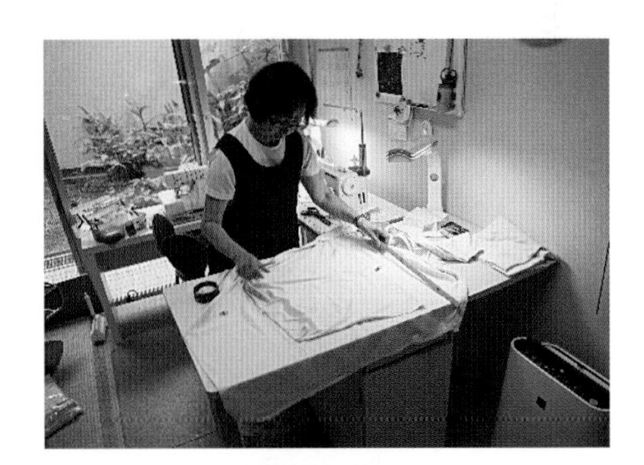
縫製室の様子

補修できるものはお直しをし、破損の酷いものは新しい衣類と交換したり、新たに作り直したり、なるべくきれいな衣類で過ごしてもらえるよう心掛けています。

園で用意している既製服は被るタイプの長袖Ｔシャツ、ズボンはジャージタイプですが、園生によってそれらの衣類に加工を施す必要がある方には、個々に対応したものを加工して着てもらっています。また、体の小さい方や拘縮のはげしい方など、園生の体型や癖などにそれぞれ合わせて衣類や小物を製作しています。いわゆるオーダーメイドです。ここで沢山ある中のいくつか紹介させていただきます。

（1）Tシャツの加工

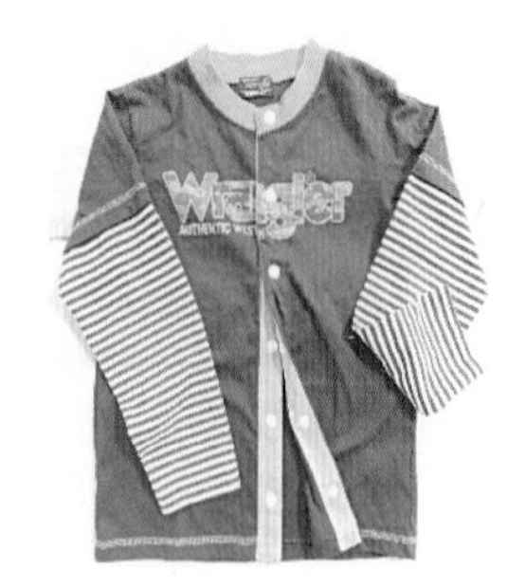

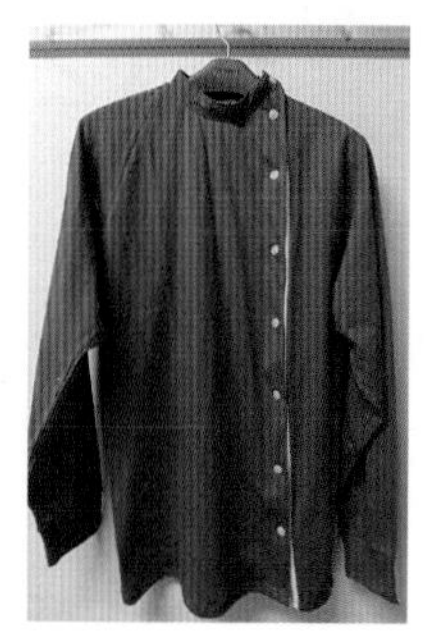

主に日中着としている長袖Tシャツですが、最近では加齢も伴って拘縮が進んでいる園生が多くなっています。それにより、被って着る服より前開きの服を着る方が多くなりました。

そこで既製服のTシャツやトレーナーを着ることが難しい園生用に前開きに加工しています。

絵柄や文字がずれないように縫代をなるべく少なくし、違和感の無い様に見返しを付けて前開きにしています。そしてプラスチックボタンで付け外しし易くしています。

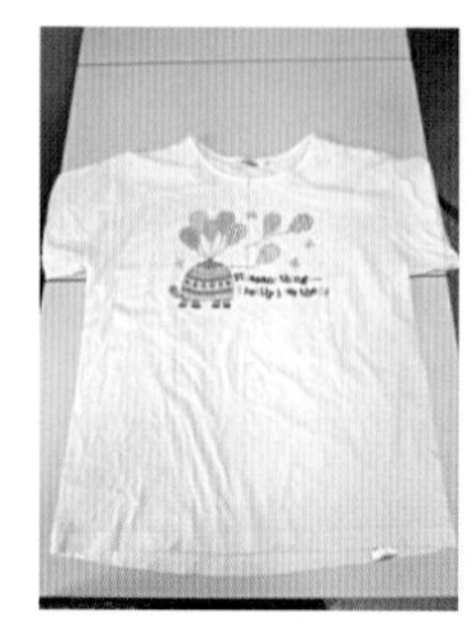

①切る前のTシャツ

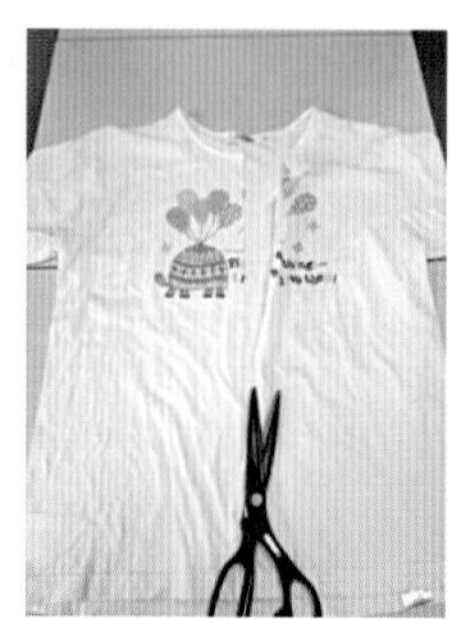

②前の中心をきります

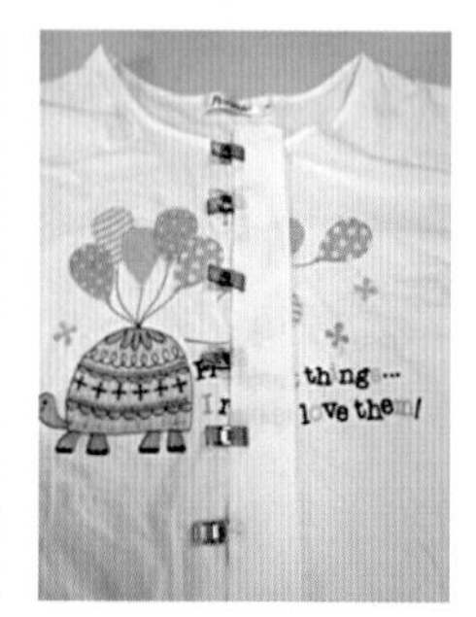

③ソフトニットで見返しを仮付けします

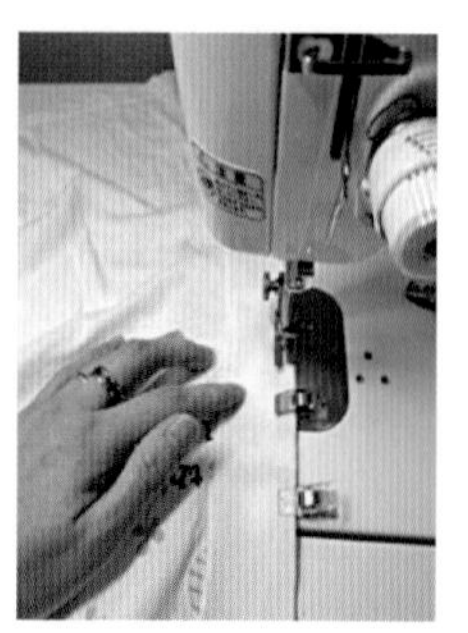

④ミシンで本縫い

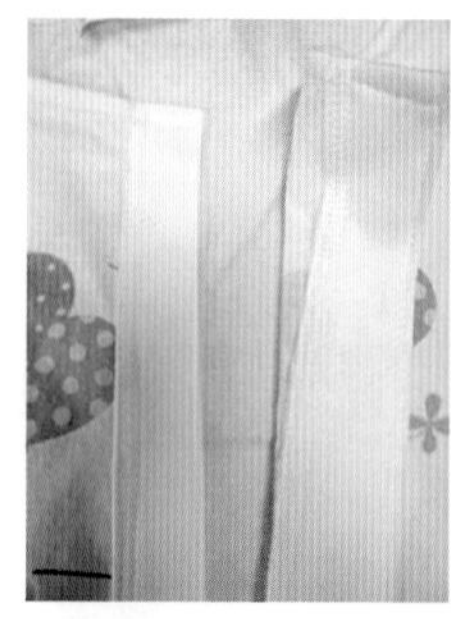

⑤見返しを左右につけます

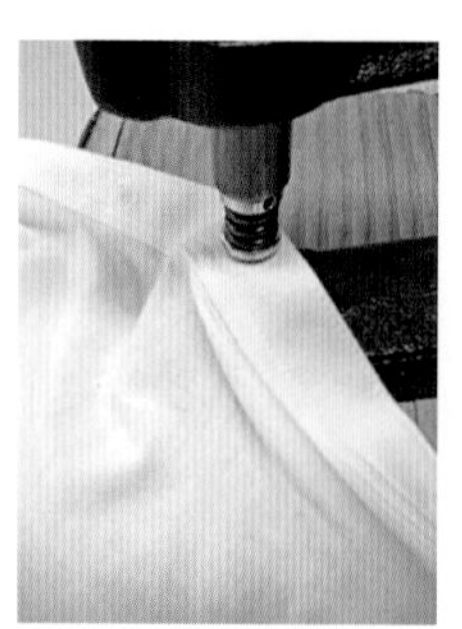

⑥プラスチックボタンをつけます

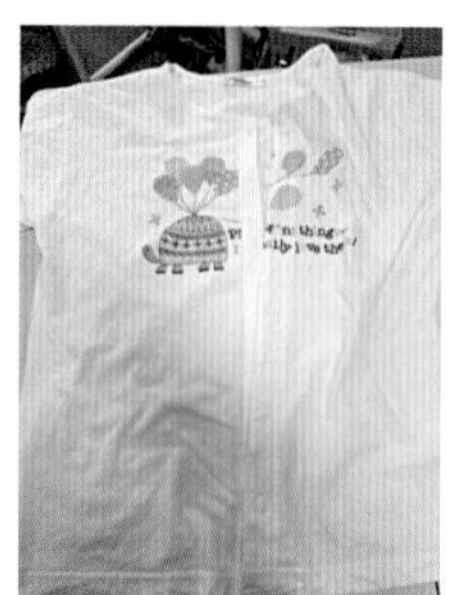

⑦前開きTシャツの完成

> 1棟の職員のコメント
>
> 1棟は前開き衣類を着用している方が多く一年中半袖の方もいますが、半袖の前開きは売ってなく、いつも縫製室で普通のTシャツを加工してもらっています。加工してもらった物は初めからそうだったように、自然で素敵な仕上がりです。

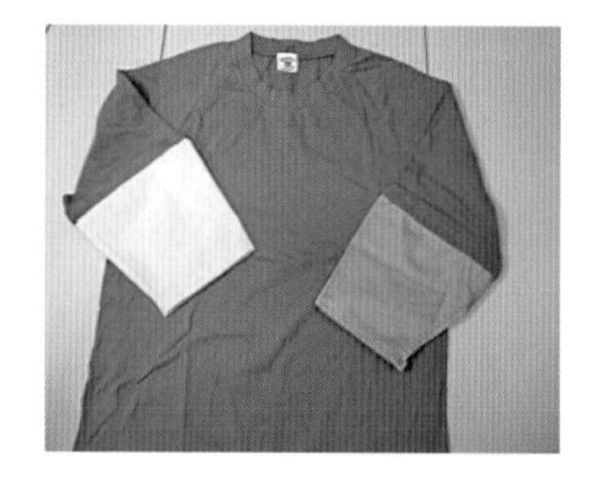

また、園生の中では着ている衣類を引っ張って脱ごうとする癖を持っている方には、通称、股付きTシャツと言ってシャツの裾に帯状布を付け、マジックテープやスナップボタンで脱ぎ着できるよう加工して、引っ張っても脱げない様にしています。それから、体を引っ掻いたり、衣類の上から腕を咬む癖を持っている方

には、シャツの袖部分に加工を施します。それには様々なタイプがありますが、既製服の袖を半分位切って丈夫な布（帆布生地やポリエステル混紡生地）を付けたり、袖を長くして指で体を傷つけないようにします。

既製服に直接加工すると、服の生地の耐久性の問題もありますし、収縮性の問題もあったりして一手間工夫が必要です。また、すべての既製服に加工ができるわけではありませんが、できない場合は他のアイテムを作って園生の体を保護できるようにしています。

（2）ズボンの加工

園生の中には膝やお尻で膝行る（いざる）方や急に膝をついて座りこむ方がいます。そのような方のためにズボンの膝の部分やお尻の部分に綿の入ったキルティング生地を付けています。さらに衝撃を和らげたい方には、キルティング生地の上にポケットを付け、中にスポンジ等のクッション材を入れられるように加工しています。

園生に負担にならない程度に、でもきちんと膝やお尻を保護できるように、ズボンにキルティング生地の付ける場所は、担当の看護師さん、職員さんと相談しながら加工しています。

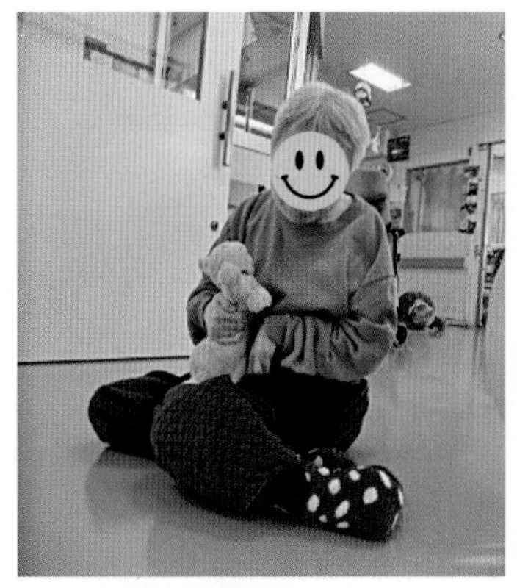

膝をついてもズボンにパットが入っているから大丈夫

（3）つなぎ服

秋津療育園では、衣類を脱いでしまったり、胃ろうチューブを触って抜いてしまったり、処置をしている幹部を触ってしまうなどの場合につなぎ服を着用します。つなぎ服を着ることによって腕が服の中に入らないようにするためです。また、動きが激し過ぎて車いすやベッドから転落しないように、安全ベルトを通せるようにつなぎ服の背中部分に穴を開ける加工しています。加工した穴からベルトを通して車いすや、ベッドに固定するためです。

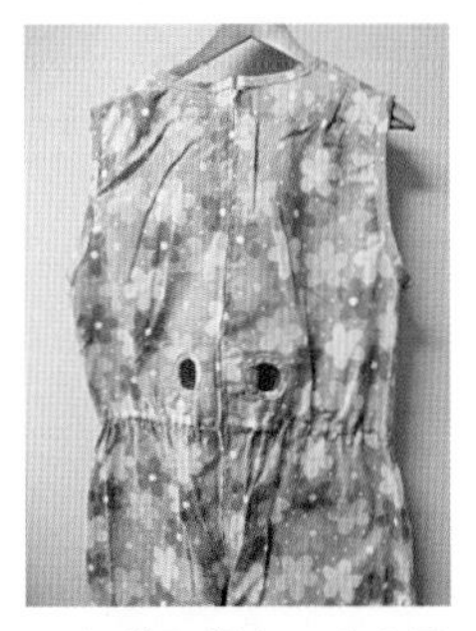

つなぎの背中に穴を開けてあります

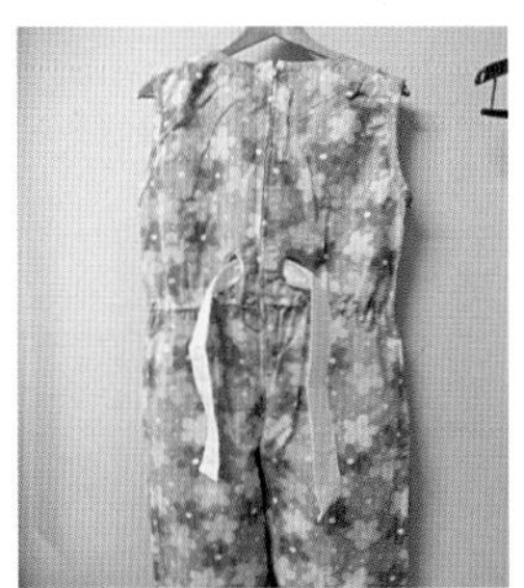

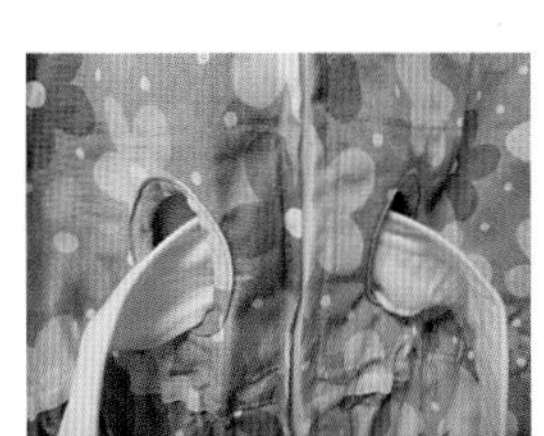

このようにベルトを通して固定します

4棟の職員のコメント

4棟は「動く重症児（者）」と言われる入所者のいる棟です。つなぎ服を着用している園生が全体の1／3（30 人中約10 人）と多く、サイズも様々で、袖を付けてもらったり、ひざ当てを付けてもらったり、加工も全て違います。

既製のつなぎ服だけでなく、つなぎ服を着る園生の個々のサイズやニーズに合わせて、採寸して型紙を作成し、生地は着やすさや丈夫さを考えて選びます。

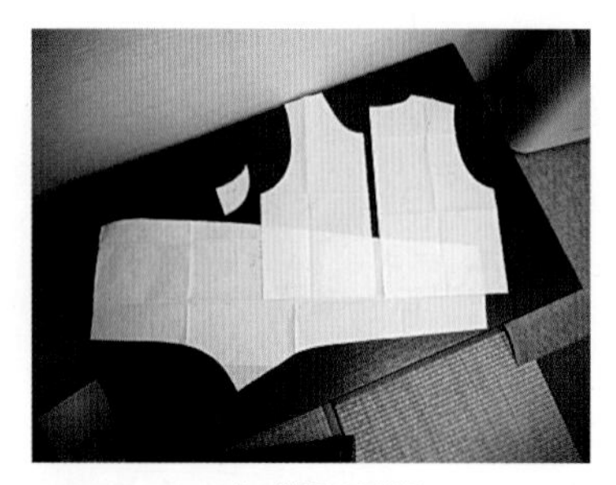
つなぎ服の型紙

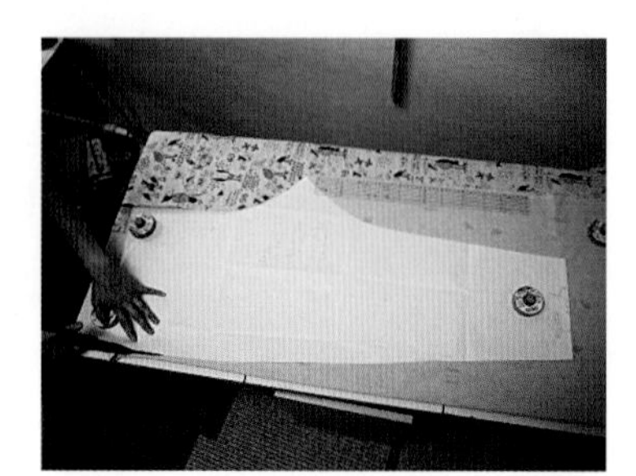
型紙から裁断

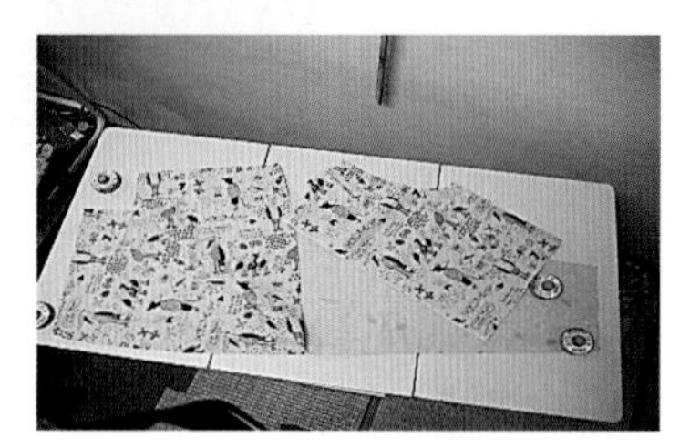
4つの身頃に裁断

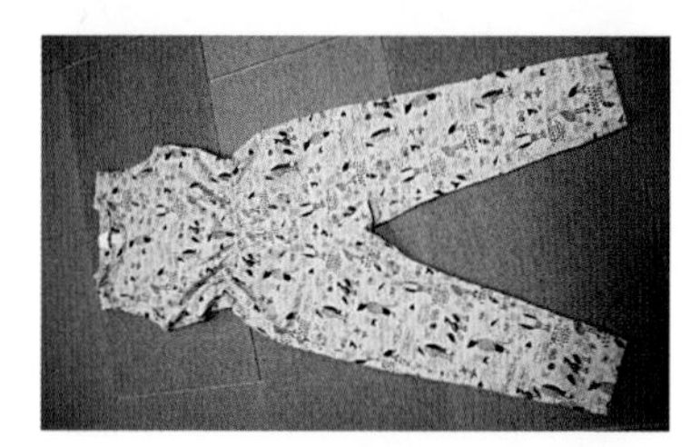
ファスナー等付け、縫い合わせて完成

袖の長さも園生の体質や癖によって変えてあります。看護師が胃ろうチューブの処置をしやすいように、つなぎ服の腹部にファスナーで開閉できるように開き口を付けたり、ズボンの裾から手を入れられないよう足首を締められるようにマジックテープで加工したり、つなぎ服でも様々な工夫をしています。

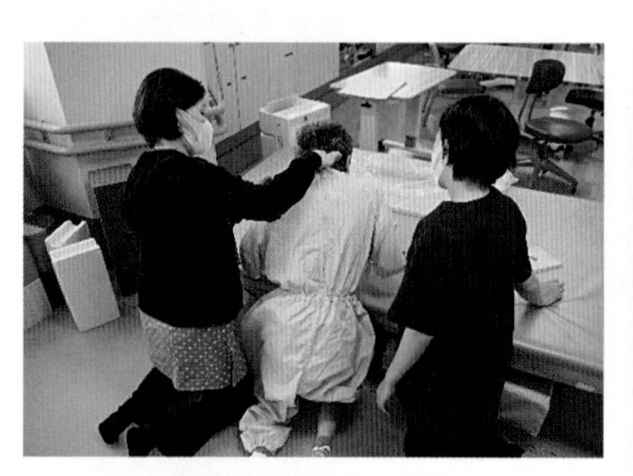
採寸させてもらう様子

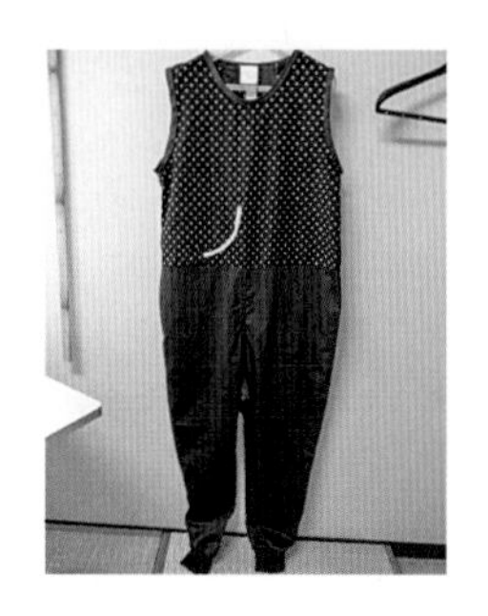

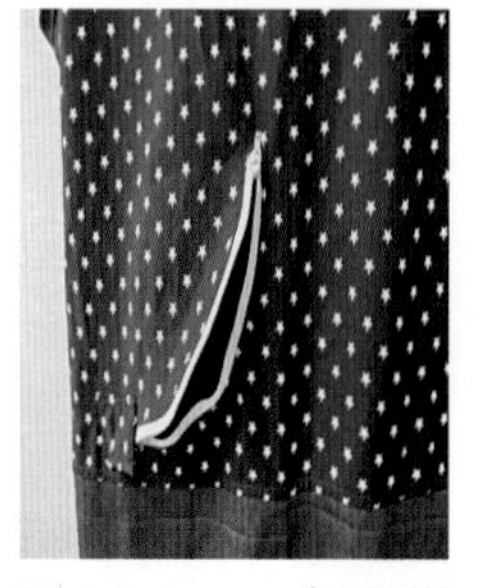
胃ろうチューブの処置の際の開口

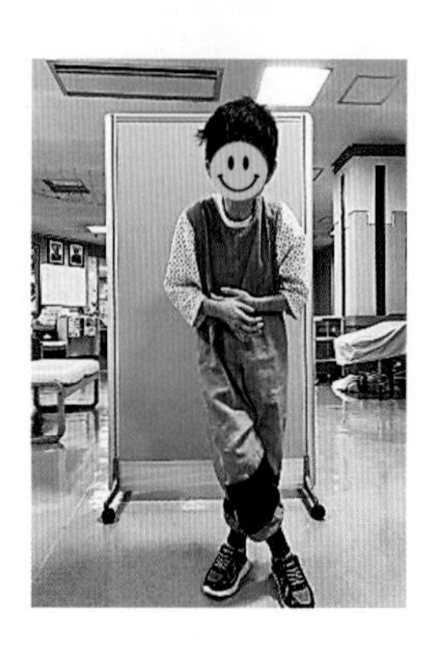

採寸する時は、園生の体を測るのは難しいので、原型をもとに作ったつなぎを着てもらい、そこからサイズを伸ばしたり、詰めて縮めたりします。好きな体勢でいてもらい測ることで、出来上がりのイメージもつきます。園生のつなぎ服のイメージが悪くならないように、見た目もかわいく、おしゃれに、かつ目的にもあったつなぎ服になるように作っています。

（4）巻きスカート

ベッドに寝たきりで、足が変形し拘縮してしまった園生の方に着せる服ですが、下半身を布で覆うのではなく、巻きスカートにしています。

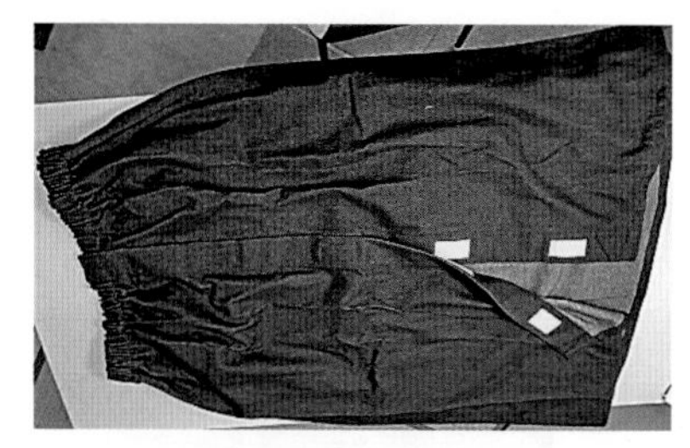
デニム地のスカート

横幅を広くし、ウエストはゴムを入れ前開きになるようにし、マジックテープで止める仕様になっているので、おむつ交換しやすくなっています。

ソフトデニムの生地で作ると、デニムスカートを履いているようにちょっとおしゃれな感じになります。肌の弱い方には、柔らかい生地で、より通気性の良い生地が良い方には、ガーゼ生地などで作ることもあります。

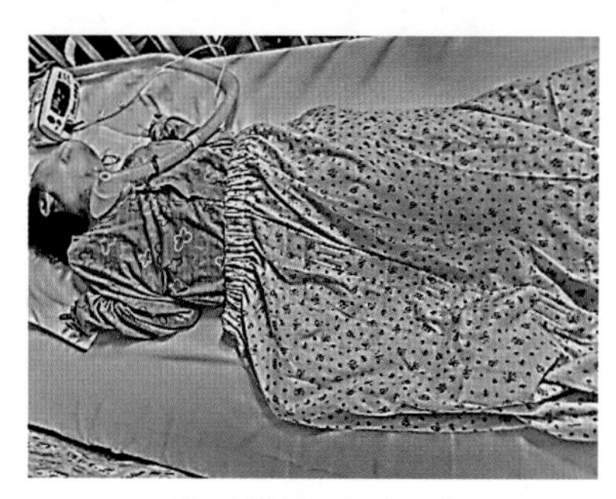
ガーゼ生地のスカート

寝たきりなどで背中の褥瘡予防に、背中腰部分にはゴムは入れずに、なるべくフラットにし前側のみゴムで調節してもらえるようにしています。

3 衣類以外の小物

（1）手袋（ミトン）

秋津療育園では医療的処置が必要な場合や、手しゃぶりをしたり、掻いたり叩いたりして自身の体を傷つけてしまう方が多くいます。その様な方に手袋を付けます。

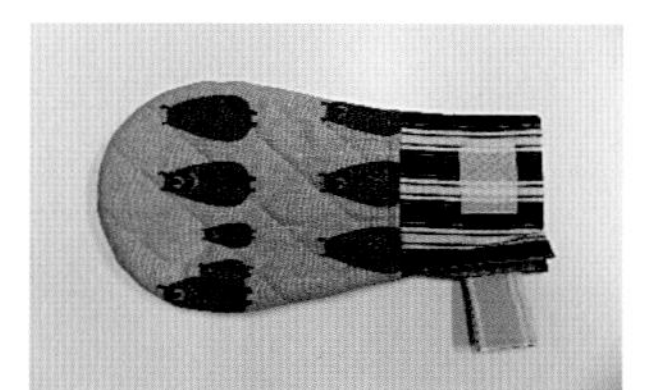

ミトン手袋のさらに大きい手のひら全体を包みこむ袋です。園生の行動や癖、体質に合わせ生地の素材や形を変えています。手を振り回しても取れないよう、紐やマジックテープを手首回りにつけます。自身の体を叩くといった方に、手先部分にキルティング等のクッション性のある生地で作ったり、手先をおしゃぶりや、咬むといった方には、手先は帆布生地のような丈夫な生地にしたり、個々のニーズに応じて形、使用生地、留め紐を変えています。

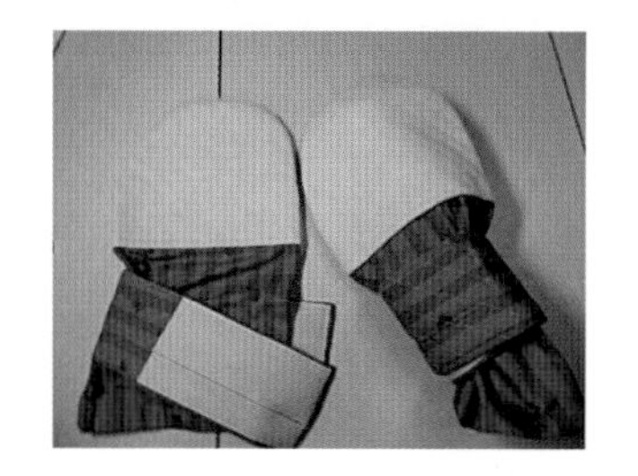

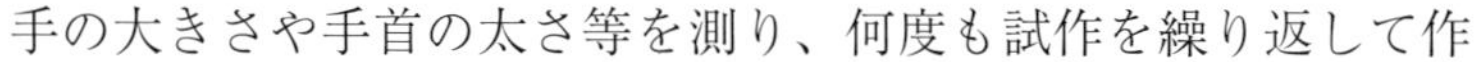
手の大きさや手首の太さ等を測り、何度も試作を繰り返して作

製しています。

着け心地よく、また、介護者が着脱に手間取らないように工夫しています。衣類よりも消耗が激しいので、補正、補強をしたりお直しができるようにもしてあります。

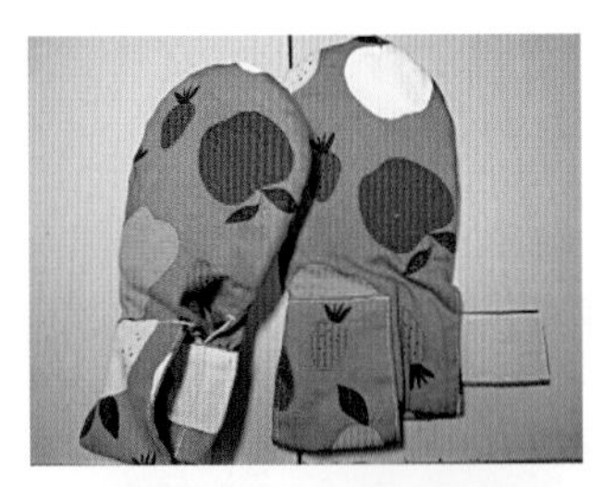

手袋ベルトトンネル付き

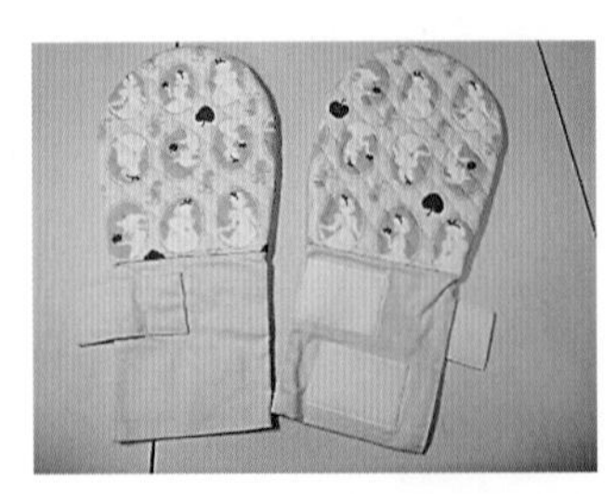

キルティング手袋手首

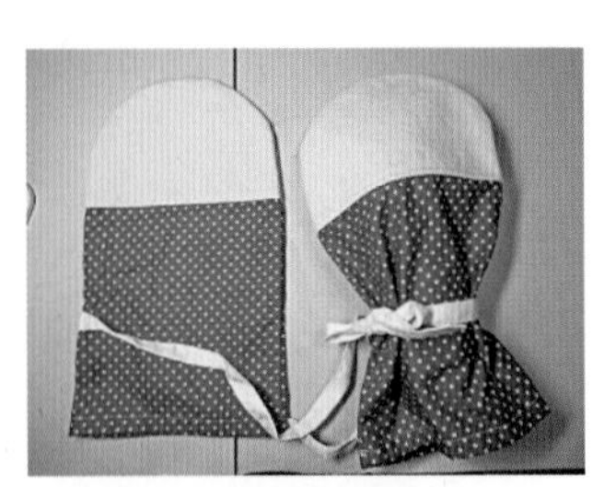

手先帆布手袋

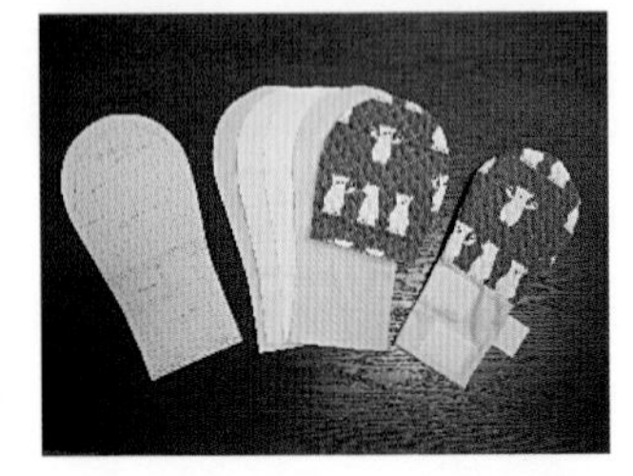

裏地、表地、キルティングの裁断

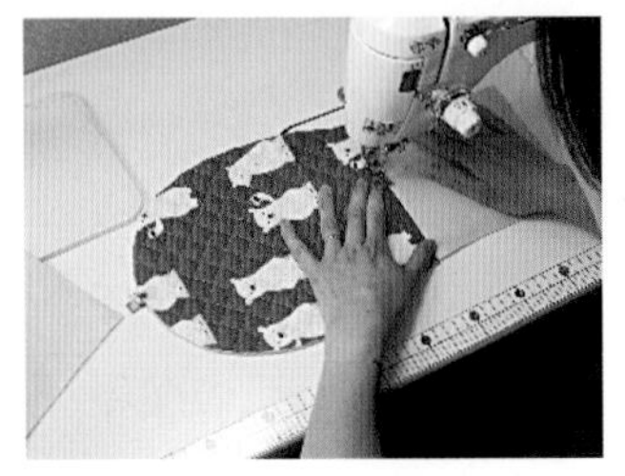

本縫いしている様子

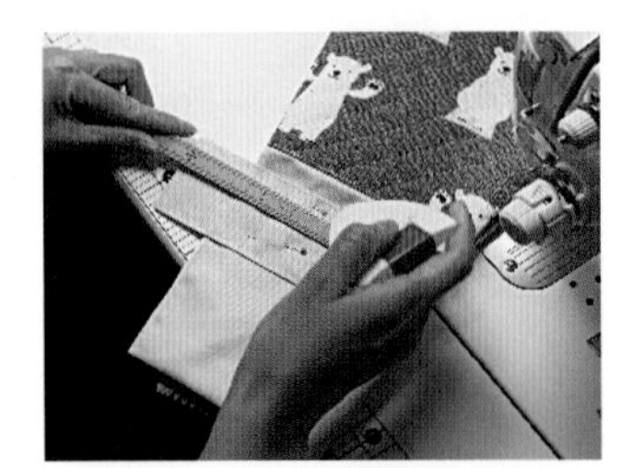

手首のベルトを付ける

（2）腕カバー

手袋（ミトン）と同様に腕を自傷から守るためのものです。園生によって衣類の袖口から手を入れて体を掻きむしる方や、腕や肩を咬む癖のある方に作製しています。

咬み癖のある方はよく上腕をくわえているので、よだれの吸収をよくするために２枚重ねの布の中に更にタオルを２枚入れて作っています。

使用する園生の肩幅、腕の長さ太さなど採寸して作るので、使用感ピッタリにしています。

もちろん咬んで使われるものなので、歯で穴が開いてしまいますが、帆布生地を付けたり、またその上に補強布で補修しすぐには捨てず長く着てもらえるように工夫しています。

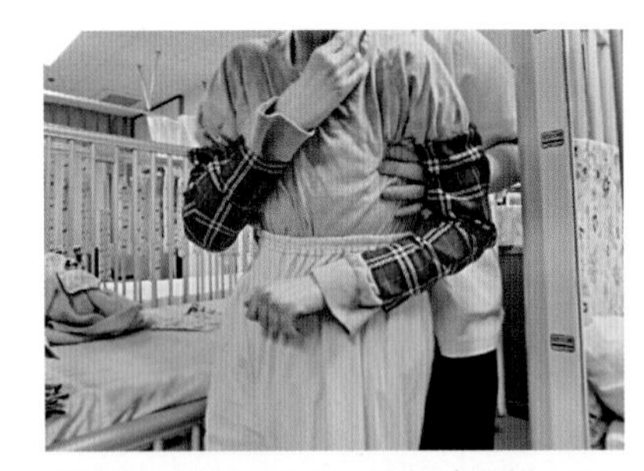

腕をかかないように、腕カバーをします

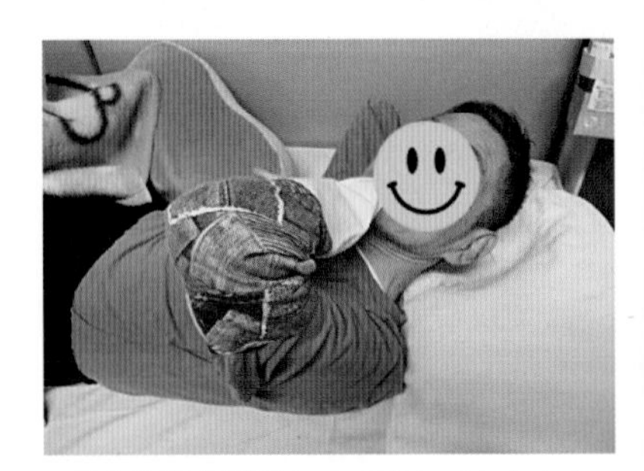

帆布生地を付けたので咬んでも大丈夫

２棟、３棟の職員のコメント

依頼するとすぐに対応してくれてとても助かっています。

病棟の細かい注文にも応えてくれています。いつもかわいい柄の生地で作ってくれるので、病棟でも評判がいいです。

（3）涎掛け・スタイ・エプロン

目的は涎掛けですが、カニューレの目隠しとしても使っています。既製品でもよくあるバンダナ巻き風のスタイを改良して、表地は肌触りの良いガーゼ地で、裏はソフトニット地にし、その２枚の間には涎を多く吸収できるようにタオルを２枚挟んでいます。それによって長時間付けていても衣類まで濡れません。

首の後ろでゴムのループに通すだけなので首回りのサイズも自由で、着脱も簡単です。

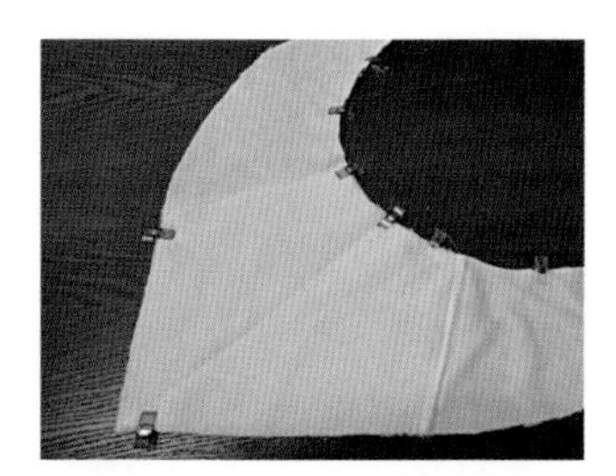
表地、裏地、中地合わせる

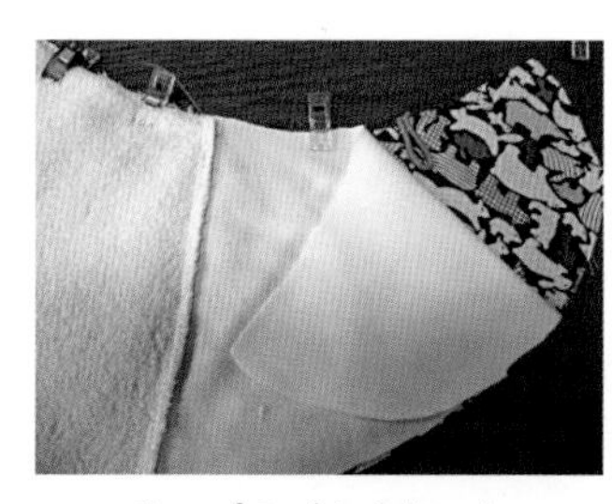
ループのゴムをセット

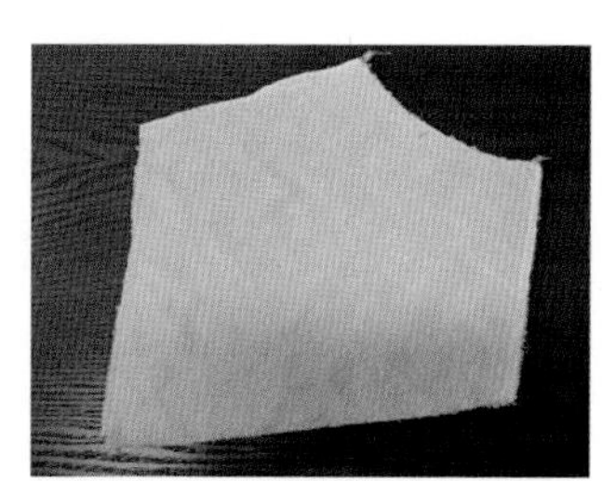
中地のタオル

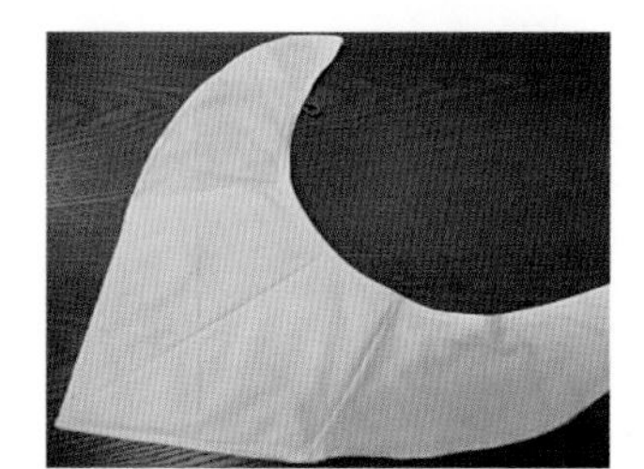
首回りU字に縫い、表に返す

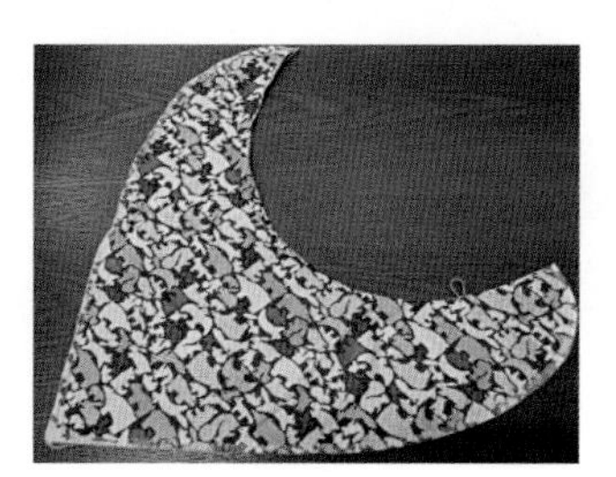
表外周はロック

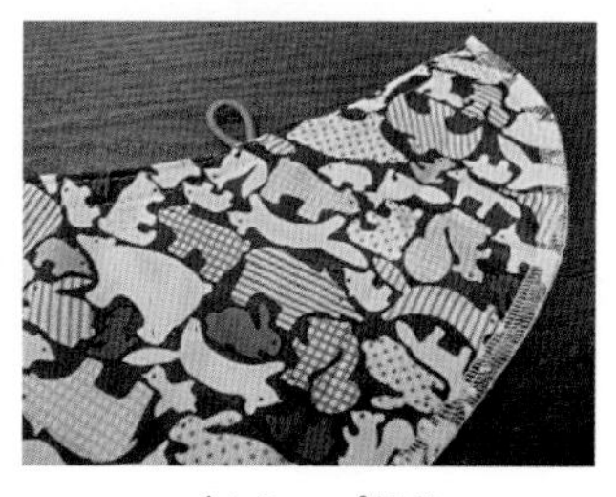
ゴムループ部分

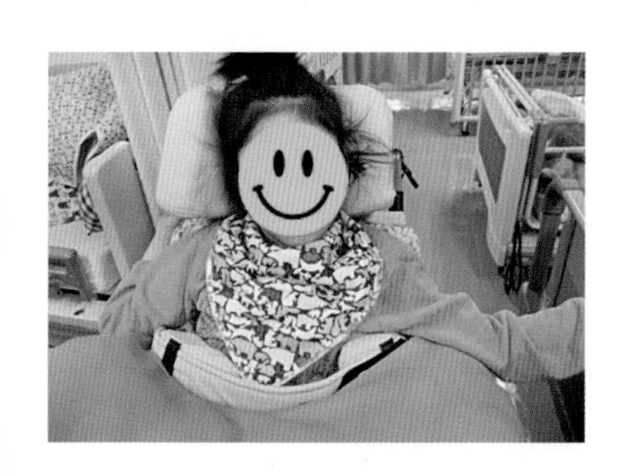

他にも涎掛けを目的としたエプロン型があり、園生の体型に合わせた長さで作っています。

四つん這いに動いても引っかからないように腰紐を付けたり、引っ張って首に負担をかけないように幅広テープを背中でクロスにしてあります。

そのどれも基本的には生地の間にタオルを数枚入れて吸収

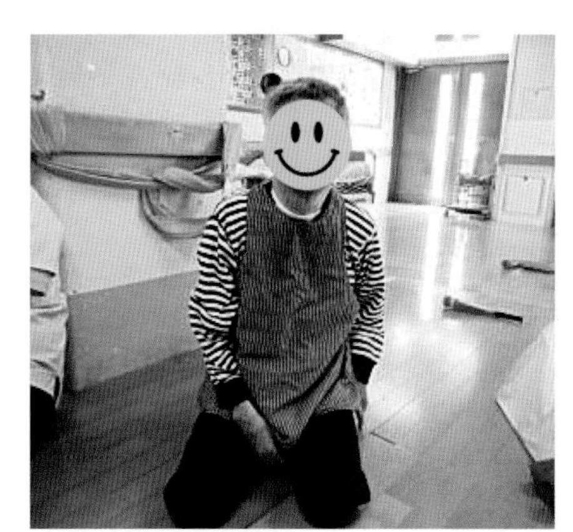
かぶるタイプのエプロン
生地の中にはタオルを２枚はさんでいます

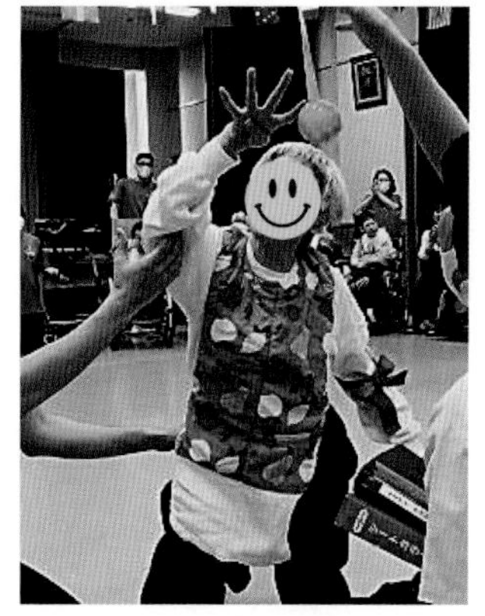
表地はかわいく、柄生地にした
タオル３枚重ねのエプロン

力があり、表地は見た目を気にして綿の柄の生地で作っています。

4 園生が直接身に着ける以外でも…

(1) カニューレベルト

器官カニューレを固定するために看護師の方から相談を受け作りました。カニューレホルダーだけでは腕の動きでカニューレが外れてしまう園生に使用しています。

ベルトにソフトゴムが通してあり、肩回りから脇の下に回しカニューレの羽の穴にゴムを通して固定します。脇の下が擦れて痛くならないように、また、汗を吸えるようにベルトはガーゼ生地やソフトニット生地で作っているので、とても柔らかいです。ゴムの長さやベルトの長さは園生の個々の体の動きや、肩のサイズによって変えているので形状は様々あります。

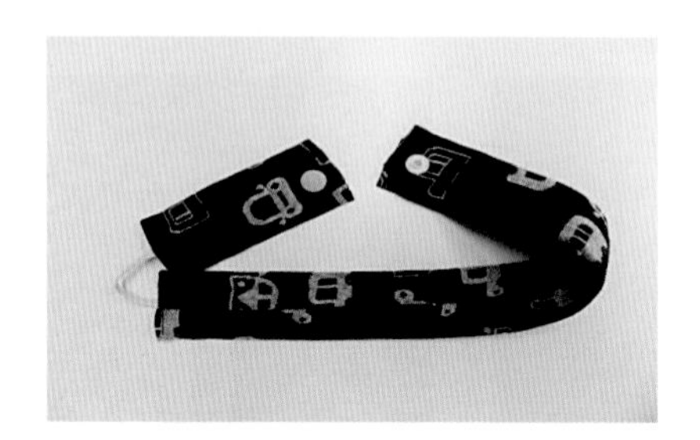

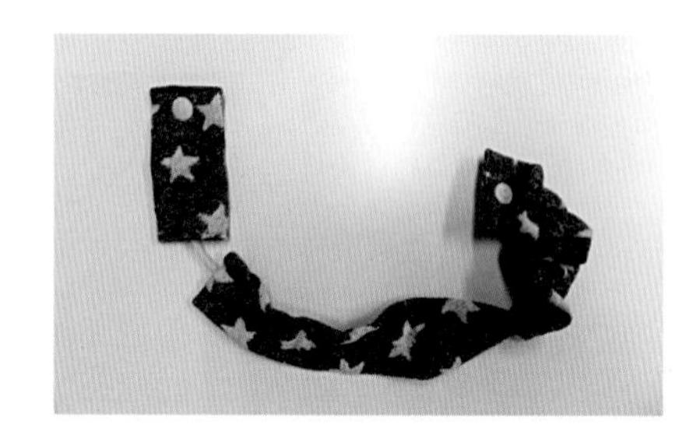

(2) 採尿パックの目隠し

バルーンカテーテルを挿入している方のベッド下にある採尿パックを、なるべく隠しておいてあげたいと、看護師の方に頼まれました。採尿された尿を測量しやすくするため、のれんのようにしてあります。また、汚れたらすぐ取り替えられるようにしました。

看護師のちょっとした心使いで、病室が明るくなりました。製作においては、尿が溜まるとパックが膨らむので、布が重なる部分多めにすることと、看護師が布をめくって測量しやすくなることを考え、微妙に開き口のサイズを変えています。

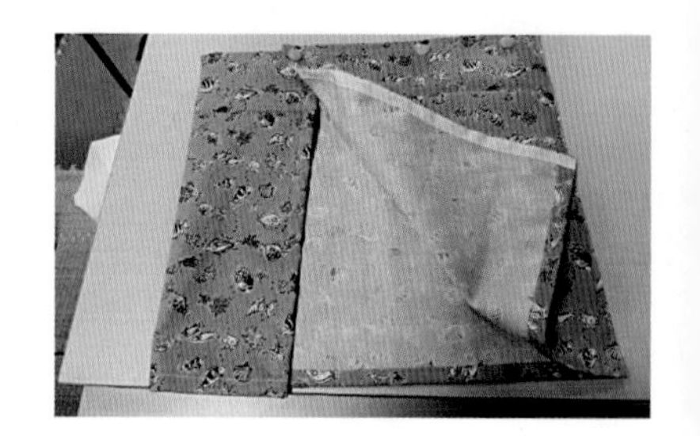

(3) ベッド柵カバー

ベッド内で動きの激しい園生は手足がベッドの柵に当たってしまったり、柵の間に挟まってしまったりして怪我をするため、ベッド柵カバーを使っています。使用しているベッドの形が個々に違い、また園生の担当介護者の要望に応じているのでカバーのタイプは様々です。ただ布で覆うのもありますが、更にスポンジを入れて補強したり、ベッド内の園生と柵の間にクッションを入れられるようカバーにポケットを付けたりしています。

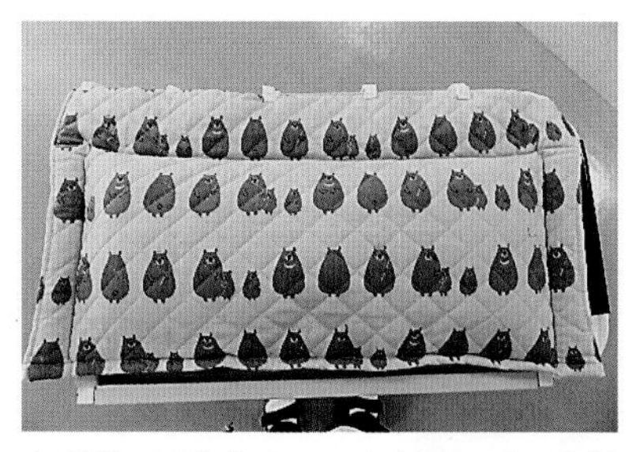

力が強い園生なので、やぶけにくい生地で補強しています

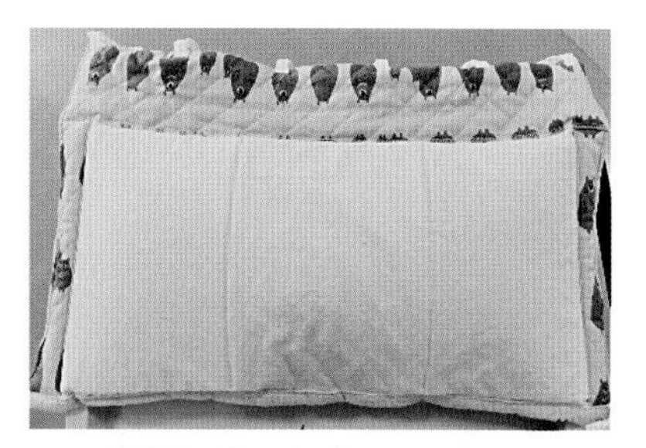

ベッド側面の柵のカバー
中にクッションが入れられます

また、柵の横平面を布で覆うと、ベッド内にいる園生の様子が見られないので、柵のパイプ一本一本に保護用マットを付けるタイプもあります。この保護用マットは水道官の保温チューブを柵の長さに合わせてカットし、一本一本布でチューブカバーを作り柵に取り付けています。一本一本カバーが外せるので汚れても洗濯できるので衛生的です。ベッドにいる園生の方が安全で、少しでも癒してもらえるように心掛けています。

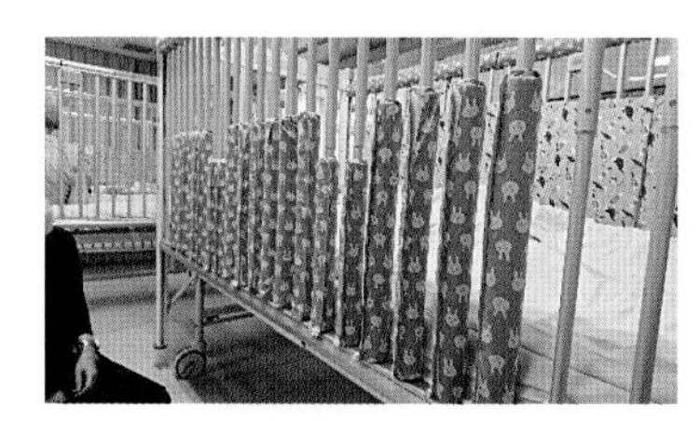

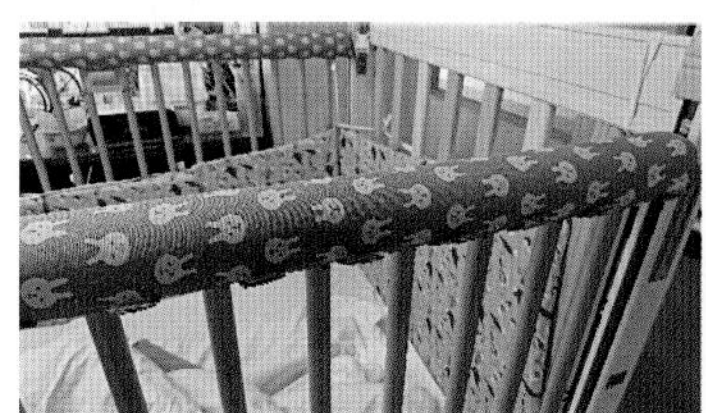

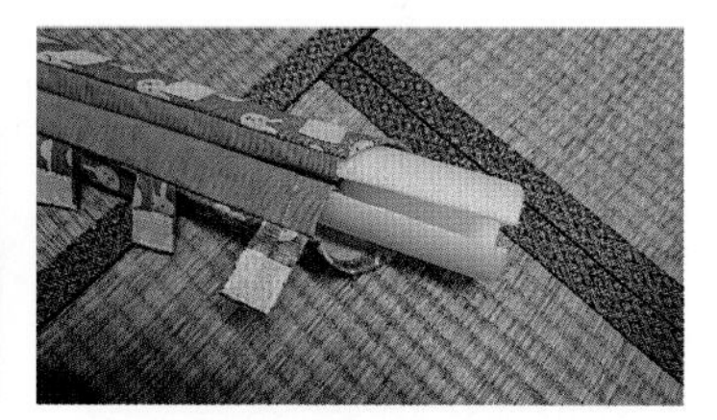

1棟職員のコメント

それぞれベッドに合わせて工夫して作ってくれています。

難しいものを簡単に作ってくれて、使いやすく、見た目もかわいくなるので、病棟が明るくなりました。

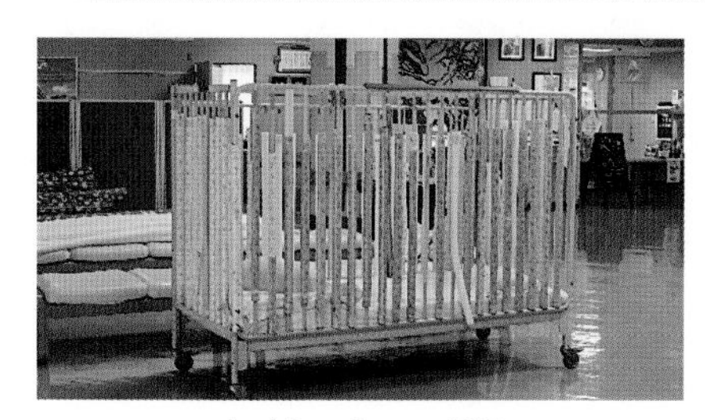

古くなったベッド柵

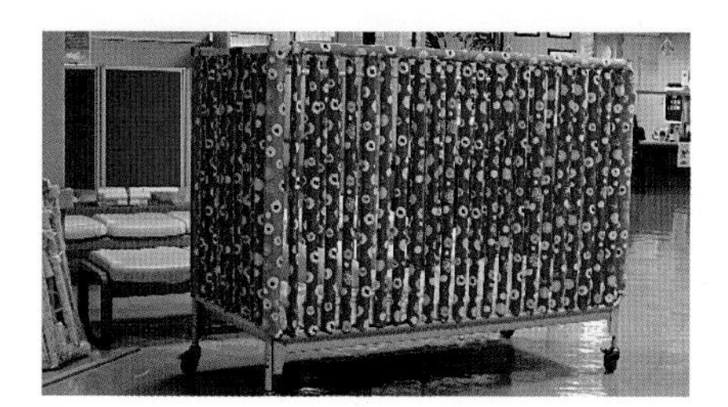

新しくしたベッド柵

（4）安全ベルト

トイレの便座や車椅子から滑り落ちないようにするため、安全ベルトで園生の体と座るものとを固定させる時に使います。園生の体重を支えるので、頑丈に作らなければならないため、帆布生地やツイル生地を６枚重ねで幅広の帯状のベルトに作ります。ベルトを胴体に巻きマジックテープで止め、更にバックルでガッチリ止めて外れて落ちないようにしています。

このような物を作るときは、生地が厚く、硬くなるので、ミシンの針が折れないように慎重に縫わなければなりません。

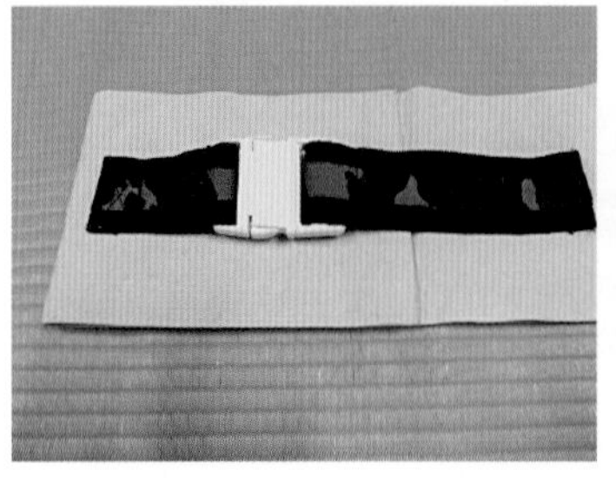
帆布生地の腹帯にバックルを付けたベルト

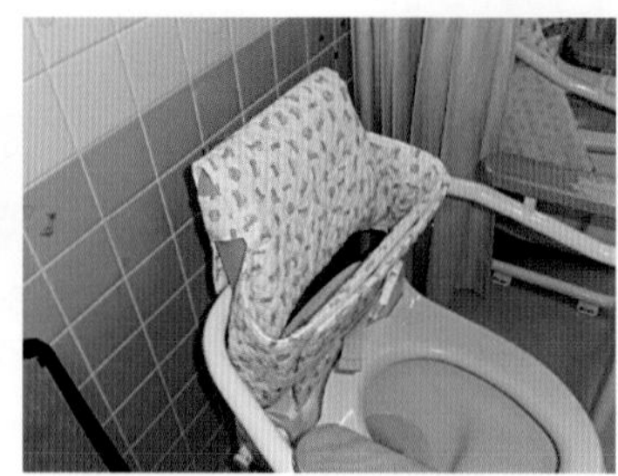
トイレの安全帯

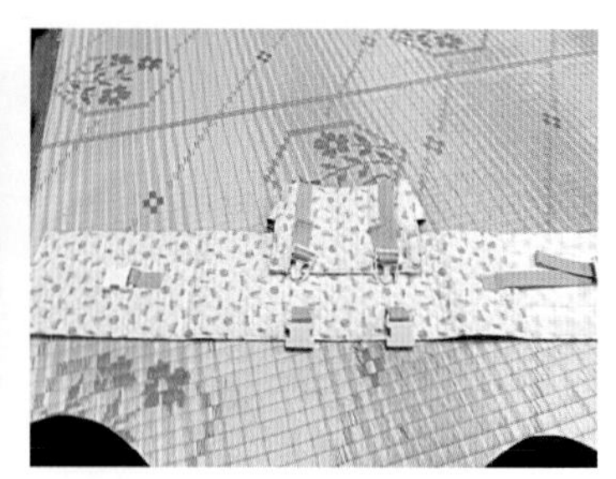
トイレの安全帯を広げた様子

(5) 腹帯

腹部に胃ろうの体外部が付いている園生用に、特殊な腹帯を依頼されて作っています。

肌が弱いため柔らかい生地で、締め付け過ぎずに巻けるように、そしてうつ伏せの態勢で過ごすことが多いので、胃ろうの部分にドーナツ状のクッションを当てれるようにと、細かい注文がありました。生地はソフトニット地で広めの腹帯を作り、生地の間に12本のソフトゴムを入れて、チューブトップのようにしました。腹部にはクッションを入れるポケットを付け体外部が入る様に穴をあけてあります。背中でマジックテープで止め、下にずり落ちないように肩紐を付けました。

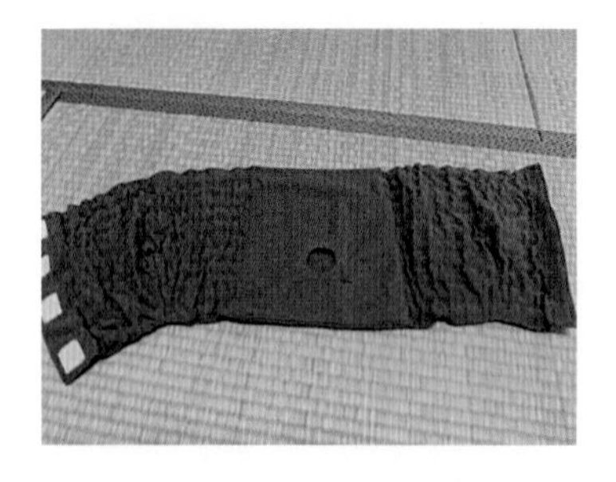

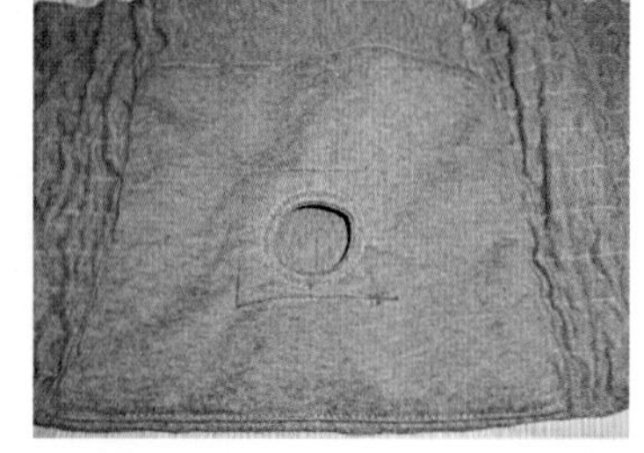

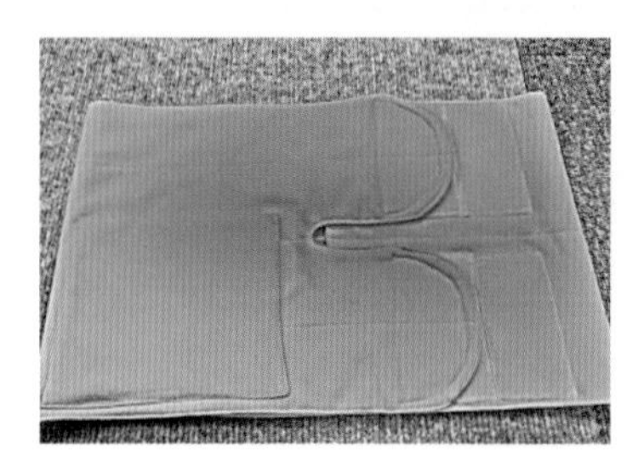

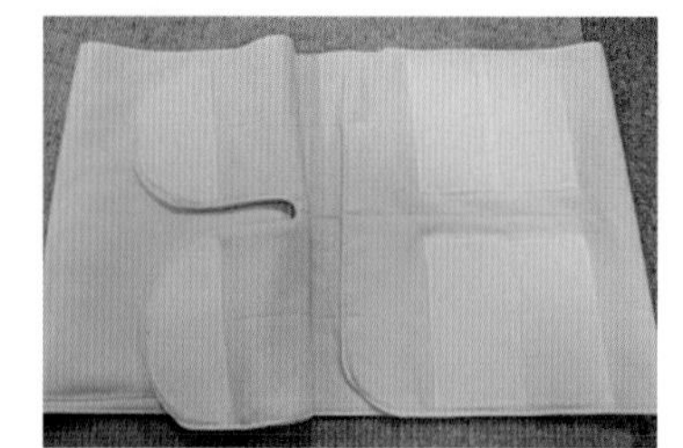

また、胃ろうチューブ部分を守る腹帯で、チューブを使わない時は腹帯を巻いてお腹から出ているチューブを丸めてしまえるようにポケットを付けました。

このように作っている物は沢山あり、紹介しきれないほどです。病棟に行って園生の様子を見ながら、そして日々いろいろ作りながら、改良できる所はないか考えたり、試行錯誤し作り上げ、次に他の園生の方用にもと依頼を受けたりすると、作りがいがあります。

布で作れる物なら何でも作ります、という気持ちでこれからも新たな物を作っていきたいです。そして園生の生活が少しでも豊かになってくれることを願っています。

広報誌「あきつ」での紹介記事

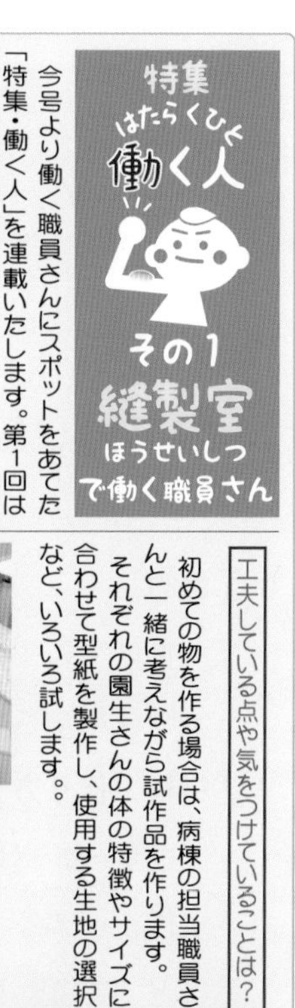

特集 はたらくひと 働く人 その1 縫製室 ほうせいしつ で働く職員さん

今号より働く職員さんにスポットをあてた「特集・働く人」を連載いたします。第1回は縫製室を訪ねました。

正職員・嘱託職員・非常勤職員を含めた5名が在籍しています。園生さんの「衣」に関する部分は園で賄っています。

175名の園生さんの「衣」はどーしているの？を職員さんに聞いてみました。

仕事内容を教えてください

園生さんの衣類の製作と補修など、衣類全般の管理をしています。園生さんの身に着けるものは、全てここから配布しています。また、洗濯が終わった、衣類やタオル類などをたたむのも仕事です。

どんなものを製作していますか？

普段着やつなぎ服、シャツ・手袋やエプロンなどです。衣類以外にもクッションやベッド柵の保護カバーなど、「布」で出来るものはなんでも製作しています。食事用のエプロンは、毎月200～300枚作っています。

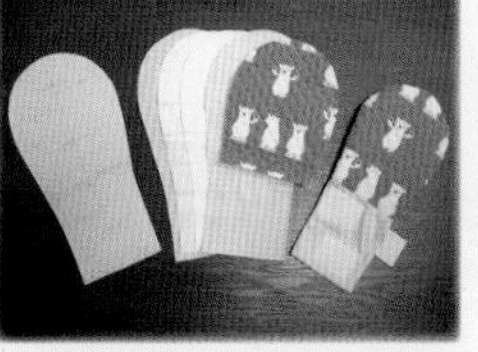

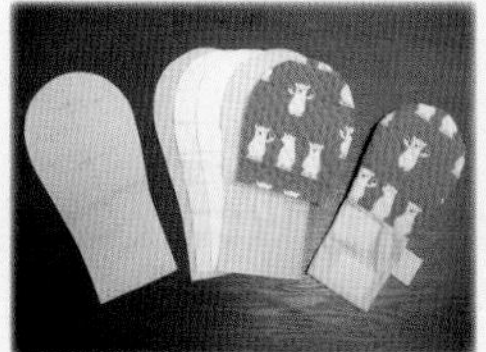

女性の園生さんのミトンの型紙と使用する生地。始終手を振る方なので、ミトンが取れないように手首はマジックテープを2か所で留めている。また乾燥機で縮んでしまうため、少し大きめのサイズで製作。2度の洗濯の後に納品しています。

工夫している点や気をつけていることは？

初めての物を作る場合は、病棟の担当職員さんと一緒に考えながら試作品を作ります。それぞれの園生さんの体の特徴やサイズに合わせて型紙を製作し、使用する生地の選択など、いろいろ試します。

入念な打ち合わせと採寸

型紙製作と裁断

要望にそって耐久性、肌触り、糸の結び目が肌に触らないか？など違和感がないように気をつけています。園生さんが噛んでしまう部分だけに帆布を使用したり、肌の弱い部分は柔らかい生地を使用します。

口に入れてしまった場合や、けがなどの事故を防ぐため、金具類、糸で留めるタイプのボタンは使用しません。

また、針を使う仕事なので、最終チェックは欠かせません。

洗濯をたたむ際は破れやほつれはないか？などをチェックしながら、次回製作時の再検討をします。

主力の工業用ミシン３台と、ロックミシン２台がフル稼働している。一般家庭用を採用したこともありましたが、耐久性に難があり、使用にはむきませんでした。以前はご寄付頂いたこともあったが、現在はミシン館で購入、メンテナンスをしています。

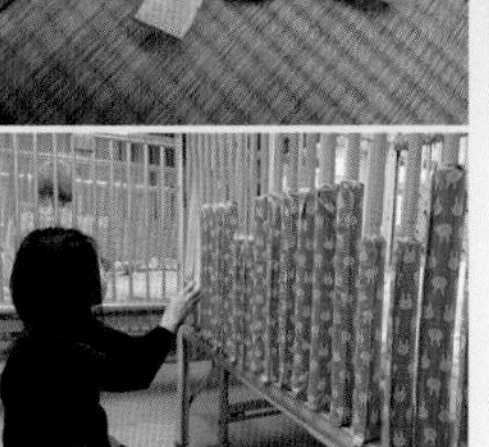

(上)お腹をポンポンするのが大好きな園生さん用のケア寝巻。お腹の部分に小さなクッションが入れられるポッケを付けています。

(左上・左)ベッド柵の衝撃保護カバー。袋状のカバーの中に水道管の保温材を入れています。洗濯も可能です。

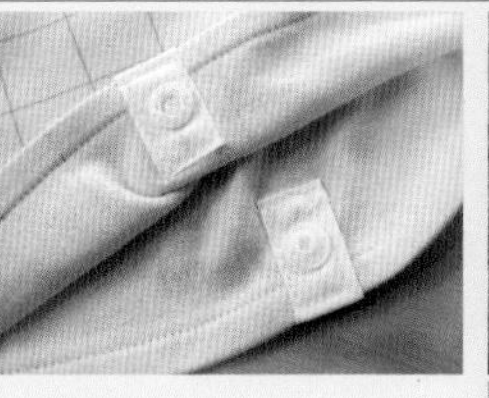

(上)取れてしまわないようプラスナップを使用します。

(左上)よだれが多い人用のエプロン。中に数枚のタオルが納めています。ユニークな形状ですね。

(左)つなぎ服のファスナー肌にこすれないように、持ち手部分カバーをつけています。

やりがいを感じる時は？

園生さんが身に着けているのを目にした時です。気に入ってもらえたらサイコーですね。

以前と変化してきたことはありますか？

園生さんの身体の拘縮が進んできているように感じます。そのため衣類の工夫も多様になってきました。

大変なことはありますか？

大変だとはあまり感じていません。硬い布や、厚手の物を縫うときなど、力の面で大変なことはあります。

仕事は楽しいですか？

あーしたほうが良いかな？こーしたらどうなるだろうな？と考えながら仕事するのは、楽しいです。

一言お願いします

病棟職員さんとの連絡を密にして、園生さんが快適に暮らせる様、力になれたらいいなと思っています。

今後は？

他の施設さんやご家族と情報交換しながら、ノウハウを広めたいと考えています。

最近は支援学校の文化祭に展示をしたり、見学の方々に製作事情を案内したりと、交流の場を広めています。評判も良かったです。

小平特別支援学校文化祭にて

今回の企画いかがでしたか？秋津にはたくさんの専門職の方が働いています。次回の「働く職員さん」もご期待ください。（池田 雄）

お願いがあります。

縫製室ではタオルで様々なものを製作しています。押入れの中に眠っているタオルを是非ご寄付ください。よろしくお願いいたします。

連絡先 秋津療育園 業務課
電話042・391・1377
housei@tendoukai.net

（2）秋津療育園の取組の紹介⑨ 手作りゲームコーナー

リハビリテーション室

「ガタガタローーード」

①目的

車いすにて、普段味わえない感覚（振動）を体感するために作りました。前庭覚への気づきやすさに繋がったり、振動を楽しむことができます。

②材料・作り方

段ボール（作りたい長さ分）、縄（あみ込んだロープ）、結束バンド、鏡

段ボールを土台にします。１枚の段ボールに２、３本束ねた縄を結束バンドで３ヶ所ほどくくりつけ固定します。

③様子

はじめはゆっくりと、徐々にスピードを上げて利用者の反応を見ていきました。利用者の驚きや笑顔など、表情の変化が見られました。振動の感覚が好きな方は、顔を上げ表情が明るくなります。

④応用

段ボールなので持ち運びが楽々！鏡を置くことで、利用者の驚き顔や笑顔などの表情の変化が見やすくなります。持ち運びがしやすいため、少しのスペースがあればどこでも再現することができます。手押し型車いすの他に、自走式やトライサイクルなどの三輪車でも可能です。ご自身の力で縄を超えることで振動を体感するとともに、筋力もつけることができます。

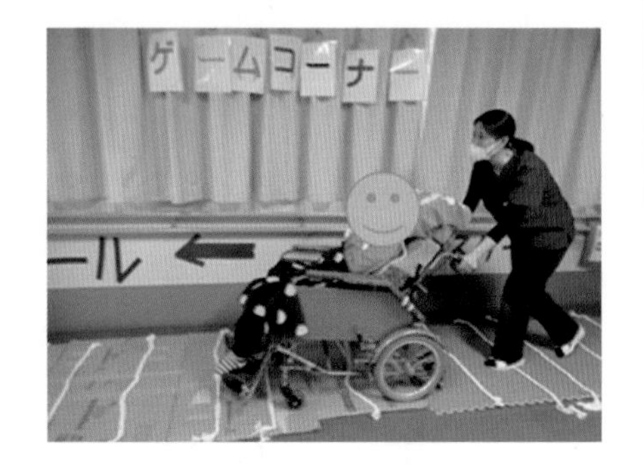

「お魚つかみ」

①目的

「手を伸ばす・掴む・引っ張る」などの自発的な動きを促して上肢機能の向上や背中を伸ばすことに繋げるために作りました。見ることが得意でない方には、スズランテープを揺らして音を出し、気付いてもらえるよう工夫しました。

②材料・作り方

フラフープ・スズランテープ・洗濯ばさみ・魚（様々な大きさに印刷した写真をラミネートしたもの）を使い、フラフープにある程度の長さで切ったスズランテープを取り付けました。魚は紐でつるした洗濯ばさみにつけることで引っ張りやすいように工夫しました。

③様子

車いすに乗っている方も、立位が取れる方でもそれぞれの高さから上手に腕を伸ばして魚を捕獲します。スズランテープの波に隠れた魚を探し当てるわくわく感と、ご自身でとれた魚をみて喜ぶ姿が多く見られます。魚を捕まえた数を利用者同士で競い合い楽しんでいます。

④応用

スズランテープの中はもう一つの空間となっており、中に入ると少し暗くきらきらしています。また、スズランテープのシャカシャカした音を楽しむ等のスヌーズレン効果を得ることもできます。

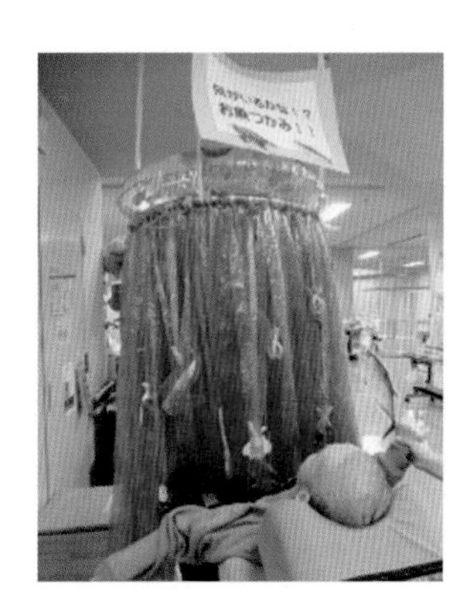

「お家トンネル」

①目的

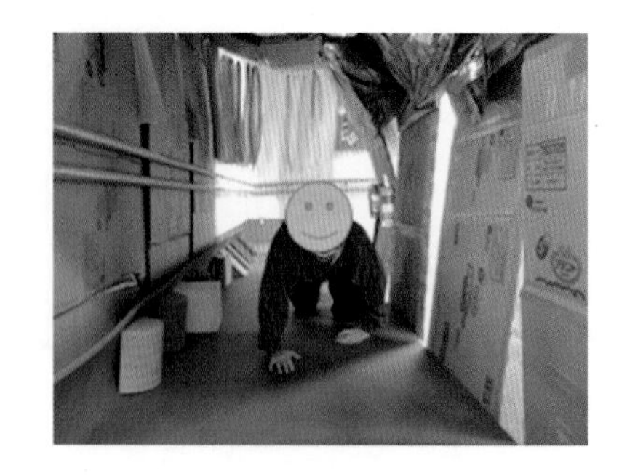

いつも病棟やリハビリテーション室など広い場所で手足移動されている方々に対して、狭く暗さのあるトンネルを作り、普段味わえない感覚を楽しんでもらおうと作りました。トンネルの中に入ることで感じる明暗の違いやセロファンから入る光による視覚刺激も体感してもらうように作りました。

②材料

段ボール・スズランテープ・セロファン（装飾用）

③様子

明るいリハビリテーション室とは違い、一味違った暗いトンネルに入ると明暗の違いに不思議そうな顔をされている利用者もいました。段ボールで作ったトンネルの中でセロファンから入る光を眩しそうに見たり、段ボールをくり抜いて作った小窓から顔を覗かせる利用者や壁を触ったりする様子が見られます。普段、歩いて移動される利用者もトンネルの中では手足移動で明るい方（出口）に向かって止まることなく移動することもできました。

④応用

お家トンネルを大きく作ると車いすに乗ったまま入ることができ、座位移動や手足移動ができない方にも楽しんで頂けます。また、段ボール側面に穴をあけ小窓を作ったり、床上の素材を変えることで感覚刺激を楽しみながら遊ぶこともできます。

「的あてゲーム」

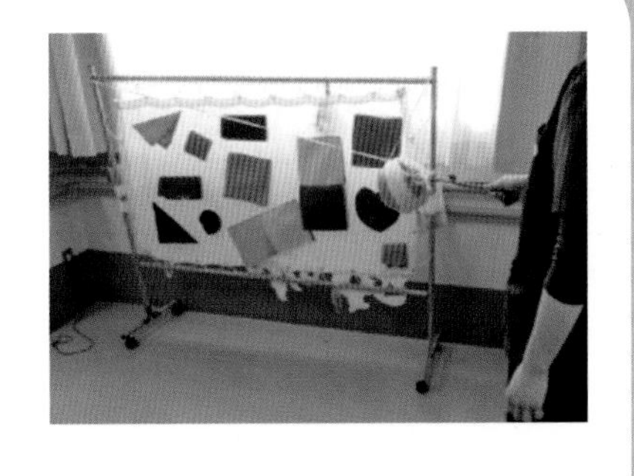

①目的

上肢の運動、手と目の協調運動、固有覚・聴覚の気づきに繋がります。また、的に点数を付けることでゲーム性が高くなり活動への意欲や他者意識が引き出せます。

②使い方

マジックテープ付きのビニールボールを引っ張る➡フェルトで作った鈴付きの的へ飛ぶ➡フェルトをめくる➡点数が見える！

※握りにくい場合はボールに紐を付けて対応することができます。

③様子

ゴム紐を使うことで引っ張った時の抵抗感を感じることができ、自ら手を動かしてくれる人が多かったです。手から離れたボールが飛んでいくのを見て、利用者の笑顔や驚いた表情が見られました。また、点数を付けてゲーム形式にすることにより、他の利用者の点数を意識して、ご自分から意欲的に参加してくれる方もいました。

「リハ神社」

①目的

リハビリテーション室が『訓練をする場所』というイメージが定着していたため、「いつでも誰でも誰とでも遊びに来て下さい」と言う願いを込めて作成しました。また、利用者と職員の散歩時等、入り口付近だけで直ぐに帰ることも多かったため、リハビリテーション室全体を参道に見立てました。途中に絵馬やおみくじを置き、奥を神社に見立て、鈴の緒や写真が撮れるスポットを作成し、リハビリテーション室の奥まで来てもらえるようなレイアウトにしました。

②材料

絵馬（画用紙、紐、肋木:絵馬かけとして使用)、おみくじ（折り紙、段ボール箱)、鈴の緒（スズランテープ、大きい鈴）写真スポット（カラーセロファン：時間帯によって太陽の光を通し床に反映させるため）

③様子

施設入所の利用者にとって、施設内でお正月の初詣気分を味わえ、笑顔が多く見られました。また、おみくじを掴む動作や鈴の緒を振る動作、触れた感覚や振動を楽しんでいました。気軽に遊びに入れる部屋へと認識が変わった利用者、病棟職員、ご家族も以前より増えてきています。病棟取り組み等の宝探し場所で使われるようになりました。

（3）多様な取組に学ぶ①

パラスポーツ「ボッチャ」を通した重症心身障害（者）のスポーツ活動
本人も親御さんも、そして職員も、みんなで一緒に楽しい活動を

東京小児療育病院 理学療法士　重森　健介

1 重症心身障害児（者）とスポーツ

重症心身障害とは、重度の肢体不自由と重度の知的障害とが重複した状態であり、その状態にある子どもを重症心身障害児と言います。さらに成人した重症心身障害児を含めて重症心身障害児（者）（以下、重症児（者））と定義されています[1)]。

一方スポーツは、身体を動かすという人間の本源的な欲求に応え、精神的充足をもたらすもの。そして一部の競技選手や運動に自信がある人だけのものではなく、それぞれの適性や志向に応じて、自由に楽しむことができる「みんなのもの」と言われています。また「する」だけでなく「みる」「ささえる」ことも含めて、スポーツは「日常生活の一部」であり、あらゆる人の人生に、活力や感動を与えてくれるものです[2)]。

重症心身障害のある方々はその複雑で多様、さらには重度な障害特性により、他の軽度の障害を持つ方々に比べると、スポーツ活動に関わり、取り組みにくい状況がある[3)]と言えます。しかし例え身体がうまく動かせなくても、物事の理解が困難でも、スポーツ活動を通して、自分以外の人と一緒に楽しみを共有することができれば、それは彼らにとってかけがえのない経験になると考えます。

2 パラスポーツ「ボッチャ」の紹介

（1）ボッチャとは

「ボッチャ」は重度脳性麻痺者もしくは同程度の四肢機能障害者のために、ヨーロッパで考案されたスポーツで、パラリンピック競技大会の正式種目です。ジャックボール（目標球）と呼ばれる白いボールに、赤・青のそれぞれ6球ずつのボールをいかに近づけることができるかを競います。ボールは上から投げても、下から投げても、もしくは蹴ってプレイしても、参加することができます。また障害により投球することができなくても、勾配具（以下ランプ）を使うことで競技に参加することができます[4)]（**図1**）。

日本では、1990年代から各地の障害者スポーツセンターや特別支援学校などで、主に重度の身

体障害者を中心に競技が行われてきました。そして2016年、ブラジルのリオデジャネイロで行われたパラリンピック競技大会において、団体銀メダルを獲得し、脚光を浴びました。それ以降、全国各地でボッチャのイベントや大会が盛んに開催されるようになり、現在は老若男女、障害のあるなしにかかわらず、すべての人が一緒に競い合えるスポーツとして、広く普及しています。そして2020年、東京で開催されるパラリンピック競技大会でも、メダルの有力候補として一躍注目を集めているスポーツです。

（2）重症児（者）とボッチャ

ボッチャは重度の身体障害を有する方々のために考案されたスポーツであり、身体的に重度な障害を有する重症児（者）の方でも、参加することができます。例えボールを投球できなくても、ランプを用いることで投球を行うことができますし、リリーサーと呼ばれる自助具の工夫や支援者による動作のサポートがあれば、自分でボールを転がすことが困難な方でも、活動に参加することができます。

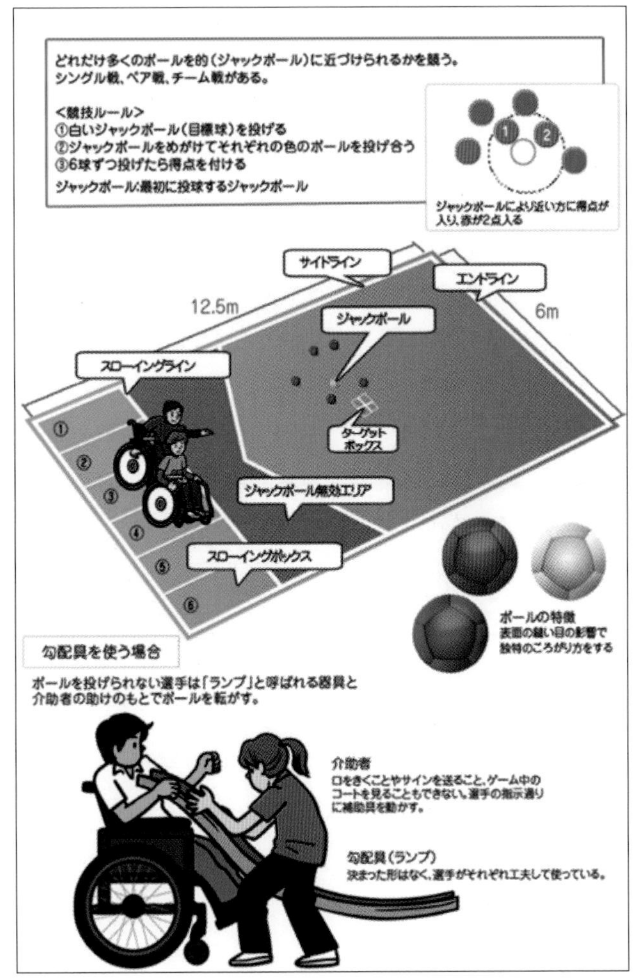

図１　ボッチャ図解
（東京都オリンピック・パラリンピック準備局ホームページより抜粋）

3 重症児（者）のボッチャを通したスポーツ活動

（1） ボッチャをするための準備

①場所と空間

ボッチャを行うには、平らな床とある程度の空間が必要です。正式な競技では12.5m × 6mの広さのコート、そして平坦で滑らかな床面（木製や研磨コンクリート、ゴム製など）（**図2**）が必要とされています。その様な環境が用意できる事が望ましいですが、実際の活動ではある程度ボールを転がすことができる広さと、ボールが転がる床であれば十分です。

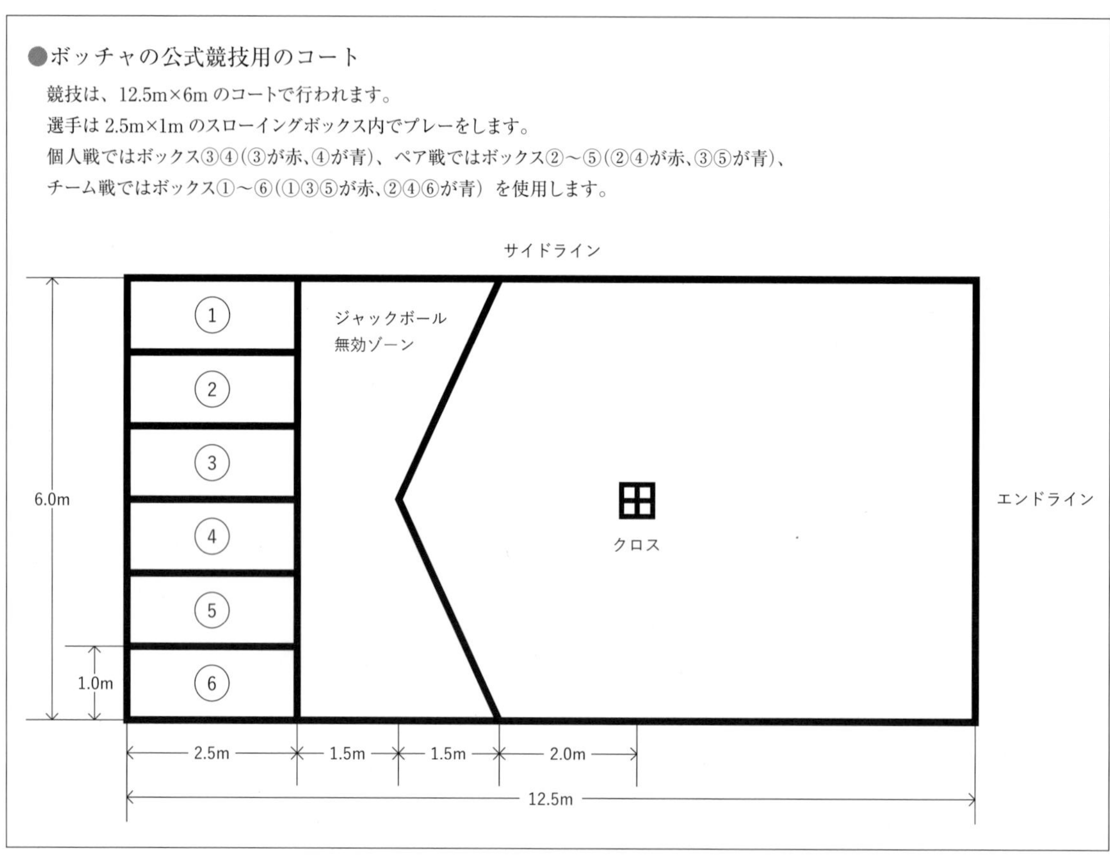

図2　ボッチャコート図（日本ボッチャ協会ホームページより抜粋）

②必要な物品

ボッチャでは赤と青のボール6球ずつと白のボール1球（**写真1**）を使用します。公式のボールはあまり転がりすぎないよう、革製で柔らかく作られています。

ボールを投げることができない場合はランプ（**写真2**）が必要になります。またその場合は参加者の障害状況に応じて、ボールを転がすためのリリーサー（**写真3**）を用意する必要があります。

その他、次の投球番が分かりやすくするために、審判が使用する赤と青の指示板や、ボールの距離を計測するためのコンパス（**写真4**）などを使用することで、活動がより進めやすくなります。

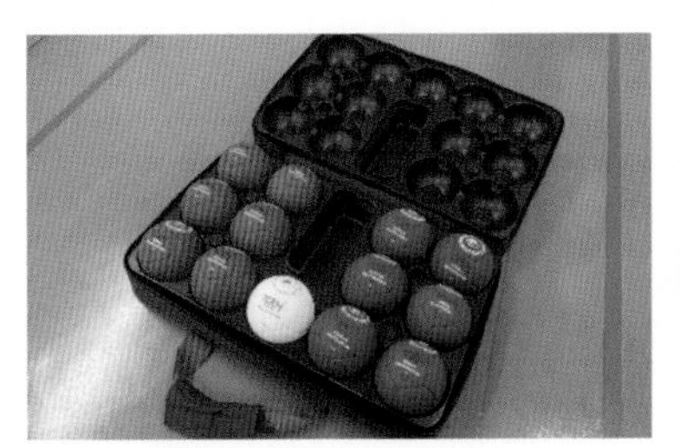

写真１　ボッチャボール

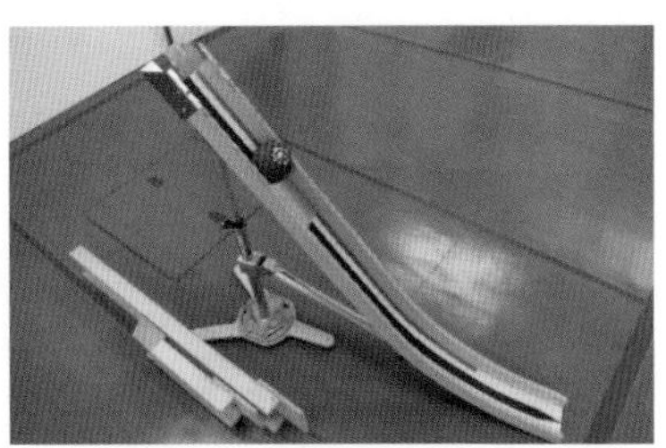

写真２　勾配具（ランプ）

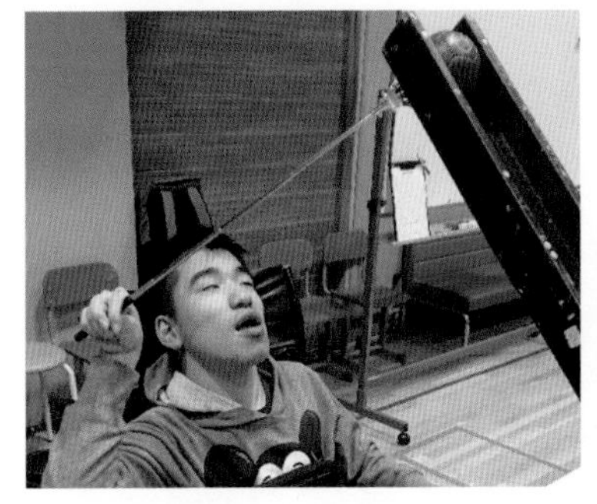

写真３　リリーサー

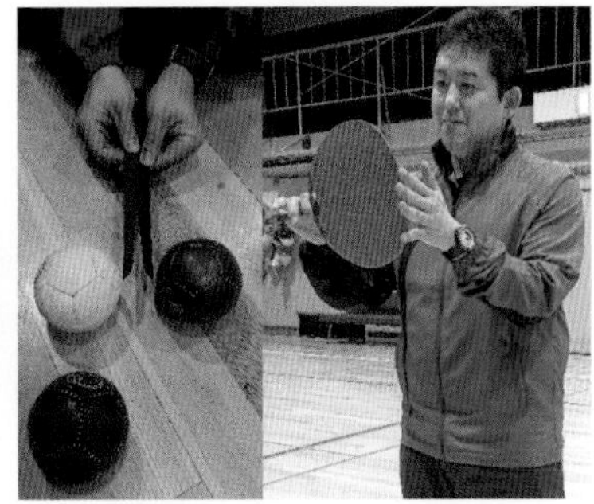

写真４　指示板・コンパス

（２）重症児（者）のボッチャ

①投球の方法

ランプを使用してボッチャを行う場合、それを動かすためのアシスタント（**写真５**）が必要となります。アシスタントは競技者の指示のみを頼りにランプを動かすので、自ら狙いを定めることはできず、コートの方向を見ることや自ら指示を出すことも禁じられています。

実際に投球するためには、以下の手順が必要になります。①アシスタントへ指示を出し、ランプを動かして狙いを定める。②アシスタントがランプにボールを固定する。③競技者が身体の一部、もしくはリリーサーを用いてボールを転がす。重症児（者）がボッチャを行う場合は、「狙いを定める」「アシスタントへ指示を出す」「ボールを転がす」際にも、サポートが必要になることがあります。よって実際の競技では認められませんが、ランプを動かすアシスタントとともに、参加者を介助するサポーター（**写真６**）を用意する必要があります。

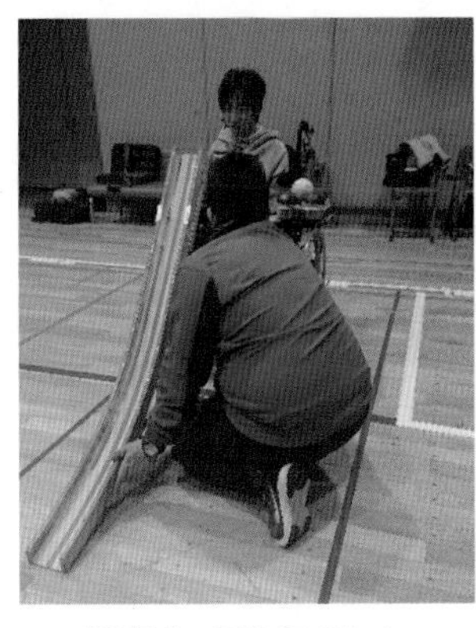

写真５　アシスタント

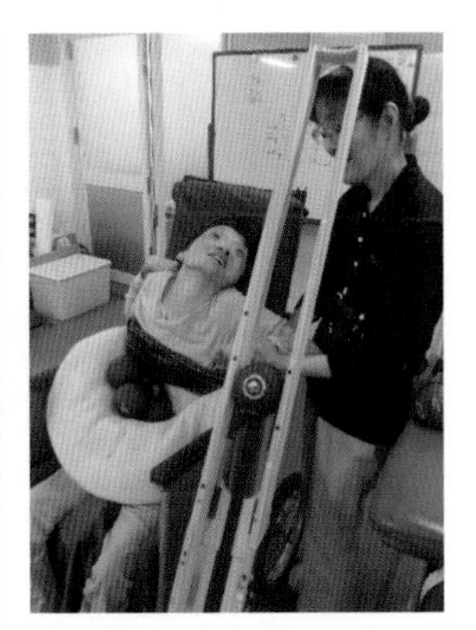

写真６　サポーター

②リリーサーの工夫

重症児（者）の方が最も能動的にボッチャに参加することができるのは、「ボールを転がす」部分であることが多いです。自分で上肢や下肢、頭部などを動かしてボールを転がしても良いですし､サポーターの介助を伴って一緒に転がすことも可能です（**写真7**）。もしくは「リリーサー」と呼ばれるボールを転がすための道具を使用することもできます。長さを伸縮することができる棒（**写真8**）や手作りのリリーサー（**写真9、10**)、スイッチ操作を利用したものなど、参加者の状況に応じてより能動的に参加できるような工夫を行います。

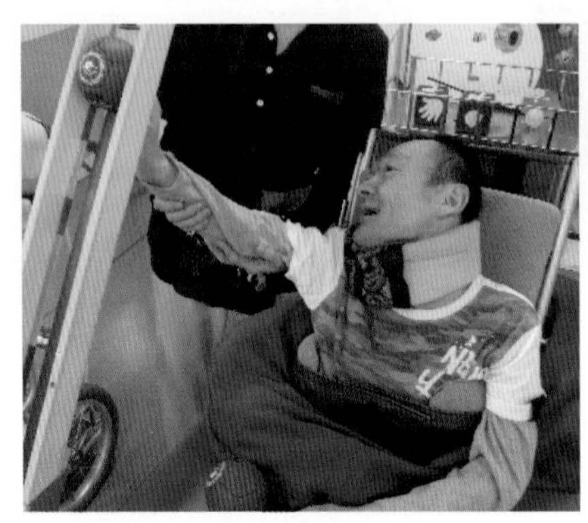

写真7　サポーターの介助にて投球

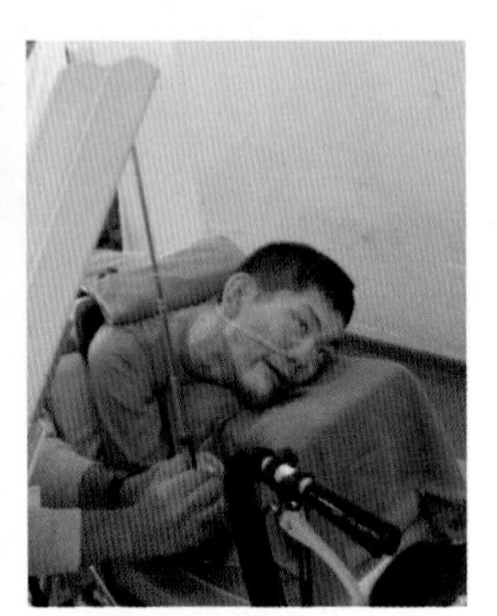

写真8　棒状のリリーサーを用いて投球

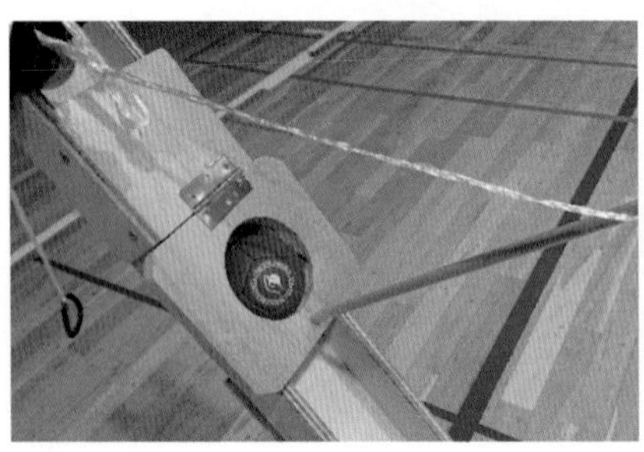

写真9　手作りのリリーサー（まなび工房作成）

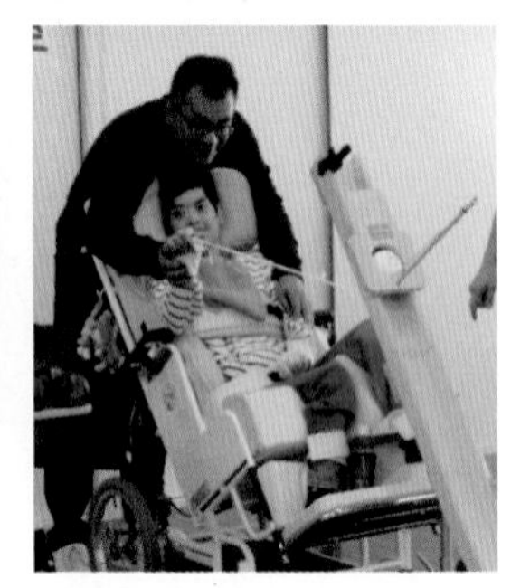

写真10　紐を引いて投球

③ボッチャゲームの進め方

実際のボッチャ競技では赤ボールと青ボールの2チームに分かれ、それぞれのチームが回ごと交互に白いジャックボールを投げ、いかに自分達のボールを白いボールに近づけられるかを競います。しかし､ルールの理解が困難な場合などは､導入として「的当てボッチャ」(**写真11**) や「ターゲットボッチャ」(**写真12**)「ビンゴボッチャ」(**写真13**) などを行うこともあります。

正式なボッチャゲームに関しても、得点の計測を省いて、単純に白いボールに如何に近づけられるかを競うなど、ルールを簡素化してゲームを楽しむこともできます。

実際の競技では、投げたボールを近づけるだけでなく、邪魔なボールを弾く、自分のボールを押して近づけるなど様々な戦略を駆使して得点を狙います。参加者とアシスタント、サポーターが協力し、一緒に考え、活動することでボッチャの楽しさを共有することができます。

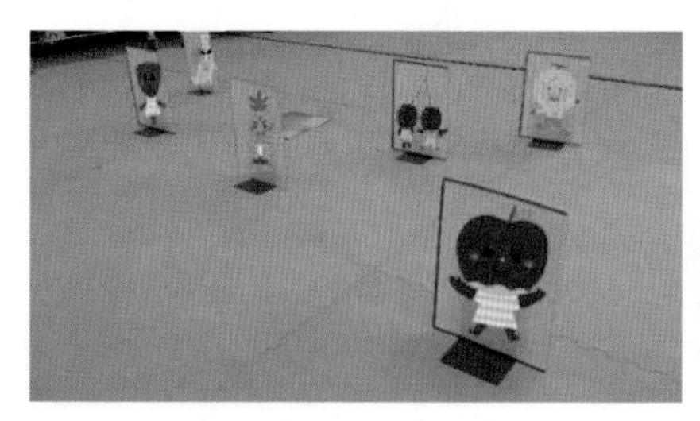

写真 11　ボールの投球で的を倒すゲーム

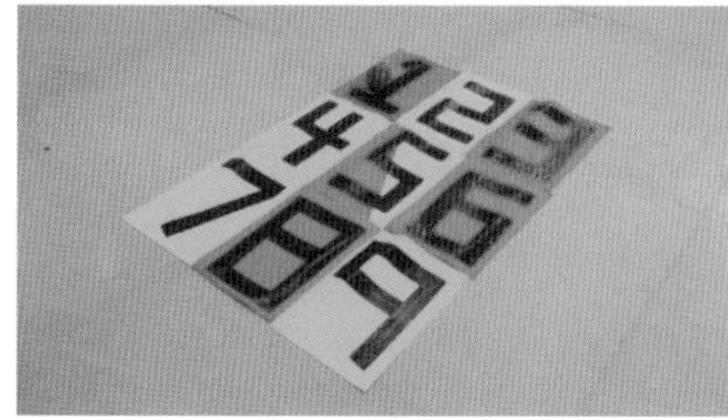

写真 13　狙った番号にボールを乗せるゲーム

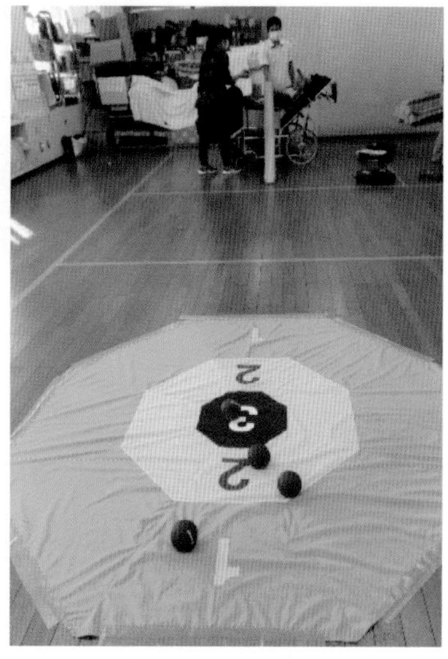

写真 12　ボールを的の上に乗せるゲーム

4 当院での取り組み

(1)「ボッチャ」を取り入れた日中活動の取り組み

東京小児療育病院には、主に長期入所利用者の日中活動として「陽だまり」という取り組みがあります。近年完成した日中活動室「わくわくルーム」を週に2回開放し、スヌーズレンや制作等の活動を生活支援員や看護師を中心としたスタッフで行っています。そのわくわくルームの一部にボッチャコート（**写真 14**）を設営し、活動の一つとしてボッチャを取り入れています。

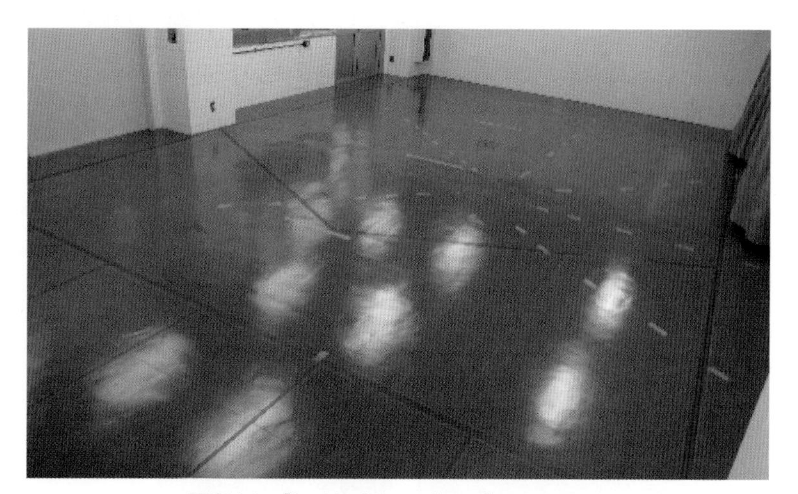

写真 14 「わくわくルーム」のボッチャコート

参加者は長期入所利用者の他、短期入所利用者や通所利用者など様々です。サポーターとして病棟や通所勤務の職員、可能な際は参加者の親御さんにも協力いただき、活動を行っています。自分とは別の病棟の方や在宅利用者の方、通所利用の未就学児の方など様々な方と交流しながら、楽しく活動を行っています。（**写真 15、16**）

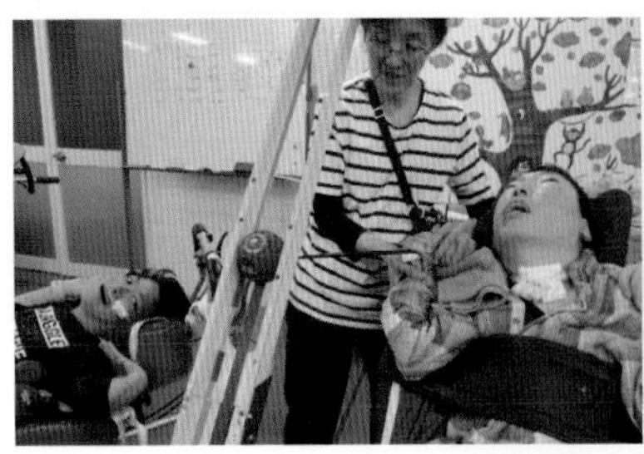

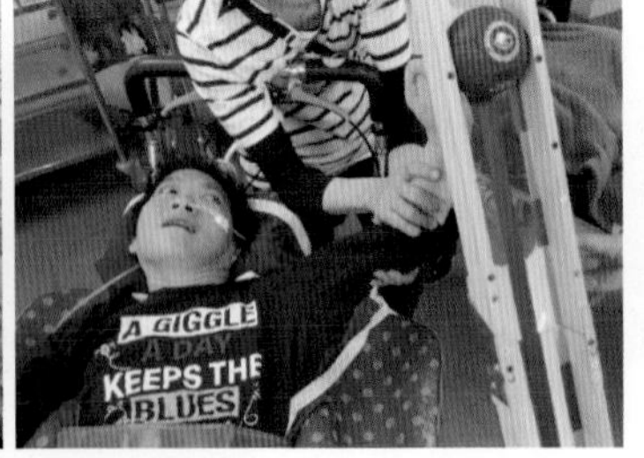

写真 15　職員と力を合わせて

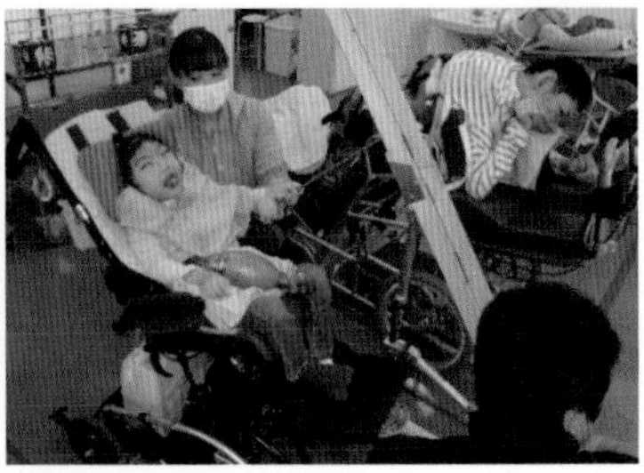

写真 16　児童デイサービス利用の未就学児の方とも一緒に

（2）東京小児療育病院「みどり祭り」でのボッチャ体験教室の開催

東京小児療育病院で毎年秋に開催される「みどり祭り」では、ボッチャ体験教室を開催しました。ここでは当院の利用者だけでなく、親御さんや職員、地域の方々とも一緒にボッチャを楽しみました。運営は主に当院のリハビリテーションスタッフを中心に行い、地域のボッチャチームにもご支援をいただきました。地域の方々と広く交流することができ、ボッチャを身近に楽しむ場を多くの人に提供することができました。（**写真 17、18**）

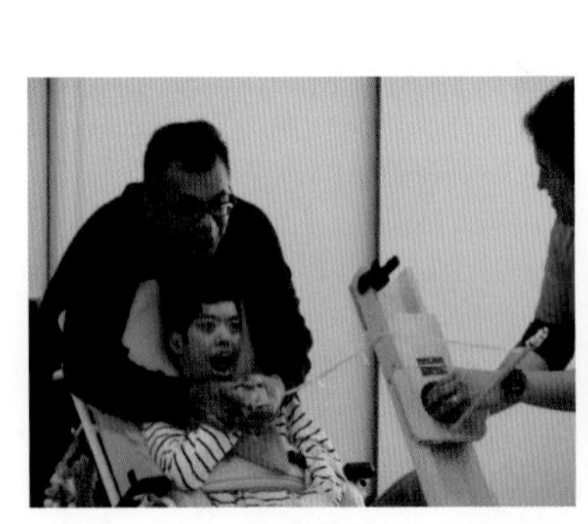

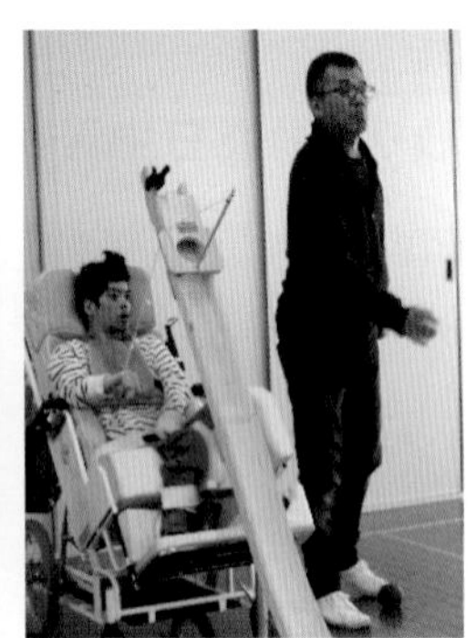

写真 17　親御さんと一緒に

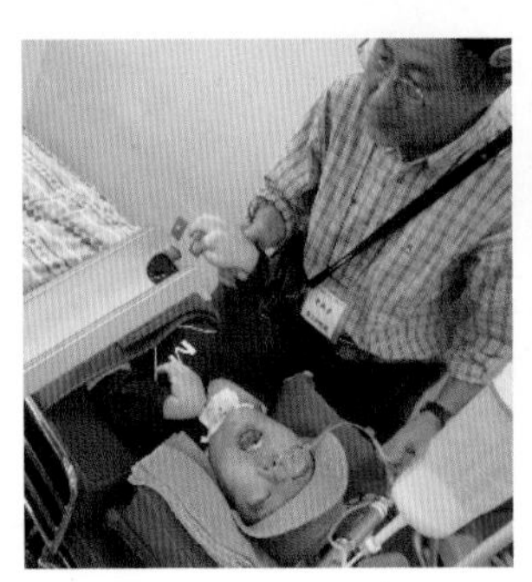

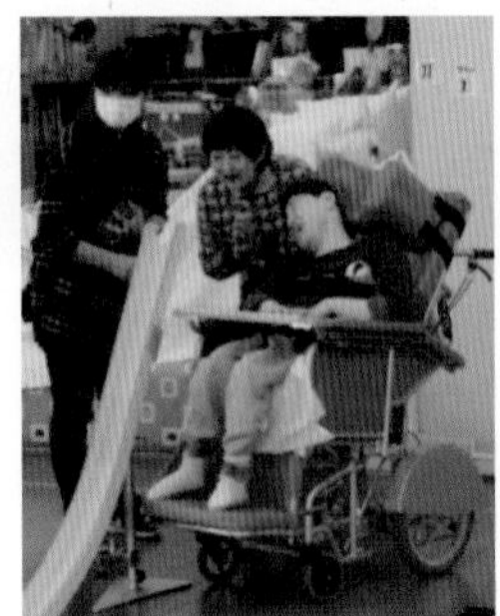

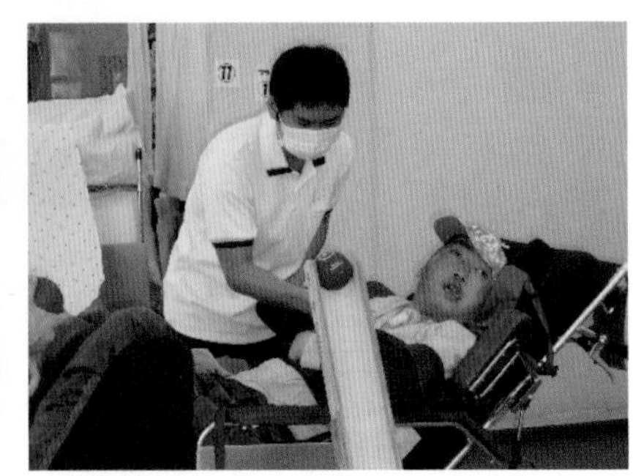

写真 18　職員や地域のボランティアの方と一緒に

5 おわりに

ボッチャは度々「究極のユニバーサルスポーツ」と呼ばれることがあります。これはこれまでスポーツ活動に参加することが難しいとされてきた、重度の身体障害を有する方でも参加することができること、障害の度合いや有無に左右されることなく、大人から子ども、高齢者に至るまで全ての人が同じ土俵で楽しむことができることなどからこのような呼ばれ方をされてきました。

しかし冒頭でも述べたように、スポーツとは誰もが自由に楽しむことができる「みんなのもの」であり、誰しもがそれに参加する事ができるはずです。どのような背景を持つ方であっても、その方の状況に合わせて、やり方を工夫し、調整することでどんなスポーツでも参加することができるはずです。それは重症心身障害児（者）であっても同様であると考えます。

今回紹介したボッチャは重症児（者）のスポーツ活動の一例であり、様々な工夫と調整、そして多くの方のアシストやサポートの下で成り立っています。どのようなスポーツであってもそれに参加し、自分以外の人とその楽しみを共有する。それが実現できれば、彼らとその周りの方々にとってかけがえのない経験となり、新しい扉を開くきっかけになると確信しています。

【出典参考文献】

1）北住英二　口分田政夫　西藤武美（2014）『重症心身障害児・者　診療・看護ケア実践マニュアル』診断と治療社
2）スポーツ庁 Web 広報マガジン DEPORTARE　スポーツ庁が考える「スポーツ」とは？ Deportare の意味する事 2018 年
(https://sports.go.jp/special/policy/meaning-of-sport-and-deportare.html)
3）石塚和重「重度脳性麻痺者のボッチャ競技用具の開発に向けた調査及び作成方法に関する研究」筑波技術大学テクノレポート Vol.24 (1) 2016
4）日本ボッチャ協会ホームページ（https://japan-boccia.com/）

（3）多様な取組に学ぶ②
動物とのふれあい療育

相模原療育園 地域連携部　鎌田　かおり

相模原療育園では、1993年より療育活動の一つとして「動物とのふれあい活動」を取り入れています。当施設で行っている動物とのふれあいは、1986年より公益社団法人 日本動物病院協会（JAHA）が事業の一環として実施している「コンパニオン・アニマル・パートナーシップ・プログラム（CAPP）人と動物のふれあい活動＝人と動物との絆を大切にする」という運動によるもので、動物のもつ温もりや優しさにふれてもらいたいとJAHA会員の獣医師や飼い主さんなどが、飼い犬や飼い猫などの動物と共に、病院や高齢者・障害者施設、学校などを訪問するボランティア活動で、現在では全国160か所以上で行われている活動です。

人と動物のふれあい活動には、

① AAA（Animal Assisted Activity）動物介在活動

動物とふれあうことによる情緒的な安定、レクレーション、QOLの向上等を目的としたふれあい活動

② AAT（Animal Assisted Therapy）動物介在療法

医療の現場で、専門的な治療行為として行われる動物を介在させた補助療法

③ AAE（Animal Assisted Education）動物介在教育

小学校等に動物と共に訪問し、正しい動物とのふれあい方や命の大切さを子供たちに学んでもらうための活動

と、3つの活動タイプがあり、当施設では、年3回程、動物介在活動（AAA）を実施しています。（以前は月1回実施。）

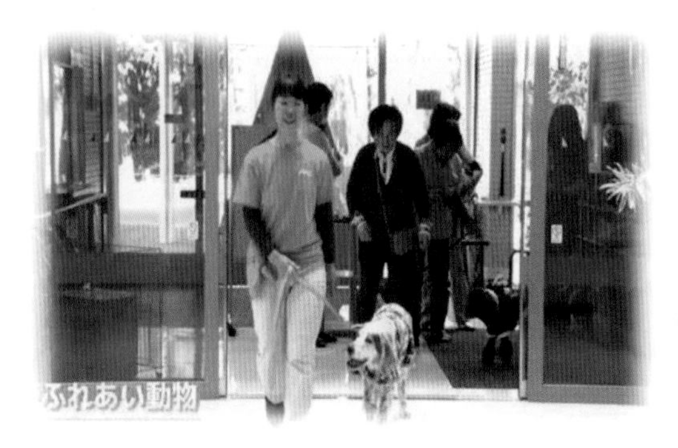

この活動を始めたきっかけは、当施設初代療育長が提唱した療育モデル、発達論的支援（感覚運動的療育）と連帯的・存在論的支援（生きる意味や存在を価値づける支援）に基づき、取り入れた活動です。

重症心身障害児者の療育を考える時、重度の知的障害と重度の肢体不自由が重複していること、また、発達期に発症していることから、必要な支援として機能訓練、感覚運動的な取り組みは大変有効であり、必須であると考えています。感覚は「脳の栄養」とも言われていることからも、

感覚を刺激しながら、生活面や運動面、認知面を支援する取り組みを発達論的支援と位置づけています。

さらに、重症心身障害児者の方々の支援においては、育て・はぐくむことに加え、人・モノなどとのさまざまなふれあい、関係性を通して、支援されるもの—支援するものといった枠を越えて、受容、共有していき、互いにすべての存在に対しての尊厳、存在そのものへ敬意を表していくことも療育として大切であると考えています。

当施設では、ふれること、ふれあうことは、まさにこれら双方の支援を具体化する事柄であるということを意識しながら活動に取り入れており、動物とのふれあい活動もその一つです。

この取り組みを始めるにあたっては、いくつかの不安もありました。特に医療職にとって人間以外の生き物が施設内に入ることには抵抗があり、不安を解消するために、衛生面をはじめ、事故や感染症、アレルギーなどに関しては、すでに実施している施設への聞き取り（当時は高齢者施設が主）、日本動物病院協会（JAHA）とのやりとりなどを行い、ふれあい活動に参加している犬や猫は、協会の獣医師が適性を判断し、人と接することが大好きで、必要なしつけや健康管理も万全を期しており、活動日にはシャンプーや歯磨きを済ませてくるなどの配慮もなされていることを知り、安心して動物とのふれあい活動を始めることができました。

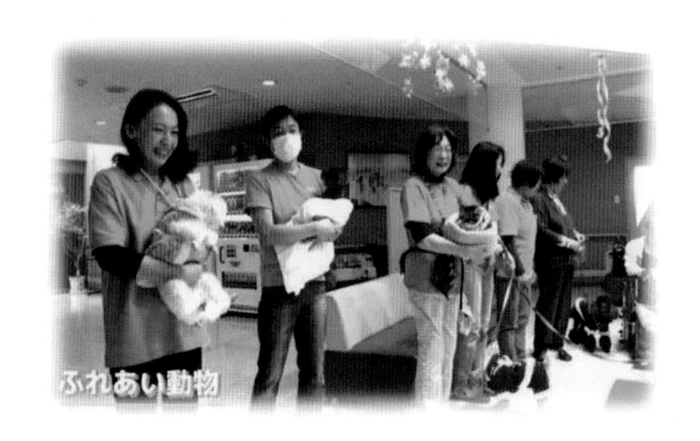

さらに、活動後には、利用者さんの服などについてしまった動物の毛を、粘着式のローラーなどでしっかりと取り除くことを活動の流れの中に組み込み、衛生面などに留意しながら実施しています。

関係者の協力のもと、その時々に変化をしながらも取り組んできたこの活動は、利用者さんにとって、楽しい時間を過ごす場として定着し、継続して行われています。

実際に活動を行っていると、機能的な面では、自発的な動きが苦手な方でも、回を重ねるうちに、自ら手を伸ばし、ふれる様子が見られたり、拘縮した手を広げ、動物にさわる様子も見受けられるようになりました。普段でも、声かけをしたり、リハビリのなかで動きの促しをしているのですが、動物との関わり合いでは、自然に動きが活発になるようです。

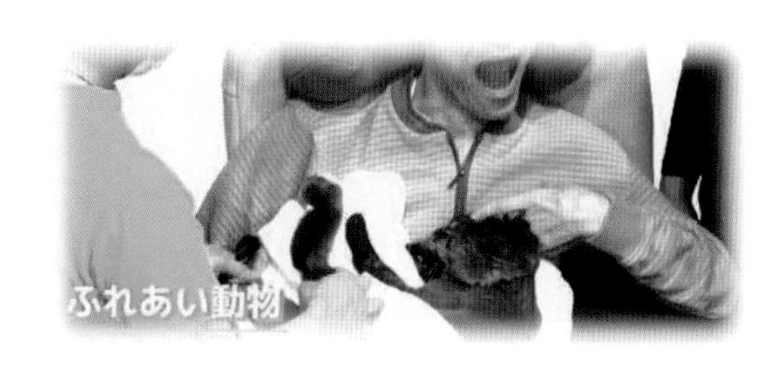

毛がふわふわしていたり、しっかりふれると、とても暖かかったり、逆に肉球はひんや

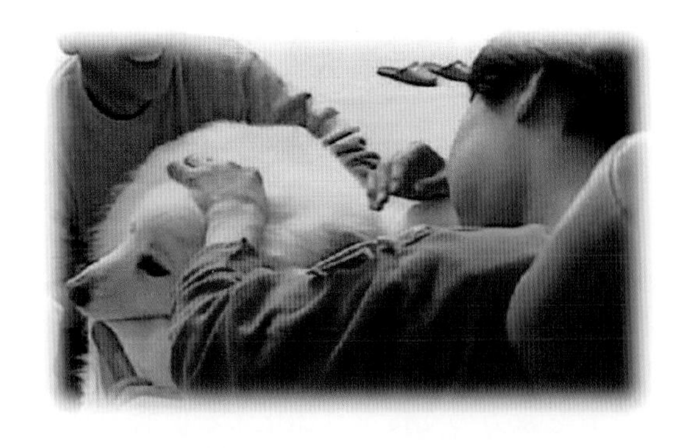

りしていたり、おやつをあげる際に、ぺろりと舌が手にあたるとくすぐったかったりと、いろいろな触感覚の刺激が、利用者さんには、とても心地よいようです。

　また、リードをぎゅっと握っての移動や犬や猫をしっかり抱いたり、やさしくふれたりといった動作などは、固有受容覚の働きにもつながります。

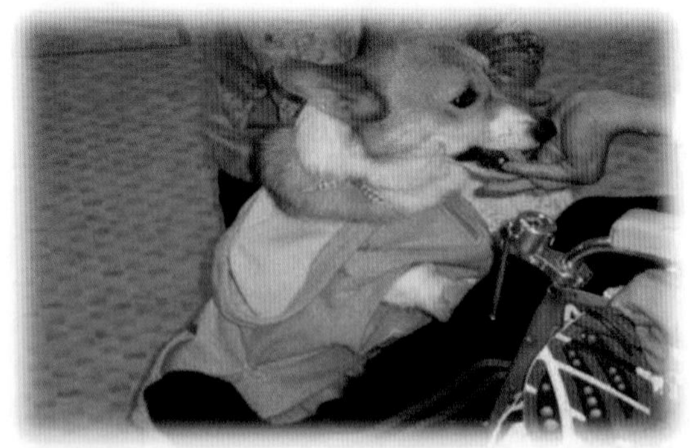

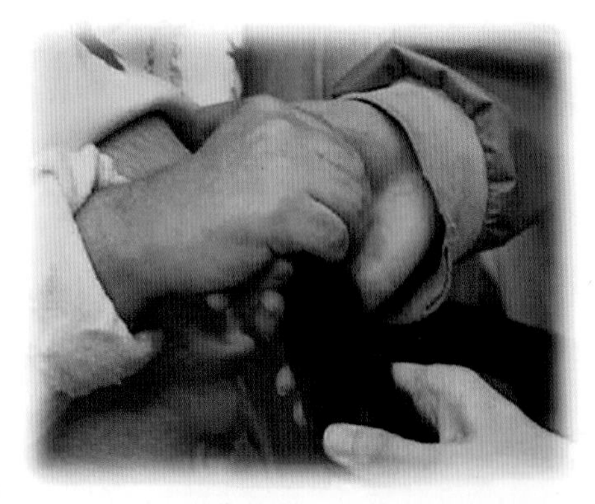

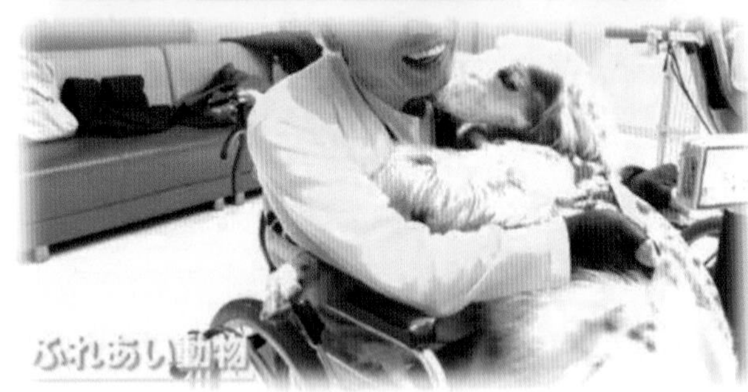

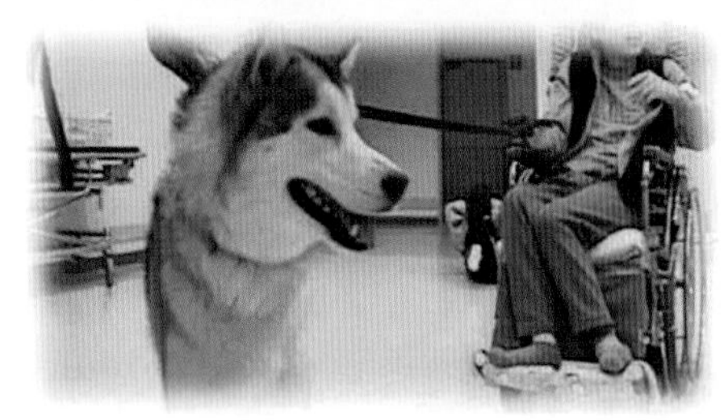

　はじめのうちは、慣れずに恐る恐るであったり、力の加減がうまくいかず、強くつまんでしまったり、毛を引っ張ってしまうこともありましたが、繰り返しふれあうことにより、やさしく撫でたり、しっかりと抱えたり、相手と自分、双方に意識を向けることができ、お互いの心地よさを感じることができるようになりました。

　このように、利用者の方々は、動物とのかかわり・ふれあいを通して、楽しみながら、たくさんの刺激を体験・経験しています。

　動物とのふれあい活動は、機能面のみならず、心理的、情緒的な面でも大きな効果がもたらされています。ボランティアさんが来所されることで、閉鎖しがちな施設という空間に、社会という風が吹き込みます。社会に開かれた施設という目標の実践につながっています。また、動物にふれる行為は、安心感・安定感を助長するだけでなく、関係性の入り口として大きな役割を担っています。ボランティアさんも飼い犬や飼い猫と一緒であると、リラックスして対応してくださり、声かけもスムーズとなります。

また、言語を超えたコミュニケーションが図られ、ことばを交わさなくても通じ合える実感は、深い感性を感じる実践となっています。このことは、人間ばかりではなく、動物たちも同じであり、活動日には行く気満々、顔つきも引き締まり、活動を終えると一仕事終えた充実感が見られるとのことです。

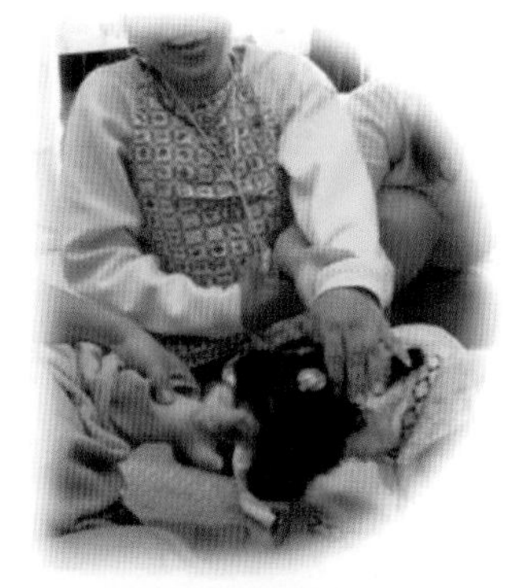

障害があるとか、動物だとかを超えた関係性の輪が広がり、共にその場にいるだけで、楽しく、うれしい時間が流れていきます。そして、たくさんの笑顔を見ることができます。

動物とのふれあい活動を通して、共感しあう、共鳴しあう、共有しあう喜びを感じられることが、生きる意味、生きる喜びにつながることとして、今後も続けていきたいと思っています。

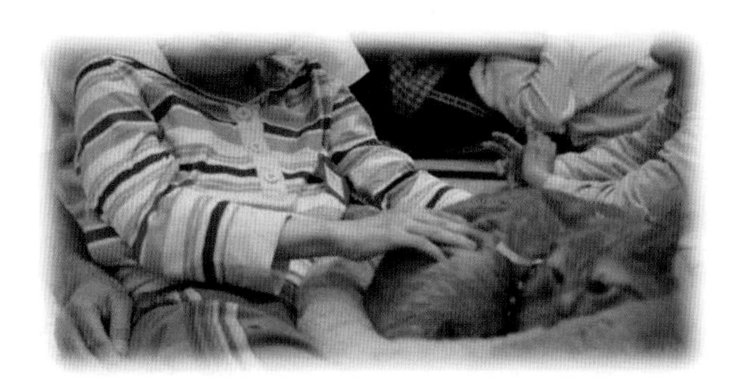

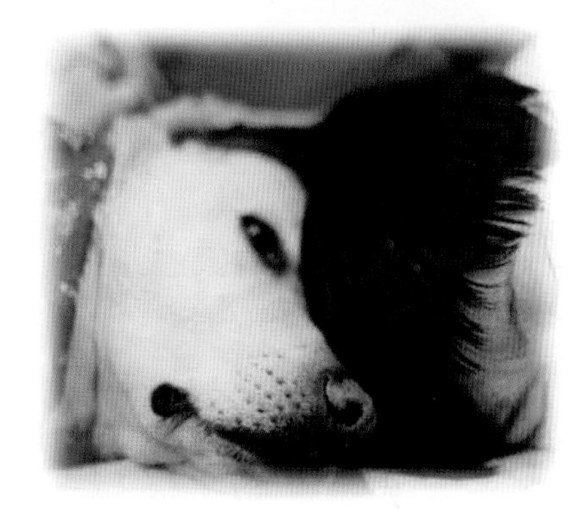

※追記

この原稿をいただいた後に、令和元年度でこの活動を終了するとの連絡がありました。動物とのふれあいがもたらす効果など、このような活動の意義が書かれていますので、掲載することにしました。

（飯野）

V章

私の提言　~これからの療育活動

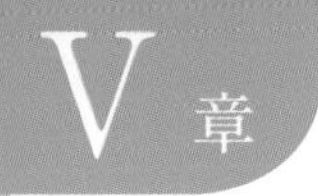

私の提言①
これからの療育活動　その方向性

秋津療育園 看護科長　小野　裕美

私は、一般病院勤務から子育てを機に重症心身障害児（者）施設へ転職しました。入職時は重症児（者）のことに関する知識もなく、試行錯誤しながら看護師として勤務し、14年が経とうとしています。重症児（者）の看護に携わるなかで、看護と療育は常に寄り添ったものであり、中でも日中活動の重要性を強く感じてきました。重症児（者）は障害の程度は個人差があり、重度の肢体不自由・知的障害により、コミュニケーションをとることがむずかしいです。重症児（者）が自分らしく生き生きと生活するためには、さまざまなサポートが必要です。専門職である私達は重症児(者)のサインを読み取りながら、看護・療育の中でコミュニケーションを深め、重症児（者）の変化を読み取っています。今の福祉サービスの中では、就学前より療育を受ける機会があり、就学してから18歳の高校卒業までの間は、継続的にアプローチを受けることができます。卒業後は、それぞれ福祉サービスを利用し、体験や活動を深めています。障害を持っていても、変わりなく体験を重ねることで、感情の表出や行動に変化がうまれていくのを、何度も目にしています。また、日々の些細なコミュニケーションの積み重ねにより、変化していく様子も目の当たりにしてきました。健常児に比べ、年齢と発達の差はあるが、可能性は無限にあり、20代はもちろん、30・40代、50代になっても、日々の些細なコミュニケーションの積み重ねにより、変化する姿は療育を提供する私達の気持ちも、豊かにしてくれています。そこで、これからの療育活動を進めるにあたり、療育活動のいくつかのポイントについて、考えてみました。

1 療育の選択について

重症心身障害児（者）施設における福祉は、生活・医療・教育が渾然一体となっており、在宅においても、入所施設においても、それぞれの特性は持ちつつも、重症児（者）に対する療育の提供は、充実したものになっています。個々の重症児（者）の状況に応じ、各種サービスを利用しながら、療育活動を進めていくことができる状況にあり、常に様々な専門職が関わり、可能性を広げるための取り組みがされています。

療育を提供する際、専門職の多くは、自分自身の経験値や過去のデータの中から、重症児（者）に合うものを選択しています。療育を提供する側の経験値により、効率的で重症児（者）にいいとされるものを選択する場合や、型に当てはめて選択することが多くみられるのではないか。そうしたときに、目の前の重症児（者）に対する目的を忘れてしまう事が多くなってしまいます。

私達は療育を提供するにあたり、重症児（者）に何を期待するのか、何を目的とするのかを意識する必要があります。目的をもった継続的なアプローチは、重症児（者）にとって明らかな変化を目にすることもありますが、緩やかな変化のため、本当に変化があるのか感じることのできない場合もあります。重症児（者）の療育は、中長期的な視野が必要で、焦らない事、積み重ねるなかで変化をキャッチし、評価していくことが、重症児（者）の成長と変化への近道となります。

アプローチの内容は、重症児（者）が今までに経験していない事でも、方法を変えれば、手段を変えれば、過程を変えれば、いい経験となるということが多くあります。提供する私達の凝り固まった考え方ではなく、新しい挑戦をどう実現するかを、重症児（者）に合わせて考えていく事が大事ではないかと思います。重症児（者）の現状と今後を予測したアセスメントを行い、能動的な療育が必要とされています。重症児（者）の障害の程度はさまざまですが、療育に携わる者として重症児（者）への可能性を常に考え、療育を実施していくことが重要です。

2 療育の中の観察とは

重症児（者）の変化を感じるのは、療育の時間だけではありません。生活の中で、医療の中で、“今までと違う”という感覚を、提供する側の私達が持っていないと変化に気づかないこともあります。“今までと違う”は、いい面も悪い面も同じように大切なサインのひとつです。重症児（者）にも、相手との相性が良ければ、多くの表出があったり、苦手な相手にこそだすような表出があったりと、私達が常に変化をキャッチできる準備が必要です。そのためには、重症児（者）を十分に知ることへの追求と情報を共有できる体制を整えていくことが必要です。普段を知らなければ、変化には気づかないのです。しかし、自分が見ているのは重症児（者）のほんの一部分だけで、たくさんの情報を知るには、他者との関わりの観察やアプローチの状態を知ろうとすること、重症児（者）のあらゆることに興味を持つことがポイントになるのではないかと思っています。

3 療育に携わる職員とは

療育に携わる専門職は、重症児（者）の特性上、他職種協働による多面的な視点・幅広い知識を基に、効果的・継続的であること、スペシャリストだけではなく、ジェネラリストが多く在籍するチームで展開をすることが望ましいと考えます。重症児（者）療育は、重症児（者）との関わりなど、経験値が高いほど専門性が高まる傾向があるため、ジェネラリストが多くの経験を積む機会を多分に作ることが重要です。ジェネラリストがそれぞれの視点で重症児（者）に適した方法を模索、チームで検討し、選択していくことで、よりよい内容が選択され、統一した見解のもと療育の展開をし、他職種間で情報共有できる環境の設定が必要です。ジェネラリストの教育、スキルの向上は重症児(者)の療育の基礎となります。他職種連携には、職員間のコミュニケーション能力が問われることが多く、人間関係の構築がうまくできると、スタッフはやりがいにつながり、内容のよい療育の提供ができるようになります。そのためには、重症児（者）施設で働くリーダーは、①他職種連携・協働に対する教育ができる、②チームスタッフの力を最大限生かすことのできるマネジメント力を持つ、③コミュニケーション能力・人間関係構築に自信のない職員への理解と、人間関係調整能力を持つ、④重症児者の特性を理解し、個々に合わせたケアの選択と提供を行い、それに伴う職員教育ができる、を意識しなければならないと考えています。

重症児（者）に関わっている私達専門職は、重症児（者）が“その人らしくある”ことを意識していることが多いのではないでしょうか。障害が持っていても、その人の幸せが何であるのか、重症児（者）を中心に考え、“その人らしく”いられる手段を模索しています。正解は誰にもわかりません。自分の意思を十分に伝えることのできない重症児（者）達の幸せを模索し、あらゆる可能性を潰すことのない環境を、システムを作っていかなければなりません。どんなに、多くの人が集まっても、常に中心は重症児（者）であることを、忘れない自分自身でありたいです。

私の提言②
これからの療育活動　その方向性

秋津療育園 看護筆頭科長　川﨑　稔

私は看護師として重症心身障害児者施設で20年あまり勤務しています。私が入職した当時は、介護保険が導入されたころで、入所者の高齢化が話題となっていました。20年の歳月で、重症心身障害児者（以下、重症児者）の入所は措置から契約へ、「重症心身障害児者施設」という名称も、18歳以下の入所を医療型入所施設、18歳以上の入所を療養介護事業所という名称に変更となりました。

人生100歳時代を迎え、2025年地域包括ケアシステムが導入されます。地域包括ケアシステムとは、「地域包括ケアシステムをニーズに応じた住宅が提供されることを基本とした上で、生活上の安心・健康を確保するために、医療や介護、予防のみならず、福祉サービスを含めた様々な生活支援サービスは、日常生活の場で適切に提供できるような地域での体制」と定義されています。地域支援拡充のため、秋津療育園では、令和２年10月頃に子ども発達センター開設を予定しています。また、通園センターの受け入れ人数も増員予定です。

1　可能な限りレスパイトを受け入れる

私の忘れられないエピソードは、昨年甚大な被害をもたらした台風19号で緊急入園を受け入れた時のことです。当時、秋津療育園の周辺でも、大雨が続き避難勧告が出されていました。サービス課から、避難所に避難したいが、重症児を連れていけないので、受け入れて欲しいという内容の要請があり、受け入れることとなりました。15時過ぎに、重症児と両親は来棟し、父親は利用者を連れ、母親は、大きなリュックを背負い、両手に利用者の荷物をもち、病棟に訪れました。大きなリュックに全財産を詰め込み、急いで施設にきて利用者を預け、これから避難所に向かうという、母親から「２階から川を見ていて、氾濫しそうになったので、ダメもとで連絡して、受け入れてもらい本当にありがとうございます。」と安堵の表情で話されたことは、今でも深く印象に残っています。

重症心身障害児者が入所する施設は、社会福祉施設と病院の機能を併せ持っています。重症児を入所させ、これを保護するとともに、治療および日常生活の指導をするなど、療育の実践の場として、中心的な役割を担っています。また、重症心身障害児療育に関する専門的な設備や技術を有しており、重症児者の在宅療育支援の拠点施設としても位置付けられます。利用者の安全を確保し、可能な限りレスパイトを受け入れていくことが私の提言の一つです。

2 重症児者が「その人らしく生きていく」ための看護師の役割について

秋津療育園は今年で62周年を迎えます。「福祉は本音で」といった精神や理念がベースとなり、長年育まれた実践が社会的に評価され、今日の療育活動の基盤となっています。

療育とは、「障害をもつ子供が社会的に自立することを目的として行われる医療と保育」、「重症児が医療的配慮の下で育成されること」であり、障害児の医療・教育等の領域を包含する概念と定義され、重症児者が「その人らしく幸せに生きていく」ための支援が療育と考えられます。

「その人らしく幸せに生きていく」ために看護師の役割として、利用者の健康管理があります。重症児者の身体状況の変化は、急速で重症化しやすく、健康状態の安定が日々の療育活動につながることから、健康状態のアセスメントは適切でなければならないと考えます。また、「いつもと何か違う」とか、「何かおかしい」と感じる感覚は、とても大切です。このことが重症児者の健康状態を判断するうえで、重要な指標となる場合も多いです。また、生活の場においても、重症心身障害児者は、体温調節に障害を持つことが多く、低体温や高体温になりやすいです。視床下部のコントロールができないために、室温や外気温に影響を受けやすい状態となっています。このため、生活する場での室温調整には、こまめな配慮が必要です。体温を計測するだけでなく、身体にも必ず触れ、体熱感の有無を確認していきます。職員の体感温度と、ベッドやクッションの上で生活している重症児者の体感温度は違うので、注意が必要です。

発達支援においては、重症児者を支援する際、医療・保健・福祉・教育の連携が必要不可欠です。それぞれ専門的な立場から支援を提供していきますが、成長発達に伴いケアチームの構成員は変化していきます。乳幼児期は、医師、看護師、保母などが支援し、学齢期になると教員がチーム構成員となります。学校を卒業すると、教員に替わって施設職員が加わります。看護師においては、長年にわたり発達支援に関わっているため、成長過程や健康状態も把握できていることから、コーディネーター的な役割が求められます。他職種連携が重要となる重症児者の支援は継続的、かつ統一した支援が必要となるため、看護師が調整役になることが大切です。

このように、日々の健康管理や発達支援において、看護師は重要な役割を果たします。また、重症児者の医療的ケアの対応や、医療的ケアに関する福祉職員への助言や指導、感染対策時の対応や教育、家族対応など、多岐にわたり役割は多いため、常に学習し、知識の向上や人間性の向上などに努める必要があります。令和の時代を迎え、重症児者が「その人らしく幸せに生きていく」ために、今後、介護ロボットを用いた介護支援の保険点数化、インターネットを用いた教育支援など時代に適応した療育活動が展開されていくと同時に、急速な対応が求められる時代でもあります。利用者ファーストを念頭に置き、精神や理念のもと、看護師として重症児者の幸せを支援していくことが私の提言です。

執筆者一覧

飯野 順子	秋津療育園　理事長
大瀧 ひとみ	秋津療育園　副園長
矢島 卓郎	目白大学　名誉教授
口分田 政夫	びわこ学園医療福祉センター草津　施設長
石井 光子	千葉リハビリテーションセンター「愛育園」 園長
田村 えり子	秋津療育園　臨床検査技師
松原 豊	筑波大学体育系　教授
姉崎 弘	常葉大学教育学部　教授
下川 和洋	特定非営利活動法人地域ケアさぽーと研究所　理事・ 女子栄養大学　講師
佐々木 清子	東京保健医療専門職大学　作業療法士
本田 勝久	旭川荘療育・医療センター旭川児童院支援部　支援主幹
石川 高子	秋津療育園　療育サービス課
山添 弘子	秋津療育園　通園センター看護師
中林 希	秋津療育園　通園センターチーフ
髙野 羽衣香	秋津療育園（前）児童指導員
秋津療育園　リハビリテーション室	
中島 美樹	秋津療育園　栄養管理室調理主任
唐澤 朋美	秋津療育園　支援科長
石丸 康子	秋津療育園　療育サービス課課長補佐
中村 光太郎	秋津療育園　看護科チーフ
荒井 綾子	秋津療育園　縫製室
重森 健介	東京小児療育病院　理学療法士
鎌田 かおり	相模原療育園　地域連携部
小野 裕美	秋津療育園　看護科長
川﨑 稔	秋津療育園　看護筆頭科長

編著者紹介

飯野　順子（いいの　じゅんこ）

昭和 41 年から都立養護学校で 18 年間肢体不自由教育に携わる。40 年代当初は就学猶予・免除の時代、そして、昭和 49 年の希望者全員就学の時代へと、歴史の推移を目の当たりにしてきた。その頃、障害の重い子どもの教育を暗中模索している中で、びわこ学園の療育活動を記録した映画『夜明け前の子どもたち』に出会い、今でもいくつかのシーンは印象に残っている。昭和 59 年から 10 年間、東京都教育委員会で指導主事として、就学相談を担当。平成元年頃には医療的ケアの課題が浮上し、教育委員会における検討委員会を設置に伴い、全国状況の資料収集や情報交換を精力的に行う。指導医の方々には、大変お世話になり感謝に堪えません。平成 6 年から、養護学校 3 校（8 年間）の校長、筑波大学附属盲学校の校長（3 年間）を歴任した。平成 9 年から「医療と教育研究会」を立ち上げ、養護学校の医療的ケアの課題解決に向けて、諸活動を行う。その頃のメンバーとともに、平成 19 年に NPO 法人地域ケアさぽーと研究所を設立し、平成 24 年に「訪問カレッジ＠希林館」を開始するなど、主に医療的ケアの必要な方が、QOL の高い地域生活を送れるよう支援している。平成 29 年 7 月、秋津療育園の理事長を拝命し、これまでの履歴からは思いがけない道筋ではあるが、これまでの経験を活かしながら、力を尽くしたいと思っている。

現在も、特別支援学校の授業を数多く見ている。子どもが輝く授業を見ると、全国の先生に紹介したいと思い、その取組を紹介した著書数も、いつの間にか 10 冊となっている。

編著書　『障害の重い子どもの授業づくり』1～7、
『子ども主体の子どもが輝く授業づくり』1～3（共にジアース教育新社）。

大瀧　ひとみ（おおたき　ひとみ）

昭和 54 年に大阪市立大学医学部付属看護専門学校（現在は大阪市立大学医学部看護学科）を卒業後、大阪市立大学医学部付属病院、大阪我孫子病院での勤務を経て、昭和 63 年に看護師として社会福祉法人天童会秋津療育園の一員となる。

平成 2 年より看護課主任、15 年より看護課長、23 年より療育部次長兼務、25 年に療育部長を経て、令和 2 年に副園長に就任。現在に至る。

秋津療育園での 30 年間に、風通しの良い職場環境を目指して、時代の流れに呼応した業務改善や人材確保に努めてきた。また、園生が、〝かけがえのない存在として、その人らしく、楽しい人生が送れるようにすること〟を大切に支援してきた。

主な業績は、次の通りである。

平成 16 年　2 月　全国福祉事業の集いにて感謝状受賞
平成 24 年 11 月　ねむの木賞受賞
平成 25 年 12 月　東京都社会福祉大会知事感謝状受賞

デザイン：小林　峰子
イラスト：岡村　治栄

重症心身障害児者の
新たな療育活動を求めて
その人らしく、輝く、人生の履歴のために

令和２年７月15日　初版発行
■編　著　飯野　順子・大瀧　ひとみ
■発行者　加藤　勝博
■発行所　株式会社ジアース教育新社
〒101-0054　東京都千代田区神田錦町１－23　宗保第２ビル
Tel.　03-5282-7183
Fax.　03-5282-7892
E-mail：info@kyoikushinsha.co.jp
ＵＲＬ：https://www.kyoikushinsha.co.jp/
印刷・製本　シナノ印刷株式会社

Printed in Japan

定価は表紙に表示してあります。

ISBN978-4-86371-552-3